La Menopausia

La Menopausia

Tranducido Por:

Silvia Carnevali

ISBN: Softcover   978-1-4500-3396-1
             Ebook   978-1-4500-3397-8

Revisado y Actualizado--
Más de un millón de copias impresas

Lo que puede que tu doctor no te diga acerca de

La Menopausia

El libro del Progreso
en el Balance Hormonal
Natural

Autor Dr. John R. Lee
Coautor: Virginia Hopkins

Editorial Wellness Central
New York, Boston

To order additional copies of this book, contact:
Xlibris Corporation
1-888-795-4274
www.Xlibris.com
Orders@Xlibris.com
70542

CONTENIDO

ADVERTENCIA

La primera vez que escuche hablar sobre la progesterona fue hace 25 años. 23 años después de haber salido de la escuela de medicina y el 20o año de práctica profesional en Mill Valley, California; fui invitado a presentar un reporte sobre hipoglucemia a la sociedad médica ortomolecular de San Francisco. Después de haber entregado mi trabajo escrito, regresé al auditorio a escuchar la siguiente presentación, fue una plática dada por Dr. Ray Peat, de Oregon. El tema a tocar fue la progesterona natural, los diferentes roles que esta juega en la salud del ser humano y una crítica sobre los profesionales médicos por haber ignorado el papel tan importante que juega dicha hormona en el cuidado de la salud de la mujer. Como recuerdo, el Dr. Peat, argumentaba que dando estrógeno (reemplazo de estrógeno sin la progesterona) o la terapia de reemplazo del estrógeno, a la mujer después de la menopausia (cuando sus periodos han dejado de ser) era, en pocas palabras, la manera incorrecta de hacer el reemplazo hormonal. Para reforzar este argumento el conocimiento científico que él daba y las referencias que mostró, era un claro reto a la práctica medica que la mayoría de nosotros practicábamos en ese auditorio. Todos nosotros habíamos sido educados a que la menopausia (cuando los ovarios habían dejado de producir sus hormonas), llevaba una variedad de quejas femeninas que representaban una deficiencia de estrógeno. Habíamos pensado que era obvio tratar a tales pacientes con reemplazo de estrógeno. Y he aquí este doctor en bioquímica nos estaba diciendo que estábamos mal.

i

En la primera oportunidad después de la plática del Dr. Peat, pasé la siguiente hora y un poco más con él, hablando y explorando sobre el tema y tratando de que me pasara todas sus referencias acerca del tema, reemplazo hormonal. En los meses subsiguientes, leí muchos trabajos que él me recomendó en su lista y otros más que pude encontrar. La evidencia era fuerte y clara de que el doctor Peat estaba en lo correcto: Suministrar estrógeno por sí solo, no tenía sentido. En el proceso de esta investigación, fui encontrando cada vez más evidencia de que no solo era importante en la edad adulta tanto para hombres como para mujeres, sino que el estrógeno administrado por sí solo podría poner en riesgo y traer consigo efectos secundarios potencialmente letales a las personas.

Solamente un año antes, había sido evidente que las mujeres que usaban estrógeno sólo como reemplazo hormonal, eran 5 ó 6 veces más susceptibles al riesgo de cáncer endometrial (cáncer del útero), que aquellas que no usaban estrógeno. En efecto, las mujeres y los doctores tenían que hacer una cruel elección, el usar el estrógeno para prevenir la osteoporosis, e incrementar de 5 a 6 veces el riesgo de contraer cáncer, o el no usarlo, corriendo el riesgo de una fractura prematura de cadera. De tal forma que muchas de mis pacientes femeninas que estaban en el reemplazo hormonal de estrógenos tenían retención de líquidos, dolores de cabeza, inflamación y sensibilidad en los senos, además del aumento de peso, sin importar la dieta que estuvieran llevando.

El punto crucial vino para mi cuando fui confrontado por pacientes que atendí durante años con osteoporosis progresiva y no podían tomar estrógeno porque tenían antecedentes de diabetes, cáncer de seno, cáncer de útero, desorden vascular, enfermedades de la vesícula biliar, obesidad o algunos otros problemas por los cuales el estrógeno estaba total o parcialmente contraindicado. Durante estos años nuestra comunidad tenia acceso a

DPA; (dual photon bone absorptiometry), una prueba muy exacta que mide la densidad mineral de los huesos. La osteoporosis puede ser ahora medida. Yo recuerdo que el doctor Peat había hablado de una crema (CIELO, se llamaba en aquel entones) que se encontraba en los estantes (fuera de mostrador) que se podía comprar. Esta crema contenía grandes cantidades de progesterona natural que se podía absorber fácilmente y que estaba disponible en las tiendas de salud locales. Ya que la progesterona podía ser usada en cosmetología como un producto humectante, por muchos años me di cuenta que no existían referencias donde se mostraran cualquier problema de seguridad. De tal forma que la progesterona se podía usar de forma segura.

Así que a finales de 1979, empecé a recomendar la crema de progesterona a mis pacientes que tenían osteoporosis, quienes no podían usar estrógeno. Usando un examen anual y serial de la densidad ósea (DPA), le di seguimiento a la condición de los huesos de mis pacientes. Y para mi sorpresa, la prueba de densidad mineral de los huesos arrojó por resultado que mis pacientes que usaban crema de progesterona habían aumentado un 15% en su densidad ósea. Mientras que mis pacientes que solo estaban con el estrógeno sin la progesterona, no la habían incrementado y ni si siquiera estaban estables, en realidad tuvieron un decremento de la densidad ósea. Además, la condición general de los pacientes que estaban con progesterona, iba mejorando desde que empezaron a usar la crema. Habían desaparecido los dolores de espalda, podían dormir mejor, tenían más energía, podían perder peso fácilmente, su piel se sentía menos seca, maltratada y arrugada, habían sentido mayor libido, que ya había desaparecido a través de los años. Aquellas que tuvieron un antecedente de cáncer, ninguno de ellos tenía o había retornado o había hecho metástasis.

El incremento en la densidad mineral de los huesos era particularmente notorio. Investigando en la literatura médica no pude encontrar ningún estudio que reportara resultados similares. Aún con el anunciado estrógeno, nunca se había encontrado incremento en la densidad mineral de los huesos, solo ayudaba a que la perdida de huesos fuera mas lenta en la osteoporosis y tal beneficio ocurre en el periodo de 5 a 6 años, alrededor del tiempo de la menopausia, después de la cual la pérdida de la densidad ósea continuaba a una velocidad de alrededor de 1.05% anual, ya sea que tomara estrógeno o no. Las fracturas prevenidas por aquello que promueve el reemplazo hormonal de estrógeno lo que realmente hace es solamente retardar tales fracturas. De tal forma que me pareció obvio agregar la crema de progesterona a mis pacientes que ya estaban usando estrógenos. Cuando lo hice pude ver los mismos beneficios en la calidad ósea que aparecieron cuando solo utilizaban el estrógeno.

Había un problema de cualquier forma. De agregar progesterona, algunos pacientes se quejaban de que había efectos colaterales como retención de líquidos, sensibilidad en los senos y aumento de peso. Todos estos síntomas se resolvieron cuando reduje la dosis de estrógeno. Esto fue la introducción al misterioso balance hormonal. Además, cada una de estas hormonas se complementan en su efecto una con la otra. La sabia naturaleza nos muestra que las dos hormonas han sido hechas para trabajar juntas. Año tras año, a medida que iba tratando a mis pacientes, me di cuenta cada vez más, y de muchas maneras diferentes de cómo estas hormonas pueden afectar el cuerpo humano. Cosas o cuestiones que antes eran misteriosas para mí se hicieron claras; y cosas que pensé que desconocía, descubrí que eran más notables de lo que jamás pensé que pudiera imaginar. Y, lo más hermoso de todo, es que mi tratamiento para enfermedades que estaban relacionadas con el balance hormonal, estaba basado en el entendimiento de la causa más que en las prescripciones basadas en síntomas.

Mi biblioteca de libros y de estudios de osteoporosis, cáncer de mama, cáncer uterino, pechos con fibrosis, embarazo, primera menstruación, síndromes premenstruales y hormonas, vinieron a llenar todos mis estantes y a acumularse alrededor de mi escritorio. En un tiempo escribí varios estudios sobre lo que había observado en mis pacientes. Éstos no se encontraron en las principales publicaciones o periódicos de E. U. (los cuales demandaban estudios doble-ciegos, placebo-controlados) sino en periódicos de medicina "alternativa" de Australia, Canadá e Inglaterra. Hablé con mis colegas, les di pláticas al staff del hospital y tuve juntas con ellos. El recibimiento fue cálido, pero una mirada de perplejidad me permitió entender lo que otros muchos llaman "Disonancia Cognoscitiva". Ya que no podía defender mi controversial palabra mis colegas no podían entender cómo este conocimiento no existía en sus propios libros de texto, en la educación que les dieron (y que tampoco existiera nada de promoción de las farmacéuticas al respecto) en lo que ellos pudieran respaldarse. En sus mentes, en el mercado, la progesterona estaba saturada con publicad sobre progestina sintética lo cual no son la misma cosa.

En 1993 escribí un pequeño libro titulado *"Progesterona natural: los múltiples papeles de una notable hormona"* en un intento para explicar a mis colegas todo lo que había aprendido sobre la progesterona y el balance hormonal en la mujer. Sin ningún tipo de publicidad, este pequeño libro se ha convertido en éxito de editorial. A pesar de su lenguaje médico técnico, se corrió la voz sobre este libro y miles de mujeres que no habían encontrado respuestas en ninguna otra parte lo han comprado. La manera informal de cómo se pasa la voz entre las mujeres sobre la menopausia y el balance de las hormonas es una maravilla para contemplar.

Hice equipo con Virginia Hopkins para escribir, expandir y actualizar la versión del libro y ponerlo en un lenguaje que tuviera mejor acceso a la información de los beneficios de la hormona y el balance hormonal que es directo, legible y fácil de usar. Queremos que sepa sobre la historia y política del establecimiento de medicamentos para que esté extremadamente bien informada sobre la terapia de reemplazo hormonal sintético, para entender la dinámica bioquímica de sus propias hormonas, como pueden salir de balance y más que todo, que aprenda como prevenir el desequilibrio hormonal y como mantenerse saludable.

Le damos muchas guías para determinar si sus hormonas están fuera de balance y detallar la información de cómo usar la progesterona natural y otras hormonas. Queremos que tenga el poder para cuestionar a su doctor de una manera inteligente si lee éste libro de tapa a tapa y así podrá estar mejor informada que ellos sobre el tema de la progesterona. Esperamos que a medida que vaya descubriendo por si misma la verdad de lo que esta escrito en el libro, vaya insistiendo a su doctor que lo lea y que continúe esta silenciosa pero poderosa revolución en el conocimiento y la práctica que va tomando lugar considerando la terapia de reemplazo hormonal.

Desde que escribimos este libro en 1995, han ocurrido tremendos cambios en el acercamiento de la medicina convencional con respecto de las hormonas. Cuando este libro fue publicado por primera vez, yo fui despreciado y ridiculizado por mis colegas, que sugerían que las hormonas no podían ser absorbidas a través de la piel; hoy por hoy que la FDA aprobó el estrógeno y los parches anticonceptivos que mandan hormonas a través de la piel. Solo pocos años atrás, la terapia de reemplazo de hormonas (TRH) era una combinación de estrógenos y progestina, y era ampliamente publicitada como una ayuda para mujeres con menopausia y hasta enfermedades de corazón y Alzheimer; ahora, gracias al estudio de Women Health Initiative y de millones de mujeres del Reino Unido, nosotros sabemos que los cócteles de hormonas sintéticas incrementan el riesgo de enfermedades del corazón, apoplejías, cáncer de mama y enfermedades de la vejiga.

En la década pasada, en un principio docenas y después cientos de médicos con mucho valor, han empezado a usar progesterona y otras hormonas naturales en sus clínicas con gran éxito. De hecho, estos son los médicos mas ocupados que conozco, y podría agregar, los mas felices, porque sus pacientes están saludables y felices; en esta nueva edición de "Lo que tu doctor no te ha dicho acerca de la menopausia," hemos obtenido mucho mas información para compartir con usted con respecto a cómo las hormonas interactúan entre ellas y como se puede obtener una salud óptima. Hemos tenido muchos nuevos estudios para compartir y nuevas preguntas para contestar.

Hay una gran sed de conocimiento en este campo. Muchas mujeres han sabido durante muchos años que no han sido atendidas correctamente a través de los tratamientos que los doctores les han dado y éstas preocupaciones han sido valoradas a través de las investigaciones. Las mujeres se dan cuenta que algo anda mal cuando 650 ó mas histerectomías han sido realizadas por año en los E. U. Ellas saben que ellas no son un error de la madre naturaleza. Ellas saben que una hormona que supuestamente las cura no debería de estar provocándoles cáncer. Las mujeres son mas inteligentes, tienen mas conocimientos que los que sus doctores creen que tienen. Hay una revolución sobre la salud de la mujer y el cuidado de la mujer que esta en camino y que ha sido estimulada por la eficacia del uso de las hormonas naturales para ayudar a restaurar el balance hormonal.

Pero a la historia completa sobre el reemplazo hormonal y el balance de las hormonas le falta mucho por decir.

Estoy seguro que habrá muchos más descubrimientos y proyecciones que están por venir. La medicina siempre es una emergente ciencia dinámica. Con esta nueva edición espero compartir lo que he aprendido y agregarlo al conocimiento base que existe en el presente. Es la acumulación de 30 años de práctica, mas de 20 año de estudiar la progesterona y otras hormonas, la lectura de innumerables libros sobre el tema y conversaciones con doctores y miles mujeres en mi práctica médica al igual que miles de personas que me han contactado para contarme sus experiencias. Es mi firme convicción que nuestros doctores deben ser reeducados en la realidad de sus pacientes femeninos, respecto a sus hormonas, y ahora que sabemos que la terapia de reemplazo hormonal convencional puede ser dañina e inefectiva, debe haber una mejor oportunidad para que ellos escuchen o pongan atención. No hay mayor ni más formidable o efectivo método para enseñar o forzar a los doctores a conocer más sobre el tema, que mujeres asertivas e inteligentes. Este libro esta dedicado a ellas.

Este libro no hubiera sido posible sin la asistente experta y coautora científica, escritora Virginia Hopkins. Su dedicación incansable a este proyecto, su comunicación y habilidad para escribir, sus atributos como una mujer de sabiduría han sido indispensables no solo para mi entendimiento, sino para el entendimientos que todos los lectores van alcanzar con respecto a este tema.

Dr. John R. Lee

Introducción

Cada mujer adulta en Norteamérica y otros países industrializados saben o conocen que estas palabras se refieren al "cambio de vida" que ocurre con la Menopausia. Aquellas que han entrado a la menopausia por experiencia propia; otros saben de esta experiencia a través de sus madres, hermanas o amigas. Ellas han escuchado las historias de los bochornos, la sudoración nocturna, los cambios de humor, la resequedad vaginal, la flacidez de pechos y ensanches de caderas. Ellas hacen votos (y oran) para que de alguna manera esto no les vaya a suceder a ellas. Tienen temor de perder el goce del deseo sexual que la menopausia puede traer consigo. Ven a mujeres mayores que están encorvadas, encogidas con osteoporosis, y no pueden visitar a una amiga mayor ni en un asilo sin sentir pavor que este puede ser su destino.

Pero también saben de otras mujeres mayores que están vigorizadas, llenas de vida que este deterioro no es universal en todas las mujeres. Ellas se preguntan que es o que es lo que pueden hacer para mantener esa vitalidad y salud. La menopausia, después de todo, no es una enfermedad, es solo la transición entre los años entre tener y criar hijos y el largo segmento de vida que le sigue en el cual no hay necesidad de preocuparse con el sangrado menstrual mensual y las posibles responsabilidades de embarazo. Mujeres en muchas otras culturas aparentemente hacen esta transición sin todos los problemas que estamos viendo aquí. ¿Será que son más estoicas? ¿O quizás no tienen a nadie que escuche sus quejas? ¿O será que en realidad navegan a través de este cambio sin ningún problema en particular? ¿Hay alguna diferencia? y si es así, ¿qué es lo que provoca esta diferencia?

Muchos escritores sobre el tema de la menopausia nos recuerdan que hay una falta general de historia médica donde se detallen y se puedan explicar los cambios durante la menopausia y el promedio más corto de vida. Hay que resaltar que muchos mamíferos siguen fértiles a través de sus vidas, quizás la madre naturaleza intentó que las mujeres murieran cuando ya no pudieran tener mas hijos. Este argumento implica que nuestro ahora más largo promedio de vida sea no natural, creado por la abundancia de comida y una mejor atención médica. Tal razonamiento es una falacia y debería ser totalmente descartado.

El promedio de vida no quiere decir que la persona muera a tal o cual edad. Solamente quiere decir que la edad de la muerte para un gran número de personas nacidas a cierto periodo de tiempo fue una estadística usada para calcular el promedio numérico. Si, por ejemplo, durante este periodo de tiempo la mitad de los niños murieran menores de 2 años y los demás alrededor de los 80 años, el promedio seria de 40 años. O si ningún niño muriera y todos vivieran hasta los 40 años su promedio de vida seria también de 40 años. Resultando así que nuestro promedio de vida se debe casi totalmente a la disminución de muertes en la infancia por enfermedades infecciosas.

Existieron muchas mujeres de edad mayor en las culturas de América y Europa durante siglos pasados. El promedio de vida de nuestros primeros 7 presidentes no era mas largo que el de los más recientes 7 presidentes. A Saint Patrick, de fama Irlandesa, se le acredita haber vivido del año 385 DC a 461 DC y estos 76 años resultan que no eran inusuales en ese tiempo. A Sócrates se le administró veneno para provocar su muerte en el año 399 AC a los 70 años de edad. Su contemporáneo Pilatos vivió del año 427 al 347 AC (80 años) no se pensaba que era demasiado viejo. Estos son ejemplos de hombres. No hay una época en la historia en la que las mujeres no hayan vivido mas que lo hombres. Creo que podemos fácilmente descartar que el promedio de vida se deba a la falta de reportes históricos en vida de las mujeres en la crisis de la menopausia.

Otros pueden argumentar que las enfermedades de las mujeres pudieran ser importantes en los escritos médicos en épocas pasadas. Esto tampoco cuadra. A pesar de que los típicos doctores historiadores masculinos, no se refieran a ningún tipo de escritos que hayan sido publicados tratando enfermedades femeninas en caso de que existieran. Otro argumento que he escuchado es que el movimiento sobre el derecho de las mujeres les ha dado acceso a los medios para que exageren el caso relacionado con los problemas de la menopausia. He escuchado hombres que usan este argumento para decir que las mujeres de los E. U. están chifladas. Esto tampoco tiene sentido, ya que cualquiera que ha tratado a estas mujeres le puede decir que no hay mujer que pase por un embarazo y el nacimiento de un bebé sin que haya habido quejas por parte de ella, dicen que debe ser una persona fuerte y estoica. Cuando toda persona le dice que esta extremadamente desesperada por estos incontrolables bochornos, noches de sudoración, cambios de temperamento, depresión y miedo a la osteoporosis, yo tiendo a creer lo que ella me dice.

El hecho que debemos encarar es que las mujeres hoy en día están sufriendo de un desorden de menopausia del cual solo se ha tenido un entendimiento rudimentario y por el cual nuestra corriente principal es insatisfactoria. Nuestro tratamiento con suplemento de estrógeno, puede reducir los bochornos y la resequedad vaginal con el riesgo de inducir el cáncer endometrial y el cáncer de mama; lo cual también causa obesidad no deseada y retención de agua. Considere las implicaciones financieras. Tratando de hacer que los síntomas de la menopausia apareciera como una enfermedad de deficiencia de estrógeno, resultó que la prescripción medica de Premarin fuera una de las prescripciones mas vendidas en los E. U. Hasta hace muy poco, era lo mas común que una mujer que se quejara de síntomas raros que se acercara a la edad de la menopausia seguramente recibiría una prescripción para Premarin y para Progestin. Cualquier síntoma que persistiera después de recetar algún suplemento de estrógeno se consideraba mental, era razón para recetar tranquilizantes o referirla al psiquiatra.

Este enfoque síntoma/medicamento apunta la manera en que está errada la corriente médica hoy. Sufre de una fijación por resolver con medicamentos los problemas de la salud. El programa de tratamiento físico medico para casi cualquier problema de salud conlleva a una guerra de metáfora "encuentra al villano y destrúyelo". Si el villano no puede ser encontrado busca la solución o la huella del mismo. Eso quiere decir trata la enfermedad matándola o si eso falla, trata los síntomas. Esta fue la metáfora de la medicina convencional en siglos pasados. Anteriormente los conceptos de tratamiento estaban previamente enfocados a restaurar el balance en términos físicos, nutrición, emocional, ambiental y hasta factores espirituales.

La enfermedad muchas veces tiene una manifestación tardía de un proceso que tiene su origen mucho antes de que los síntomas se desarrollaran. Esto es ciertamente verdadero con respecto a enfermedades coronarias, osteoporosis, cáncer de mama, fibrosis, hipertensión, artritis, y muchos, muchos otros. La rama principal de la medicina se enfoca en la enfermedad cuando este se torna sintomático no en la etapa inicial asintomática. Si nosotros queremos progresar en el rubro de la salud este vendrá como un resultado del entendimiento de las causas iniciales y no en esperar a tratar la fase sintomática tardía. Un estudio reciente en monos demostró que la diabetes y la enfermedad cardiovascular ocurría rara vez en lo changos que se alimentaban para mantenerse esbeltos que en aquellos que permitieron que se acumulara la grasa aun si ellos habían estado a dieta para perder esa grasa. ¿No será esta una pista que nos guiará para educar a nuestros hijos?

Abundan paralelos a través de nuestros actuales problemas del cuidado medico. La mayoría de enfermedades que son tratadas hoy en los E. U. proviene de causas evitables. Un buen reporte de investigación en el Diario Medico de Nueva Inglaterra dice que la enfermedad evitable compone aproximadamente el 70 por ciento una carga de la enfermedad y de los costos asociados. Cambiando de puesto nuestra opinión, de la corriente de categorías orientadas hacia la enfermedad a la causa subyacente, se encuentra que las causas evitables explican ocho de las nueve categorías principales para 980.000 muertes por año.

Nos colocamos en la confluencia de cambios profundos. Nuestros actuales sistemas médicos -por síntomas- se fijan conducidos por incentivos económicos equivocados, pero ahora hace frente a la competencia de médicos alternativos. Los problemas de salud de la mujer se agruparon bajo la bandera de que el balance de las hormonas son epidemias poco abordadas por la medicina convencional. Las mujeres están emergiendo de una nube de negligencia médica histórica y son nuevos y más eficaces los acercamientos con el derecho de exigir. Es mi esperanza que este libro proporcione la dirección en este esfuerzo necesario.

Desde que escribí el libro Natural Progesterone: The Multiple Roles of a Remarkable Hormone, en 1993, y escribí la primera edición de este libro en 1995, he tenido miles de cartas y llamadas telefónicas de mujeres que describen la actitud condescendiente e insensible de su doctor en ocuparse (no muy efectivamente) de sus problemas de premenopausia y de la menopausia. Una revolución está en curso. A pesar de los incentivos lucrativos que sostienen los actuales sistemas, el cambio vendrá porque las mujeres lo exigen.

PARTE I

EL FUNCIONAMIENTO INTERNO DEL BALANCE HORMONAL

CAPITULO 1

EL PUNTO CRUCIAL DEL ASUNTO:
LAS POLITICAS MENOPAUSICAS
Y EL CICLO HORMONAL
DE LA MUJER

No hace mucho tiempo, la menopausia era una palabra que no se decía en público, y usted tenía que ir a una biblioteca médica a encontrar un libro del tema. Si usted iba a una librería típica, cualquier día, podía encontrar docenas de títulos sobre la menopausia. Estos se extienden en elogiar las maravillas de la terapia de reemplazo de la hormona de estrógeno y a las historias de experiencias personales de los altibajos que algunas mujeres viven durante el "cambio de Vida" y hoy en día existen muchos otros libros sobre las hormonas naturales. Lo que fue una vez tabú ha venido a ser una columna o mesas redondas o artículos en las revistas femeninas.

Política de la Menopausia

Con 30 millones de mujeres en la etapa de la menopausia en Norte América, y alrededor de 20 millones mujeres al inicio de la menopausia o a punto iniciar esta etapa, no cabe la menor duda de que es un importante tema de discusión. Lo que sí es asombroso es cómo hemos hecho de la menopausia, una parte perfectamente natural del ciclo de vida de la mujer, una enfermedad. Apenas estamos entendiendo que la menstruación, el embarazo y el parto, no son enfermedades. Ahora necesitamos darnos cuenta de que la menopausia no es una enfermedad, a pesar de los millones de dólares gastados en publicidad por

3

las compañías farmacéuticas para convencernos de lo contrario. Las compañas farmacéuticas han podido notar la enorme población de mujeres premenopausicas en la sociedad, una mina de oro en producción. El premarin, una forma de terapia de reemplazo de hormona, de la compañía Wyeth-Ayerst, hecha de la orina de yegua preñada, era uno de los medicamentos prescritos mas vendidos en los E. U. hasta el estudio publicado en el 2002 por la *Women's Health Initiative* (WHI), que mostró que el PremPro (una combinación de Premarin y una progestina), incrementaba el riesgo de cáncer de mama, accidentes cerebrovasculares, y enfermedades de la vesícula biliar. Aunque Premarin/PremPro generaron mas de 2 billones de dólares en ventas en el 2001 y representan el 22 por ciento de las ventas de la farmacéutica Wyeth, recientemente, las ventas de Premarin / PremPro se han reducido un 25%.

En 1995, cuando escribí por primera vez este libro, señalé que, "un gran porcentaje de dólares de publicidad y de investigación, se han gastado intentando convencer a las mujeres de que el estrógeno, eventualmente curará las enfermedades del corazón así como el Alzheimer, pero hay poca evidencia de estas demandas, y un montón de evidencias de que los estrógenos sintéticos son altamente tóxicos y cancerigenos". Ahora la WHI ha probado que estaba en lo correcto, y muchos millones de mujeres están buscando una alternativa segura al PremPro. En mi opinión, no es que los estrógenos en si sean tóxicos o cancerigenos, son los estrógenos usados en exceso, y con progestinas en lugar de progesterona natural. Pero usted conocerá más sobre esto, si continúa leyendo.

La buena noticia es que las mujeres han llegado a ser reservadas y escépticas respecto a los nuevos medicamentos para ellas. Habiendo dicho esto, centenares de millares de mujeres descubrieron de la manera dura, que la DES, una hormona que supuestamente las protegería contra los abortos involuntarios, causó cáncer en sus niños. Se les dijo a las mujeres que el Valium era un seguro y efectivo remedio contra la depresión y la ansiedad, sólo para descubrir que era adictivo. Entonces, sus médicos trataron de convencerlas una vez más de que al llegar a la menopausia, automáticamente deberían de tomar la terapia de reemplazo de estrógeno con estrógeno sintético y progestinas, sólo para descubrir que esto podía aumentar el riesgo de enfermedades mortales, en lugar de salvarlas del proceso de envejecimiento. Es decir, solamente el 10 al 15 por ciento de mujeres en la menopausia eligió utilizar el TRH convencional a pesar de la intensa presión de los doctores y de los medios. La verdadera tragedia es que muchos miles de mujeres pudieron haber muerto o haberse dañado permanentemente, por el uso de la TRH (Terapia de reemplazo hormonal), cuando la forma natural de esas hormonas, usadas sabiamente y con moderación, podrían haber tenido, y todavía tienen, un beneficio real. En los siguientes capítulos veremos más de cerca cómo los estrógenos y la progesterona funcionan dentro del cuerpo de la mujer, y las políticas de venta medicamentos a las mujeres.

¿Que es la menopausia?

Estrictamente hablando, la menopausia es la cesión de la menstruación, el fin de los ciclos menstruales. Los desagradables "síntomas" de la menopausia que las mujeres sufren como los bochornos, resequedad vaginal y sudoración nocturna, son peculiaridades en las culturas industrializadas y, por lo que puedo decir, son virtualmente desconocidas en las culturas agrarias. En culturas nativas (indígenas), el inicio de la menopausia, puede ser motivo de una tranquila celebración, es cuando la mujer ha completado los años de maternidad y es movida hacia un nivel mas profundo de autodescubrimiento de conciencia espiritual. Se esta convirtiendo en una mujer sabia y mayor. En estas culturas, la mujer en la menopausia es admirada y hasta venerada. Son buscadas por sus consejos, y sus opiniones son fuertemente escuchadas al momento de tomar una decisión en su comunidad. Por extraño que nos suene. Nosotros conocemos a la menopausia como una sentencia de muerte, el final de la sexualidad de la mujer, un descenso a una edad avanzada callada y dolorosa, con artritis y osteoporosis. ¿Como llegó a ser una experiencia asi? Yo creo en la combinación de: una dieta pobre, un estilo de vida insalubre, contaminantes ambientales, actitudes culturales, el uso incorrecto de las hormonas sintéticas y su publicidad. Pero primero, veamos lo que pasa en el cuerpo de una mujer cuando se aproxima la menopausia.

La subida y la caída de hormonas durante el ciclo menstrual

En un ciclo normal de la menstruación, cada 26 a 28 días, los ovarios, los cuales llevan los óvulos de la mujer, reciben una señal hormonal desde el cerebro, de que es momento de tener listos algunos óvulos para ser fecundados. Desde unos cuantos, hasta cientos de óvulos, comienzan a madurar dentro de los sacos interiores llamados folículos. Después de 10 a 12 días, un óvulo se mueve hacia la superficie externa del ovario, y el folículo estalla, y entonces el óvulo se desliza por la trompa de Falopio en su viaje hacia el útero.

Mientras el óvulo madura en el ovario, el útero hace lo mismo en su preparación para la posibilidad del embarazo. La cubierta uterina se hace densa y se llena con sangre que alimentará al embrión en crecimiento. Si no se implanta un óvulo fertilizado en el útero, éste derrama su cubierta. Este derramamiento es la sangre de la menstruación. Entonces, el ciclo comienza de nuevo, con la señal del cerebro que le dice al ovario que madure un óvulo (vea la figura 1).

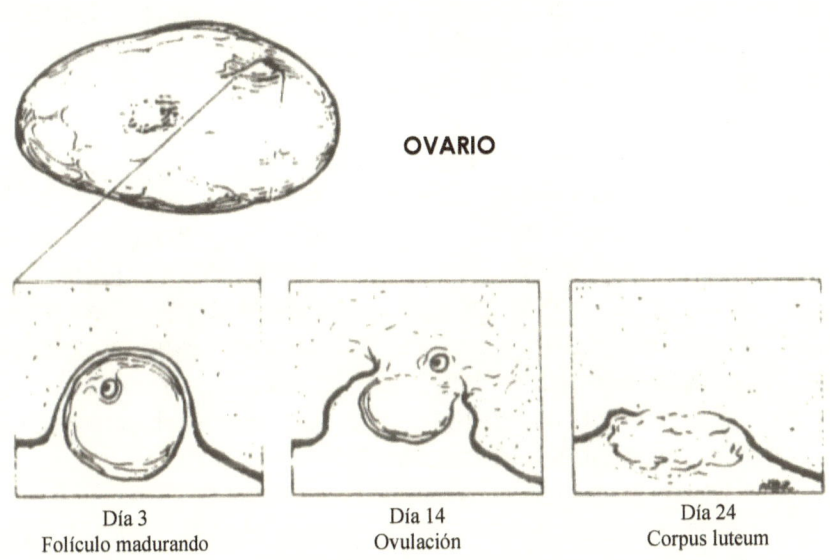

OVARIO

Día 3	Día 14	Día 24
Folículo madurando	Ovulación	Corpus luteum

Figura 1: Ovulación de un folículo

El estrógeno (de estrus, significa calor o fertilidad) es la hormona dominante en la primer semana, más o menos, después de la menstruación, estimulando la acumulación de tejido y sangre en el útero mientras los folículos ováricos comienzan simultáneamente el desarrollo del óvulo. Durante la ovulación, el estrógeno causa cambios en la mucosa vaginal, haciendo más tolerable la penetración masculina durante la actividad sexual y más hospitalaria para el esperma. En esta fase dentro del ciclo de la menstruación, la mucosa vaginal tiende a asemejarse a las claras de huevo crudas. La observación de este cambio en la mucosa vaginal, combinado con un aumento en la temperatura corporal, es uno de los mejores métodos fuera del laboratorio para identificar el momento de la ovulación.

Cerca de 12 días después de haber empezado la menstruación, el nivel de estrógeno sube y luego cae apenas el folículo madura y momentos antes de la ovulación. Después de la ovulación, el folículo ahora vacío, se convierte en el Corpus Luteum (así fue nombrado debido a su aspecto como un pequeño cuerpo amarillo en la superficie del ovario). El Corpus Luteum es el sitio donde se produce la progesterona, la cual domina la segunda mitad del mes menstrual, alcanzando un pico de cerca de 20 miligramos (mg) por día.

La producción de progesterona y estrógeno durante esta fase del ciclo, lleva a un refinamiento y "maduración" del tejido y de la sangre en el útero. La progesterona también contribuye a los cambios dentro de la mucosa vaginal al momento de la ovulación. Este aumento de progesterona, a la hora de la ovulación, causa un incremento en la temperatura corporal de alrededor de un grado Fahrenheit, lo que frecuentemente se usa para indicar la ovulación.

Si no ocurre el embarazo dentro de los 10 -12 días después de la ovulación, los niveles de estrógeno y progesterona caen abruptamente, provocando la menstruación, y el ciclo comienza de nuevo. Si ocurre el embarazo, se incrementa la producción de progesterona y el revestimiento del útero se conserva, preservando así el desarrollo del embrión. Mientras el embarazo avanza, el control de la producción de la progesterona es asumido por la placenta, y su secreción aumenta gradualmente a niveles de 300 a 400 miligramos por día durante el tercer trimestre.

Premenopausia.

El balance hormonal de la mujeres puede empezar a cambiar desde mediados de los 30 años, hasta a finales de los 40, dependiendo de una variedad de factores, como son: hereditarios, ambientales, que tan temprano o tarde empezó su menstruación, si tuvo hijos o no y a que edad y cuántos tuvo, y su estilo de vida. ¿Se agotaba al intentar hacer juegos malabares entre su carrera y la familia? ¿Comía comida chatarra, cafeína, azúcar y alcohol o granos integrales, vegetales frescos y frutas? ¿Toma vitaminas?, ¿Vive en la ciudad o en el campo? ¿Se expuso en su trabajo a elementos tóxicos?, El balance hormonal, esta íntimamente ligado al nivel de estrés, la nutrición y las toxinas que se encuentran en el ambiente diariamente. Discutiremos todos esos factores a fondo en los siguientes capítulos.

La habilidad del folículo de madurar un óvulo y lanzarlo puede comenzar a "fallar", valga la expresión, una década más o menos antes de menopausia, creando ciclos menstruales en los cuales una mujer no ovula, llamados "ciclos anovulares". Si la mujer no ovula, no produce progesterona desde los ovarios, y puede empezar a experimentar los síntomas de la menopausia, como el aumento de peso, retención de líquidos y sudoración nocturna. Los ciclos menstruales pueden continuar, incluso sin la progesterona, sin embargo, la mayoría de las mujeres no se ha enterado de que la carencia de progesterona es la causa de sus síntomas. Yo le llamo a esta fase "premenopausia". Me gustaría discutir los síntomas de la premenopausia, pero lo detallaremos más en el capitulo 11, y también en el libro titulado *What Your Doctor May Not Tell You About Premenopause*. La fase cercana a la menopausia, cuando las hormonas y las señales del cerebro a los ovarios estan fluctuando, se llama "perimenopausia".

Solía ser verdad que la mayoría de mujeres comienzan la menopausia a la mitad de los 40 o cerca de los 50. En la generación pasada, sin embargo, las cosas parecen haber cambiado. Las mujeres ahora pueden comenzar a tener períodos anovulares en sus 30, pero no experimentan la recesión de los períodos (menopausia) hasta sus 50s. Durante este tiempo, los ovarios continúan produciendo progesterona suficiente, de forma regular o irregular, creando lo que yo llamo "dominancia de estrógeno", lo cual discutiremos más delante en este libro.

Algunas mujeres pueden pasar años con ciclos irregulares y disminuir sus menstruaciones, o detenerse en un mes y jamás tener una menstruación otra vez. Pueden estar abrumadas con síntomas desagradables, o apenas darse cuenta de lo que ha sucedido, sin tener que preocuparse del control de la natalidad o de tampones cada mes. La menopausia se experimenta de forma individual y única, como lo es cada ser humano.

Durante los meses de periodos anovulares, la producción de estrógeno puede ser errática, alternando niveles inapropiadamente altos con niveles irregularmente bajos. Los períodos de sangrado vaginal pueden llegar a ser erráticos, algunos meses más pesados que otros. Cuando aumenta el estrógeno, las mujeres que experimentan estos cambios pueden notar la hinchazón y sensibilidad del pecho, cambios de humor, disturbios del sueño, retención de líquidos y una tendencia a subir de peso. Estos pueden ser los síntomas de la dominancia del estrógeno, causada principalmente por la falta de la ovulación y la consecuente falta de progesterona, mientras que sus niveles de estrógeno todavía están en el rango "normal". Sus doctores pueden revisar sus niveles de estradiol y su hormona estimulante del folículo (FSH) y sus niveles de hormona luteinizante (LH), pero raramente se dan cuenta de que el nivel de progesterona en sus pacientes es demasiado bajo. Al tomar el acostumbrado análisis de sangre, el médico puede encontrar el nivel de estrógeno normal o quizá un poco bajo ese día y los niveles de FSH un poco altos. Otro día, la medida del estrógeno, esta elevada y el FSH es normal. Si esto es asi, el doctor puede incluso prescribir algún estrógeno en la teoría de que la paciente se está acercando a la menopausia. La mujer encuentra generalmente que ésto no ayuda y a menudo sólo lo empeora.

Frecuentemente, el doctor atribuye sus quejas a causas emocionales o simplemente a cierto defecto de la madre naturaleza que las mujeres deben aguantar. En capítulos posteriores, discutiré este fenómeno más detalladamente. Por el momento, diremos simplemente que un porcentaje en aumento de mujeres está experimentando las aflicciones premenopáusicas que se relacionan con sus hormonas. Los detalles referentes las toxinas ambientales, los factores alimenticios, la tensión, las hormonas suprarrenales, el ejercicio, y el peso serán encontrados siguientes capítulos.

CAPITULO 2

LA DANZA DE LOS ESTEROIDES

La palabra esteroides puede evocar imágenes de cuerpos demasiado musculosos, y realmente es un nombre genérico para las docenas de reguladores del cuerpo (hormonas) hechos del colesterol. El colesterol, el molde básico para las hormonas esteroides, les da a todas una estructura similar. Una analogía sería un conjunto básico de ropa. Comience con una chaqueta beige, y unos pantalones que hagan juego. Agregue una blusa, un collar, y unas zapatillas y tiene usted un traje sastre para oficina. Hágalo en negro, agregue un cuello a la blusa de seda, corte el saco hasta la cintura, y estará lista para una noche en la ciudad. O haga la chaqueta en azul marino, agregue una camisa de botones ocultos, unas hombreras y la trenza de oro, y usted tiene un uniforme militar. El traje básico permanece igual, pero las adiciones y las sustracciones y otras alteraciones, diferencian el papel que usted desempeña. En el mismo sentido, todas las moléculas esteroides se asemejan al colesterol en su estructura básica. Cambie algunos átomos alrededor y el papel de la hormona puede cambiar dramáticamente.

Sin el suficiente colesterol, nosotros no podríamos producir las hormonas esteroides. (Si quiere ver cómo es que los bioquímicos visualizan la molécula del colesterol, vaya al apéndice al final de este libro). Algunos de los esteroides más familiares son: los estrógenos, la progesterona, la testosterona, la cortisona y la dehidroepiandrosterona (DHEA). Los esteroides que usan los físico-culturistas, se llaman "anabólicos". Anabólico significa que tienen una función "constructora", más que

11

"desarmadora". La testosterona, por ejemplo, ayuda a aumentar la masa del músculo, al igual que algunos otros andrógenos (hormonas masculinas). Aunque los funcionamientos de los esteroides sean sutiles y complejos, un ligero desequilibrio puede tener graves efectos. El aprender un poco sobre las hormonas esteroides puede darle una ventaja enorme al tomar decisiones informadas sobre la terapia de reemplazo hormonal. Lo que voy a decirle aquí, la mayoría de los doctores lo olvidaron hace mucho tiempo, pero la información es fundamental para verdaderamente entender el balance hormonal.

El primer paso en la fabricación de hormonas esteroides a partir del colesterol, sucede en minúsculos paquetes de energía llamados mitocondrias, dentro de cada célula del cuerpo, excepto en los glóbulos rojos. Las mitocondrias hacen una hormona llamada pregnenolona a partir del colesterol, que se puede entonces transformar en progesterona o pregnenolona 17-OH, el resto de las hormonas esteroides se pueden hacer por medio de modificaciones moleculares de relativamente menor importancia, dependiendo de las necesidades del cuerpo. En esta clase de producción, un esteroide se transforma en otro. Muchos de los pasos a lo largo del camino esteroide, son hormonas activas, que también sirven para ser transformadas en otras hormonas. (Ver figura 2).

Aunque las hormonas esteroides sean notablemente similares en forma, cada una de ellas tiene efectos diversos, y estas diferencias presentan variaciones muy leves en su estructura molecular. Veamos a algunos de los principales jugadores en este entorno de constantes cambios de hormonas esteroides.

El reparto de importantes actores

Pregnenolona: Sintetizada del colesterol por las mitocondrias de todas las células del cuerpo (excepto los glóbulos rojos), esta molécula es el precursor de todas las hormonas esteroides.

Progesterona: Precursor de la mayor parte de las hormonas esteroides, responsable de una miríada de trabajos importantes, desde mantener el embarazo, hasta regular los ciclos menstruales. Hecha sobre todo en los ovarios, se describe detalladamente en capítulos posteriores.

Progesterona-17a-OH: Una variante de la progesterona, lleva a la producción del cortisol en la corteza suprarrenal, y a la androsteneidona, de la cual se hacen el resto de las hormonas sexuales.

DHEA (dehidroepiandrosterona): Precursor de los andrógenos, de la testosterona, y de los estrógenos, la DHEA es importante para la construcción y reparación de las proteínas. También tiene otros trabajos importantes que todavía se estan descubriendo. Se hace sobre todo en las glándulas suprarrenales. Los niveles de DHEA disminuyen dramáticamente cuando envejecemos, haciéndose un marcador biológico primario del envejecimiento.

Androsteneidona y androstendiol: Las hormonas (masculinas) andróginas, son precursores de la testosterona y de los estrógenos. Producidos en el ovario y en las glándulas suprarrenales, ya sea desde la progesterona o la DHEA, son la fuente de producción de estrógeno después de la menopausia o después de la pérdida de un ovario.

Pregnenolona-17-OH Una modificación de la pregnenolona creada en la corteza suprarrenal, los testículos, y los folículos ováricos, se utiliza en la corteza suprarrenal y los testículos para crear la DHEA. En los ovarios, es un paso alterno para la producción de la progesterona 17μ-OH.

Testosterona: La hormona del sexo masculino que estimula el crecimiento, precursor de los estrógenos. Es producida sobre todo en los testículos, pero también en cantidades mucho más pequeños por los ovarios.

Estrona, Estradiol y Estriol: Las hormonas de sexo femenino se conocen como estrógenos, responsables del crecimiento de las características femeninas en la pubertad y la regulación del ciclo menstrual. Se producen sobre todo en los ovarios, pero también de de la androsteneidona en las células grasas, células musculares y la piel, incluso después de la menopausia.

Corticosterona, Cortisol: Ayudan a regular numerosas funciones corporales, incluyendo la glucosa y el balance energético; también moderan la inflamación y las respuestas inmunes a través del cuerpo. Se producen en las glándulas suprarrenales.

Aldosterona: Producida en las glándulas suprarrenales, controla los niveles de sodio y potasio en la sangre, y es importante al regular los electrólitos y la presión arterial.

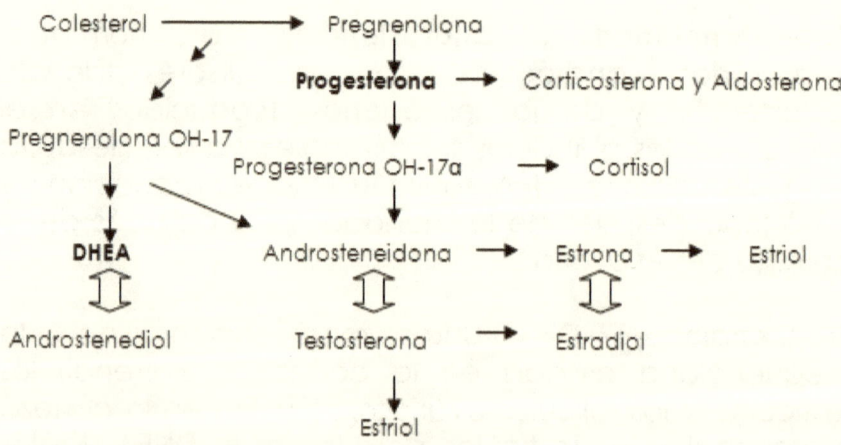

Figura 2: Caminos básicos de la hormona esteroide en el ovario, testículos y glándulas suprarrenales. Cada flecha en el diagrama, representa el trabajo de una enzima específica. Se escogió el símbolo de la flecha porque indica la dirección de la acción. Sólo en unas cuantas instancias la acción es reversible, como lo indican las flechas dobles.

Coreografía de la danza

Las hormonas esteroides en la figura 2, se producen sobre todo en los ovarios, los testículos, y las glándulas suprarrenales de ambos sexos. Por lo que sabemos, todas las hormonas esteroides se hacen del colesterol. Ésta es una de razones por las que es importante no hacer una dieta sin grasas o sin colesterol. Aunque nuestro cuerpo pueda fabricar cerca del 75 por ciento de nuestro colesterol de otros alimentos que comemos, el otro 25 por ciento viene directamente de los alimentos que contienen colesterol. Elimine completamente el colesterol y puede resultar en un desequilibrio hormonal. Se ha ligado el bajo nivel de colesterol en los ancianos, a la depresión y al suicidio. Como en la mayoría de las cosas, la moderación y el balance son la respuesta. La transformación de una hormona en otra, requiere de enzimas, lo cual requiere de vitaminas y minerales. Una sustancia que es la fuente de otra sustancia se llama el precursor.

El viaje a lo largo del camino de la hormona esteroide

Mientras describo los caminos en palabras, siga mi descripción en el diagrama en la figura 2.

El viaje comienza por la esquina superior izquierda con la pregnenolona, que es derivada del colesterol. El flujo o las hormonas entonces continúa a lo largo de uno de dos caminos importantes: uno a la izquierda y abajo a través del camino de la DHEA suprerrenal, o directamente a través de la progesterona en las glándulas ováricas y suprarrenales. Ambos caminos llevan a lo que llamamos los puntos finales del metabolismo. La aldosterona, el cortisol, y los estrógenos son las paradas finales, o puntos finales del metabolismo, en los caminos de la hormona esteroide. A excepción del punto final de las hormonas, todas las moléculas de la hormona esteroide son capaces de ser convertidas en un poco de otra molécula. La testosterona, por ejemplo, puede ser precursor del estrógeno llamado estradiol, y la androsteneidona puede ser precursor de la testosterona o de la estrona, otro estrógeno. La estrona y el estradiol se pueden intercambiar una a otra vía un sistema redox (reducción/oxidación) en el hígado. La progesterona es un precursor en varios caminos, uno que lleva a la androsteneidona, luego a los estrógenos y a la testosterona; y otro al cortisol, y otro a la corticosterona y a la aldosterona. Similarmente, el DHEA es precursor en el camino que lleva a la testosterona y a la androsteneidona, siendo esta última la que lleva a los estrógenos pero no a otros corticosteroides.

El flujo y reflujo de hormonas esteroides a lo largo de sus caminos es el resultado de la acción enzimática supervisada y controlada por los mecanismos de retroacción biológica, desarrollados por mucho tiempo en el cerebro límbico (hipotálamo). Es importante darse cuenta de que la función de las enzimas (y de las hormonas) depende de la configuración molecular exacta. Las enzimas son grandes moléculas creadas continuamente de los planos que estan en nuestros cromosomas, lo que requiere cofactores de vitaminas y minerales para maximizar su trabajo de transformar una hormona en otra. (Es por eso que en una dieta sana los suplementos de vitaminas/minerales pueden ser eficaces en la ayuda para que su cuerpo funcione correctamente). Cada enzima realiza una sola función, tal como servir como vínculo químico en una molécula específica. Para realizar esa función, la enzima debe "ajustarse" exactamente a la estructura de la molécula, como en un complicado sistema de candados. La conformación molecular, o la estructura exacta y específica de las moléculas, es la clave del suave funcionamiento de los caminos de estas enzimas.

La conformación molecular es el factor que distingue las hormonas naturales de las versiones sintéticas que se venden fuertemente por las compañías farmacéuticas. Las hormonas sintéticas se han alterado en formas no naturales, creadas por la adición de átomos en formas inusuales. Así, los esteroides sintéticos, tales como los que se encuentran en la prescripción típica de la terapia de reemplazo hormonal (TRH), no están conforme a los caminos enzimáticos usuales. Nosotros no tenemos enzimas naturales diseñadas para manejar a los esteroides sintéticos; sus efectos no pueden ser "activados" o "desactivados"; según se necesite, ni pueden ser excretados eficientemente a través de los usuales mecanismos enzimáticos. A pesar de lo que dicen sus anuncios, las hormonas sintéticas no son equivalentes a las hormonas naturales. La armonía y el balance, el sello de un cuerpo sano, se pierde cuando los compuestos sintéticos biológicamente activos son lanzados a la danza de los esteroides. La travesura que pueden crear en el flujo y reflujo normal de las hormonas vitales de los esteroides, es muy probablemente la responsable de mucho del desequilibrio hormonal y de la enfermedad resultante.

La danza de los Esteroides

La comprensión de los esteroides requiere una visión hacia lo no visto. Los seres humanos tienen la energía de crear realidad más allá de su experiencia normal. Lo hacemos todo el tiempo con la música, libros, historias, fantasías, sueños, y, sí, especialmente en la ciencia. La ciencia es realmente el arte del "observar" las fuerzas de los elementos invisibles a los sentidos normales. La física jamás ha visto un átomo, pero conjura una imagen para entender su comportamiento. Sabemos que los átomos se unen para crear moléculas. Aunque la vinculación atómica necesaria para crear moléculas implique una distribución de electrones, no muy bien entendida, todavía podemos recoger información de fuerzas ocultas de la naturaleza. Podemos aprender a entender, utilizar, e incluso crear las moléculas. En los "movimientos" siguientes, describiré mi visión del mundo de las moléculas biológicas que llamamos hormonas esteroides, basado en mi comprensión de la bioquímica. Llamo a esta visión: *"la danza de los esteroides"*. Piense en ella como acción acompañada de música. No intente entender esta visión con su mente lógica lineal; permita que su mente intuitiva lo haga.

Cuatro movimientos:
el flujo de esteroides en nuestros cuerpos
Movimiento 1: Andate con molto.

Hay una tierra cerca, pero lejana, donde millones de ocupados trabajadores están haciendo el trabajo del cuerpo, fluyendo en una hermosa y compleja armonía. Éstos son los esteroides, transformando productos para satisfacer nuestras necesidades, estabilizando, energizando y nutriendo nuestras células y tejidos; asegurando la reparación y la copia de partes vitales del cuerpo; protegiéndonos del daño; y, una gran parte de nuestra vida adulta, fomentando el génesis y desarrollo de una nueva vida para continuar con la especie después de que nuestro cuerpo deje de existir. El paisaje vive en el bullicio pero prevalece la sincronía y el balance, ocupado pero armonioso. La vida vibra en un flujo incesante de energía. Sentimos la magnitud de la actividad, el flujo y reflujo de ritmos invisibles, y la inasible complejidad de todo ello. Pero al mismo tiempo nos damos cuenta del orden, la coordinación y el propósito. A pesar de la aparente complejidad y energía, existe un aire de majestuosidad y diseño.

Movimiento 2: Adagio.

Una colección de fotografías revela a los trabajadores en sus banquillos, a los cocineros en sus cocinas, a los artesanos en sus hornos, a los carpinteros en sus labores, a las amas de casa en sus hogares, a los bomberos en sus estaciones, a la policía vigilando, a las enfermeras atendiendo a sus pacientes y un montón de actividades más, más allá de nuestro entendimiento. A primera vista, los trabajadores se ven idénticos. Una mirada más de cerca deja ver pequeñas diferencias entre varias clases de trabajadores. Todos parecen estar hechos con las mismas partes pero con pequeñas variaciones en el acomodo de las piezas. Podemos observar que esas pequeñas diferencias entre los trabajadores se relacionan estrictamente y sin excepción con el trabajo que cada uno hace. Aunque todos son esteroides, cada uno está diseñado con un trabajo específico en mente. Lo que en un principio nos pareció un caos, es solamente una falla de nuestro entendimiento. La precisión y la sincronía son primordiales.

Movimiento 3: Allegro con brío

Un video en vivo, captura el bullicio de numerosas actividades, la llegada de materias primas y la salida del producto final, y el incesante flujo de trabajadores. Fuera de cámara, están las moléculas de colesterol reordenando sus partes para entrar en escena como trabajadores. Para nuestro asombro, algunos trabajadores, en un parpadeo, serán transformados de cocinero a chef, de enfermera a bombero, de carpintero a artesano, sin ni siquiera un poco de retardo o falta de ritmo en sus actividades. Esta mágica transformación es acompañada de brillantes glóbulos de proteína (enzimas) que pasan entre ellos, abrazando brevemente a cada trabajador molécula, dejándolos, en un destello de energía electromagnética, con un elemento ligeramente alterado y nuevas funciones, imprimiendo en la escena una sincronía de diseño y propósito.

Movimiento 4: largo maestoso

Algunas de las moléculas, que han alcanzado el final de su proceso de transformación, son conservadas en una concentración balanceada y llevadas suavemente en una corriente invisible a partes distantes (el hígado) donde, una vez hecho su trabajo, son unidas (conjugadas) en ácidos biliares que son llevadas silenciosamente fuera de escena. Los científicos dirían que son desactivadas por hidroxilación (en el caso de los estrógenos) o hidrogenadas y conjugadas con ácido glucorónico (en el caso de la progesterona) para su excreción en la bilis. En la periferia de nuestro video, existe un continuo y mágico flujo de nuevos trabajadores, suficientes para satisfacer el aumento y la caída de sus funciones esenciales. De esta manera, los excesos y/o las deficiencias son bien prevenidos y prevalece un sentido de orden.

Ahora que su mente intuitiva se ha divertido, puede regresar a su mente lógica linear. Para aquellos interesados en la tabla completa de caminos biosintéticos, completa con su estructura molecular, las enzimas conocidas (y sus cofactores de vitaminas y minerales) que realiza la transformación, y los tejidos de las glándulas en el que cada paso se lleva a cabo, vaya al apéndice al final de este libro. Será capaz de seguir la transformación simplemente siguiendo las flechas. Ahora es tiempo de continuar con un vistazo a la historia del reemplazo hormonal.

CAPITULO 3

LA HISTORIA DE LA TERAPIA DE REEMPLAZO DE HORMONAS Y EL MITO DEL ESTRÓGENO

La terapia de Reemplazo de Hormonas (ERT por sus siglas en inglés), se dio a conocer a finales de la década 1950, la era del "mejor vivir a través de la química". Éstos eran los embriagadores e inocentes años de la posguerra, en los que el entusiasmo por controlar el ambiente natural con los productos químicos fue comparado solamente por la impaciencia de las compañías químicas por encontrar un uso provechoso para sus productos. Simultáneamente, las compañías farmacéuticas descubrían los beneficios financieros que se harían con una filosofía similar: Para cada dolencia humana, existe un medicamento. Los plásticos, los pesticidas, y los antibióticos iban a salvar a la raza humana.

Ambos compañías, la química y la farmacéutica aprendían el valor de las campañas de relaciones públicas disfrazadas, en las cuales había artículos que exaltaban la virtud de un producto que era "plantado" en revistas y periódicos. Los medios siguieron esta propuesta (y aún lo hacen), cosechando enormes beneficios económicos de estas mismas compañías. El publico inocentemente creyó (y todavía lo hace) que si lo leen en una publicación importante, debe ser verdad. Pocas industrias han cosechado tantos beneficios de la inocencia del publico como las compañías farmacéuticas. La practica continúa sin cesar hoy en día. Las mejores revistas femeninas y los noticieros nocturnos en la TV son el mayor distribuidor de información para que las empresas farmacéuticas vendan sus productos bajo el disfraz de la neutralidad editorial.

El conocimiento que florecía en la industria americana que los medios se podrían manipular fácilmente para vender sus productos ocurrió en un entorno cultural que puso énfasis en el núcleo familiar, con el padre ganándose la vida allá afuera y la madre en casa con el bebé en su cadera y una bandeja de galletas en el horno. La ultra femenina Marilyn Monroe era el ideal cultural de la belleza. Se creía que las mujeres estaban mejor satisfaciendo sexualmente con sus maridos y criando niños sanos y felices. No fue coincidencia que la TRE naciera cuando la primer ola de mujeres americanas criadas para ser felices amas de casa se acercaba a la edad mediana y a la menopausia. Sus niños se iban de casa, su pelo se tornaba gris, y sus pechos caían. Simbólicamente, su utilidad se había acabado: si ya no criaban más niños, y no eran atractivas sexualmente para sus maridos, ¿para qué eran útiles? Los problemas psicológicos, tales como la depresión, llegaron a ser comunes entre las mujeres de esa edad. Millones de mujeres se engancharon en los "pequeños auxiliares de mamá", el valium y otros tranquilizantes.

La menopausia se convierte en una enfermedad

Mientras tanto, Ayerst, el primer fabricante de un estrógeno conjugado llamado *Premarin*, encontró la gallina de los huevos de oro de las relaciones públicas en Brooklyn, Nueva York, el prestigioso ginecólogo Dr. Roberto A. Wilson. Con una lista de credenciales tan larga como su brazo, un poco de carisma, entusiasmo para conservar la juventud de las mujeres y su feminidad, y un montón de dinero de la industria farmacéutica, Wilson salió a las calles con las buenas noticias sobre el estrógeno. Él utilizó adjetivos espeluznantes que se referían con desaprobación a la menopausia como el momento en el que las mujeres se volvían secas, irritables y asexuales brujas . Su mágica pastilla las iba a salvar de esta "tragedia" conservándolas "por siempre femeninas". Para hacer peor el tema, parece que casi cada uno de los que investigaba o escribía sobre el tema de la menopausia, citaba al Dr. Wilson e incuestionablemente, aceptaban su información como un hecho, cuando de hecho la mayor parte de era ficción.

Si uno escogiera un año en el cual la TRE se incorporó en la conciencia pública, sería a mediados de 1964. La publicación en el Newsweek del 13 de enero de 1964, llevaba una historia de una página titulada: "¿No más menopausia?" divulgando el trabajo del Dr. Wilson, quien reportaba haber estudiado la menopausia desde los años 20. Él había llegado a la concusión de que el "cambio de vida" venía de la carencia de las hormonas femeninas estrógeno y progesterona.

Mientras tanto, una escritora emprendedora, infelizmente menopáusica de Londres, llamada Ana Walsh, leyó la publicación con gran interés. Su gran semejanza con la descripción de Wilson acerca de lo que pasa cuando uno de los ovarios detiene su funcionamiento y sus propios molestos síntomas. Walsh volvió a los EU. para un rápido tour de entrevistas con tantas autoridades médicas implicadas en la investigación de la hormona como pudo encontrar. El constante tono preventivo sobre el estrógeno no desalentó su entusiasmo en lo más mínimo. A finales de 1965 produjo un libro titulado: ¡*Las píldoras para mantener jóvenes la las mujeres*! ¡TRE, el primer reporte completo del milagroso tratamiento hormonal que puede revolucionar las vidas de millones de mujeres! Después de eso, pronto, el Dr. Wilson produjo su propio libro, titulado "Por siempre femenina", cuyas copias fueron divulgadas rápidamente en los consultorios por representantes médicos de Ayerst (vendedores de firmas farmacéuticas) dentro y fuera de en los E. U., incluyendo mi consultorio en Mill Valley, California. Aunque la propia investigación de Wilson, le había llevado a la conclusión de que era progesterona y el estrógeno era lo que les faltaba a las mujeres en la menopausia, su libro promueve solamente el estrógeno en la terapia de reemplazo hormonal.

23

En los años de 1964 y 1965, la prensa escrita floreció repentinamente con artículos de la TRE. Después del artículo del enero de 1965 Newsweek, allí aparecieron los siguientes:

"No mas menopausia", "No More Menopause" Pageant, Agosto 1964

"La verdad sobre las hormonas femeninas" "The Truth Abouty Female Hormones", Ladie's Home Journal, Enero 1965

"Menopausia, Es esto necesario?" "Menopause; Is It Necessary?", Good Housekeeping, Abril 1965

"La primavera de la juventud" "The Spring of Youth" Time, Abril16, 1965

"Como vivir Joven a Cualquier Edad", "How to live Young at Any Age-Straight Talk about Hormones from a Famous Doctor", Voge, Agosto 15, 1965.

"El reemplazo de hormonas: Píldoras para mantenerle joven", "ERT: Pills to Keep You Young" (por la propia Ann Walsh)

El impacto económico de la revolución de la TRE no se perdió en las mentes financieras: Incluso Wall Street Journal realizó un par de artículos sobre el tema. ¿Qué mujer no quiere mantener su juventud y feminidad por siempre?

La verdad detrás del escándalo

En verdad, el estrógeno había sido investigado muy pobremente. Su aprobación como medicamento de venta con receta fue basada en un estudio dudoso con un número relativamente pequeño de mujeres en Puerto Rico, que tomó píldoras anticonceptivas. La píldora usada al principio era solamente una progestina, que más adelante se descubrió que estaba contaminada con substancias parecidas al estrógeno. Cuando el estrógeno fue sacado de las píldoras anticonceptivas, no funcionaron bien, entonces el estrógeno sintético fue agregado intencionalmente. El 20% de las mujeres en el estudio se quejó de efectos secundarios, pero fueron relegadas como neuróticas. No se les hizo autopsia a las tres mujeres que murieron mientras tomaban la píldora, para descubrir la causa de la muerte. Ha habido prueba más que suficiente desde entonces de que estas píldoras causan coágulos y accidentes cerebrovasculares, pero esa evidencia fue despreciada y suprimida por el beneficio de controlar la explosión demográfica. Mientras tanto, las compañías farmacéuticas resolvieron encontrar una combinación de hormonas sintéticas que tuvieran pocos efectos secundarios. Como Paula B Doress-Worters dijo en una advertencia en el excelente libro de Sandra Coney, *"The Menopuause Industry: How the Medical Establishment Exploits Women"* ("La industria de la Menopausia: Cómo el establecimiento médico explota a las mujeres"):

> *A la terapia de la hormona se le ha llamado un producto en busca de un mercado. La mayor parte de la investigación sobre la menopausia está diseñada para demostrar la deseabilidad de las intervenciones medicalizadas. Aunque el uso de hormonas puede ayudar a las mujeres a hacer frente a los signos comunes de la menopausia, tales como bochornos, conocidos desde 1937, el tratamiento hormonal se popularizó para un público masivo en los años 60's. Este simplemente no fue promovido como paliativo para los malestares de la menopausia pero tampoco como panacea para los "problemas psicológicos"; supuestamente relacionados con el cambio de vida. Tales demandas estaban sin probar pero fueron tratadas como vox populi. Estas aserciones promovieron una opinión estereotipada de las mujeres pos-menopáusicas más viejas como asexuales, neuróticas, y de poco atractivo. Consecuentemente, el estrógeno exógeno se aprobó para su uso prescrito sin examen, y pronto*

se convirtió en uno de los cinco medicamentos de venta con receta más vendidos.

Desde 1965 hasta mediados de 1970, el carro de la TRE navegó cada vez más junto a las mujeres que optaban por las pequeñas píldoras que las mantendrían jóvenes. Sin embargo en 1975, una nube negra apareció: Las mujeres en el TRE estaban desarrollando cáncer uterino (endometrial). Cuando estas malas noticias se dieron en los periódicos, las ventas de los suplementos de estrógeno precipitadamente cayeron. No solo ninguna mujer quería comenzar el TRE y quienes lo llevaban decidían parar, sino que comprensiblemente los médicos estaban renuentes a prescribirlo, a pesar de sus evidentes virtudes.

Pero el carro del estrógeno fue atascado sólo temporalmente. Después de una serie de papeleos, discutiendo la cuestión de si el estrógeno "causaba" el cáncer endometrial o simplemente lo "promovía" (una distinción perdida en la mayoría de las pacientes y sus doctores), las autoridades médicas se unieron y cambiaron de TRE a TRH (la terapia de reemplazo hormonal).

La diferencia fue la adición de la progestina (la versión sintética de la progesterona). Existía investigación sólida que demostraba que solamente el estrógeno "sin oposición" era el culpable; el estrógeno combinado con las progestinas de hecho prevenía el cáncer endometrial. Este cáncer era desconocido por las mujeres cuyos ovarios producían un balance apropiado de estrógeno y progesterona. La investigación del Dr. R. Don Gambrell Jr. de la universidad médica de Georgia y de la Dr. Lila E Nachtigall en el Goldwater Memorial Hospital en la ciudad de New York, reveló que, en mujeres en un programa combinado del estrógeno con progestin, la incidencia del cáncer uterino era considerablemente menor que en los controles (mujeres que no recibían hormonas).

El miedo paralelo de que el estrógeno causa cáncer de mama, fue canalizado de la misma manera. Estudios de mujeres en TRH, mostraron menos cáncer de seno que en las mujeres sin TRH. Se haya resuelto esta cuestión o no, (no lo fue), el carro del TRE estaba de nuevo en el camino junto con el de TRH.

Los promotores de TRH también decidieron que el estrógeno y las progestinas podían curar otras enfermedades y pronto, estaban declarando que el TRH también disminuiría el riesgo de enfermedades del corazón en las mujeres y podría evitar la osteoporosis. Estas afirmaciones fueron seguidas por campañas masivas de comunicación popularizando la osteoporosis y la educación a las mujeres sobre el tema. Yo tuve literalmente cientos de mujeres diciéndome que sus doctores las habían "amenazado" ominosamente con predicciónes de enfermedades del corazón y osteoporosis, si ellas no tomaban estrógenos, sin importar si tenían cualquier riesgo de cualesquiera de estas enfermedades. La primera afirmación, que el TRH protege a las mujeres de enfermedades del corazón, no es verdad, como usted descubrirá continuando con el libro, ni da reversa a la osteoporosis, pero ese mito persistió hasta muy recientemente. Muchas personas no tienen el antecedente medico para checar y cuestionar la investigación original de donde vienen esas afirmaciones.

Tempranamente, en alguna parte del desarrollo de la industria del TRH, la progesterona no sólo fue olvidada, se le etiquetó equivocadamente como a sus primas distantes, las progestinas sintéticas. Incluso los libros de buenas investigaciones acerca de la menopausia tienden a cometer este error: nunca preguntan si el uso de hormones naturales pudo tener cierta ventaja, y nunca preguntan qué sucedió con la progesterona natural.

Releyendo las primeras investigaciones escritas de la terapia de reemplazo de estrógeno (TRE), puedo detectar el celo y la convicción honesta de los autores. Sin embargo, en retrospectiva, puedo también ver la estrechez de sus opiniones. No pudieron hacer una cierta pregunta importante, por ejemplo: ¿Pueden las mujeres de otras culturas experimentar síntomas semejantes en la menopausia y si no, ¿porque no? ¿Hay otros factores causales que funcionan aquí? ¿Qué hay sobre los efectos secundarios tales como el aumento de peso, retención de agua, migrañas, hinchazón del pecho, y pecho fibroquístico? ¿Por qué los síntomas comienzan antes de la menopausia, cuando los niveles del estrógeno siguen siendo altos? ¿Lo que sucedió a la progesterona? ¿Qué hay sobre los efectos secundarios de TRH de las progestinas? Dentro de una cultura específica, ¿las diferencias de los síntomas entre mujeres se relacionan con el ejercicio, dieta o el medio ambiente? su entusiasmo por el estrógeno parecía cegarles hacia esta visión más amplia.

Se ha asumido que la mayoría de las mujeres sufren de los síntomas de la menopausia. Sin embargo, checando dentro de las investigaciones, yo no he encontrado sólida evidencia que respalde estas suposiciones. La mayor parte son anécdotas. Mi propia corazonada, basado en 30 años de práctica médica familiar y conversaciones con decenas de miles de mujeres alrededor del país, es que un pequeño porcentaje de mujeres sufre severos bochornos y resequedad vaginal, para garantizar el tratamiento con hormonas naturales. Entonces hay una gran población de mujeres a mitad de sus 30 o más, sufriendo los síntomas de la dominación del estrógeno, traída en consecuencia por una forma de vida sedentaria, una dieta pobre, pastillas anticonceptivas, TRH, y la exposición a estrógenos ambientales. Muchas de estas mujeres pueden encontrar alivio simplemente con ejercicio y una buena dieta. Otras pueden resolver sus problemas con un poco de hierbas y suplementos de vitaminas y minerales. La mayoría del resto encuentran alivio usando la crema de la progesterona natural. Mi observación es que el estrógeno es necesario solo en un pequeño porcentaje de las mujeres y frecuentemente por un corto tiempo.

Sandra Coney, autora del libro "The Menopause Industry" ("La industria de la menopausia" en español); investigó cuidadosamente las demandas que hicieron sobre cómo son realmente las mujeres enfermas de la menopausia. Ella tampoco encontró buena evidencia de que la mayoría de las mujeres menopáusicas estén en malas condiciones de salud, de que sufran síntomas como el debilitamiento, o pérdida de la libido sexual. A la mayoría de las mujeres que se ven en los consultorios con problemas, se les habían extirpado los ovarios y/o el útero. Un tipo más especifico de menopausia. La menopausia como enfermedad, ha sido grandemente fabricada por los médicos y la industria farmacéutica. Además, tampoco existe evidencia que apoye las demandas de que el estrógeno solo, retarda el envejecimiento, manteniendo a la mujer "joven y femenina" por siempre. Por el contrario, para muchas mujeres, tiene desagradables efectos secundarios, que van desde molestos hasta peligrosos para la vida, porque se prescribe en formas artificiales y en exceso.

Perpetuando el Mito del Estrógeno

Dado lo anterior, uno puede preguntar: ¿Cómo es que este modo de pensar acerca de la deficiencia del estrógeno se mantiene en la profesión médica y en el público? ¿Hay una cierta clase de censura que controle qué se publica en nuestros diarios? La respuesta es si y no. No hay censura formal, sino que existe un incentivo económico que ha persuadido sutilmente las políticas de los diarios dominados por la publicidad, para continuar con el mito del estrógeno. Considere lo siguiente, de la Dra. Jerilynn C. Prior, una profesora de endocrinología en la Universidad de la Columbia Británica, Vancouver, Columbia Británica, extraído de un artículo que ella escribió, titulado: *"Una voz en la Menopausia"* sus palabras hablan por sí mismas:

El hablo cuidadosamente escogiendo cada palabra "Quizá usted no deba escribirlo, entonces. Odiaría verle esforzarse en él y que después no pueda hacerlo publicar."

Me habían invitado a que fuera autor de un corto y práctico capítulo de osteoporosis para una monografía para doctores familiares acerca del tratamiento de la menopausia. Llamé al editor, un joven ginecólogo académico, para pedirle instrucciones sobre mi capitulo. Mientras hablábamos, se hizo claro lo que esperaba que escribiera. "Todas las mujeres menopáusicas necesitan el tratamiento del estrógeno para prevenir la osteoporosis"

Le dije, "gracias de todas formas, adiós."

Mientras colgaba el teléfono, sentía una gran mezcla de sensaciones. Al principio me sentí aliviada ¡Puedo manejarlo ciertamente sin un plazo adicional! Entonces me derribaron con un amargo disgusto: Fui despedida y eliminada cuidadosamente de la escena. A mi no se me permitió decir lo que pensaba que era la verdad y lo que sentía que sería provechoso para los doctores y sus pacientes. La visión del mundo de este ginecólogo no dejó ningún lugar para un debate científico honesto. Cuando esas sensaciones pasaron, estaba enojada, ¿cómo se atrevía él a imponerme su opinión del mundo ante mí y, para el caso, en mujeres? Sin dudarlo, él había definido una fase natural de la vida, inevitable para la mitad de la población mundial, como una enfermedad.

Soy la primera en admitir que no soy una experta en menopausia. Sólo soy una mujer perimenopáusica, con 15 años de experiencia en reproducción endocrinóloga, que ha conducido (y también publicado) estudios prospectivos de reproducción. Mis propias experiencias, las historias de mis pacientes y la ciencia que es pertinente, prospectiva y aleatoria, me dejan profundamente escéptica que la menopausia sea una responsabilidad médica y, sobretodo, que la deficiencia del estrógeno es el problema grave. Estoy asombrada, por ejemplo, de cómo la "ciencia" poco me ha preparado para mis propias experiencias perimenopáusicas. La opinión actual de que los niveles de estrógeno disminuyen gradualmente en ciclos, que se hacen más largos y después se hacen escasos antes de que el flujo pare, se basa en un estudio de ocho mujeres seleccionadas que sangraron diariamente a través de un ciclo con cierta duración no específica, dentro de los generalmente cuatro años de la transición de la menopausia. En contraste con esto, en los dos años pasados he tenido bochornos y sudoración nocturna y no he perdido mi ciclo menstural. Continúo teniendo mis ciclos normales o cortos, tienden a ser pesados en flujo, y, con dos excepciones, ha sido absolutamente normal en las características ovulatorias (la longitud normal de la fase lútea de diez o más días).

¿Qué tal si le hubiera dicho a este editor que creo estar experimentando actualmente exceso de estrógeno? Si no, encuentro difícil explicar mis fases foliculares cortas, la creciente y temprana producción de mucosa cervical, ciclos cortos, inflamación del pecho, y sensibilidad de pezones. ¿Es mi experiencia una ficción de mi imaginación? Lo que he aprendido de mi propia experiencia, tiene sin embargo, que ser divulgado...

Neugarten, por ejemplo, ha encontrado que los síntomas de mujeres perimenopáusicas se asemejaron a los de las adolescentes más que a los de las mujeres posmenopáusicas (con la excepción del hecho de que las adolescentes tenían pocos bochornos). Cuando la sensibilidad del pecho, aumento de peso, hinchazón y cambios de humor ocurreen en la adolescencia, sin embargo, estos son adscritos a la alta exposición a estrógenos. Cuando estos mismos síntomas se experimentan durante la transición a la menopausia, son causados por la "deficiencia de estrógenos".

Recordé de nuevo mi conversación. El no estaba contento, cuando dije que yo pensaba que la menopausia era una fase normal de la vida de cada mujer. No, sería demasiado confuso escribir eso. "La literatura indica claramente que el menopausia causa cardiopatía y osteoporosis. También, causa los síntomas vasomotores, los cambios de humor, disminución de la libido sexual y los otros "problemas," él dijo. Dije que escribiría que cada mujer debe tomar la decisión final de tomar el tratamiento hormonal. Él respondió fácilmente, "Por supuesto, pero los doctores deben decir a cada mujer que ella tiene deficiencia de estrógeno, así, ella decidirá lo correcto".

¿Cómo se sentiría si usted supiera que esta condenado a enfermar cuando alcance los 40 o 50 años? le dije.

El no respondió, en lugar de eso, él replicó, " Si fuera mujer, tomaría el estrógeno", -¡pero a algunas mujeres no les cae bien el estrógeno!- yo protesté.

"Tratamiento de estrógeno, quiero decir tratamiento hormonal," se corrigió así mismo, conociendo mi creencia de que la progesterona es también una importante hormona femenina. "Es bueno. Muchas mujeres toleran el tratamiento hormonal muy bien"

Cuando no di mi respuesta, el continuó, "yo tengo colegas viniendo de todas partes a pedir que les ponga a sus esposas de 40 años en el estrógeno para que no tengan ataques al corazón; ¿Por qué las esposas de 40 años no vienen por si mismas? Pregunté suavemente, ahora sintiéndome desamparado. Él no contestó a mi pregunta. Quizás, pensé para mi misma, esas esposas de 40 años de ésos médicos no se sentían enfermas. Quizá estaban más dispuestas a correr el riesgo de un ataque al corazón que el riesgo de cáncer endometrial. "Pienso que muchas mujeres temen más al cáncer, al cual creen que pueden evitar sin tratamiento, que a la osteoporosis, que sienten menos probable de contraer si llevan un estilo de vida saludable; dije.

"El riesgo de un cáncer endometrial es muy bajo", el respondió rápidamente, "cuando las progestinas se dan junto con estrógeno". Luego añadió, "Y la mayoría de las mujeres quienes tengan cáncer endometrial tendrán lesiones totalmente curables de todos modos."

Como si "un poco" de cáncer endometrial fuera sólo una molestia...

También recuerdo haberle mencionado, que yo no creía que había la suficiente evidencia para la noción de que el tratamiento de estrógenos previniera los ataques al corazón. En todos los estudios, las mujeres quienes tomaron el tratamiento de estrógeno, eran más saludables y tenían menos riesgo de enfermedades del corazón, como la obesidad y el estilo de vida sedentaria que las mujeres del grupo de control, quienes no tomaron estrógenos. Antes de que pudiera responder, continué, "Usted sabe que los únicos estudios controlados, aleatorios, doble ciegos de tratamiento de estrógeno conjugado, que fueron realizados en hombres, no demostraron prevenir los ataques cardiacos y otras complicaciones (embolia pulmonar y trombosis), y fue detenido prematuramente. Además, existía un riesgo inexplicado, pero significativamente mayor de riesgo de cáncer, de todos los tipos, en el hombre estrogenado."

"Sí, lo sé," dijo ligeramente. "Es por eso que no uso estrógenos". No tenía caso. Él era inquebrantable. Su mensaje era verdad: *La menopausia es una enfermedad de deficiencia del estrógeno y se debe tratar con estrógeno.* Tengo una idea clara de lo que estoy experimentando comob mujer perimenopáusica, y entendimiento científico de la endocrinología reproductiva. Con todo, se despiden mis experiencias puesto que no dan la noción actual. Él no es la única persona que está segura de la verdad de la menopausia. También lo están otros influyentes médicos: "Sugerimos el tratamiento del estrógeno para todas las mujeres con cualquier estigma de privación de la hormona."

¿Qué es lo qué sabemos realmente?, ¿podemos predecir la experiencia o los cambios hormonales de una mujer en base a su experiencia de vida, historia familiar, peso, y ejercicio? No, no podemos. En su lugar atribuimos todo que sucede en los años antes del último período a la "deficiencia de estrógeno", y asumimos que las mujeres que no siguen el patrón se están imaginando cosas. En realidad, sabemos más sobre la historia natural del SIDA que sobre la transición menstrual.

Mientras colgaba el teléfono, reflexioné. Por lo menos esta vez había tenido una oportunidad para discutir un punto de vista diferente acerca de la menopausia. Conocí al redactor del libreto y él supo de mi trabajo. Incluso me pidieron escribir el capítulo. Con todo, y a pesar de estos factores a mi favor, no me escucharon. Aunque soy cronológicamente mayor y académicamente su semejante, no se me dio la palabra.

Allí lo tiene usted: Una científico de la reproducción, de sexo femenino, que por virtud de su experiencia personal, posee sus propios estudios científicos, y el conocimiento profesional de la literatura relevante, es despedida de su tarea de escribir un capítulo en un tema que ella conoce muy bien; la razón es que sus conclusiones no caben en el dogma del estrógeno que prevalece. Lo mismo aplica para otros expertos cuyas conclusiones difieren de la línea " aceptable".

Los pollos del TRH vuelven a casa a descansar

A mediados de los 90, había una amplia evidencia científica de que el TRH no cumplía su promesa e incluso que hacía probablemente más daño que bien, pero los muchos excelentes estudios que demostraban esto fueron menospreciados a favor del continuo bombo de las empresas farmacéuticas acerca de todas las enfermedades que el TRH podía prevenir. La mayoría de médicos era sólida en su creencia de que cada mujer menopáusica debe estar en TRH, aunque solamente el 25 por ciento de pacientes continuaron en el, debido a los efectos secundarios. Muchas mujeres, en lugar de ser sacadas del TRH cuando se quejaban del aumento de peso, de hincharse, de la sensibilidad del pecho, de anorexia y depresión e insomnio, les fueron dados somníferos y antidepresivos, que les hicieron sentirse aún peor.

Entonces, en el verano de 2002, la revista Journal of the American Medical Association (JAMA) publicó dos importantes estudios, que finalmente cambiaron el modo de pensar de la medicina convencional hacia el TRH. Tiempo después recibí un e-mail de una mujer que había leído uno de mis libros y luego fue donde su doctor y le pidió ser sacada del PremPro y puesta en hormonas naturales. Su respuesta fue, "¿ porqué querría usted hacer eso?" cuando ella trató de explicar, la interrumpió, terminó la visita, y la dejó con otra prescripción para PremPro. He recibido literalmente millares de cartas con historias similares durante la última década.

El primer golpe al TRH vino del gran estudio de *"Women's Health Initiative" (WHI)*, del cual, una parte observaba los efectos de la forma más común de TRH, el PremPro. Esta rama del estudio fue terminad después de cinco años (3 años antes) debido a un riesgo claramente mayor de cáncer de mama invasivo, cardiopatía, y de accidentes cerebrovasculares entre las mujeres que usaban PremPro [Premarin (estrógenos equinos), más Provera (una progestina sintética)].

El estudio analizaba la salud de 16,000 mujeres de 50 a 79 años. Después de cinco años, las que usaban PremPro tenían un riesgo 29 por ciento más alto de cáncer de pecho, un riesgo del 26 por ciento más alto de cardiopatía, y un riesgo el 41 por ciento más alto de accidente cerebrovascular.

Para personalizar estos números un poco más, proyectémoslos hacia la población en general: De los 6 millones de mujeres que están utilizando PremPro (esto es una estimación muy conservadora y no cuenta los millones de mujeres en otras combinaciones de estos TRH), esto se traduciría en aproximadamente 4,200 que adquirirían cáncer de mama, 4,800 mujeres que conseguirían cardiopatía, y a 10,800 mujeres que tendrían un accidente cerebrovascular en un período de cinco años porque tomaban esta forma de TRH. Si ampliamos estos números durante una década, casi 40,000 mujeres serían dañadas (incluso muertas) por tomar estos medicamentos. Esto es una epidemia, y no incluye a todas las mujeres que sufren de fatiga, de aumento de peso, de depresión, de irritabilidad, de dolores de cabeza, de insomnio, de hinchazón, de tiroides lenta, de baja libido, de enfermedad de la vejiga, y de coágulos de sangre como resultado de tomar este medicamento.

Uno de los aspectos más aberrantes de este panorama es que fue creado debido al descuido de la práctica médica convencional, que dictaminó--en mi opinión, con apoyo de la evidencia de seguridad y eficacia--que la mayoría de las mujeres de arriba de 50 años que se quejan de síntomas, incluso relacionados remotamente con la menopausia, fueran puestas en el TRH. En la mayoría de los casos sus hormonas no fueron medidas para descubrir qué necesitaban o cuánto, y fueron sujetas a el criterio de "una-dosis-para-todo" que creó sobredosis de estrógeno para millones de ellas. Además, la eficacia de la progesterona en el reemplazo hormonal ha sido ignorada en favor de sus contrapartes sintéticas patentables (y por lo tanto provechosas económicamente) conocidas como progestinas.

Poco después de que el estudio de WHI fuera detenido, otro estudio fue lanzado, éste, del Proyecto de Demostración de la Detección del Cáncer de Mama, parte de un programa de proyección a escala nacional del cáncer de mama, demostró que el reemplazo hormonal de sólo estrógeno (TRE), aumentaba el riesgo total de cáncer ovárico más del triple. Dado a lo que nosotros hemos conocido por lo menos 20 años sobre las propiedades promotoras del cáncer del estrógeno sin oposición en el sistema reproductivo de la mujer, el concepto de dar sólo estrógeno a mujeres sin útero, nunca debió haber ocurrido en la práctica médica en primer lugar.

A pesar de la evidencia de forma aplastante de que el TRH convencional puede hacer más daño que bien, las empresas farmacéuticas no han desistido en la lucha para convencer a las mujeres americanas de tomarlo. Una de las maneras comunes de esconder los resultados indeseables de la investigación médica, es manipular las estadísticas inteligentemente. La difusión de la información no es tan honesta como la mayoría de la gente se imagina. Es una forma de arte altamente manipulante que puede, por una parte, transportar total y hasta a veces profundo entendimiento, pero por otra parte, puede oscurecer o falsificar la verdad sin realmente ser una mentira. Las personas listas hacen una buena vida al hacer esto último, quizás en el mundo de hacer publicidad, o de vender propiedades inmobiliarias, o en la política, por ejemplo, donde se considera un activo valioso. En las ciencias duras, tales como física y química, la mala representación y el oscurecimiento son menos comunes, puesto que si son descubiertas, el daño a la reputación es absolutamente severo, en las ciencias de la salud, el cuadro está en alguna parte en medio.

Algunos meses después de que los resultados de la rama de PremPro del WHI fueran lanzados, vi un show muy popular una tarde, que estaba aparentemente hablando sobre el cáncer de mama. Una de las invitadas, una doctora, bien conocida por promover ávidamente los TRH en los medios, continuaba insistiendo que el TRH era muy seguro, altamente beneficioso, y que los resultados de WHI no eran esencialmente nada de que preocuparse. Su único cabeceo hacia el estudio fue sugerir que quizá las mujeres utilizaran TRH solamente alrededor de algunos años en la época de la menopausia, y no pensar en él como prescripción para toda la vida. Ella justificó su carencia de preocupación interpretando la estadística del WHI de una manera que estaba técnicamente correcta, pero terriblemente engañosa. Ella hizo esto diciendo que el aumento del 26 por ciento (una diferencia de 42 mujeres) en cáncer de mama durante el estudio no era realmente importante puesto que los 42 casos adicionales del cáncer, de 8000 mujeres en el TRH, son un numero pequeño y representan solamente al 0.5 por ciento de las 8,000 mujeres en el estudio.

Para el incauto, esto suena como un porcentaje insignificante. Sin embargo, al momento había 6 millones de mujeres que usaban el compuesto del PremPro en los Estados Unidos. El seis millonésimo es 750 veces el mayor que 8,000. Si el índice se aplica de manera nacional, los 42 casos adicionales en el estudio de WHI indican un posible aumento de 31,500 casos de cáncer de mama colateral claramente relacionados con PremPro. ¡Ésta es una de las razones por la que el estudio fue detenido antes de tiempo! Ningún "tratamiento" que cause un posible aumento de 31,500 casos de cáncer del mama debería ser utilizado. Y esto no cuenta el índice perceptiblemente creciente de la incidencia de accidentes cerebrovasculares y de enfermedades de la vesícula biliar.

Para agregar insulto a la injuria (literalmente), los números en la realidad mundial son ciertamente mucho más altos, porque las mujeres seleccionadas para el estudio de WHI fueron seleccionadas y eliminadas cuidadosamente si tenían algún historial de cardiopatía, de diabetes, de accidente cerebrovascular o del cáncer de mama, lo que no representa cómo la mayoría de mujeres son recetadas con TRH en las oficinas de los doctores.

Estos números tampoco explican el hecho de que el 40 por ciento de las mujeres que se alistaron originalmente en el estudio cayó, sobre todo debido a los efectos secundarios, y ¿qué le sucedió al 40 por ciento de las mujeres que abandonaron tempranamente del estudio? Según un articulo del escritor Gina Kolata de la ciencia del tiempo de Nueva York, los institutos nacionales de la salud (NIH) divulgaron que "Aquellas mujeres que dejaron de tomar hormonas después de alistarse en el estudio tenían más cáncer de pecho que los que nunca tomaron la hormona.... El Dr. Richard Rodes, director del instituto nacional en el envejecimiento, dijo: "La gente que presume que no hay riesgo creciente, a menos que usted haya estado tomando las hormonas por cuatro o cinco años, esta malinterpretando el estudio". Es decir, no sabemos realmente si el TRH es más seguro si usted lo toma por solamente un año o dos. Comprador, tenga cuidado.

Ha llegado el momento de despejar el aire y enfrentar la realidad. Este es en parte el propósito de este libro. La corriente de la medicina se ha atrincherado firmemente en su creencia de que la menopausia implica el inicio de una enfermedad de deficiencia del estrógeno que requiere el tratamiento del estrógeno. Esto es, como usted lo descubrirá, no sólo científicamente inexacto sino una visión parroquial, patriarcal, e intolerante que actúa para retardar una comprensión más profunda y más constructiva del problema. En los próximos capítulos, usted descubrirá una mejor respuesta.

CAPITULO 4

¿QUE SON LOS ESTRÓGENOS?

Estrógeno es una palabra muy conocida. Gracias a la práctica médica universal de los pasados 30 años o más, de prescribir la terapia de reemplazo de hormonas a mujeres menopáusicas. A pesar de esto, la cantidad de información incorrecta ahí afuera sobre el estrógeno entre las mujeres y sus doctores es asombrosa. Este capítulo comparte los hechos acerca del estrógeno, como los he estado conociendo.

Una clave del balance hormonal es el conocimiento de que cuando la hormona del estrógeno es dominante y la progesterona deficiente, el estrógeno llega a ser tóxico para el cuerpo; así que la progesterona tiene un equilibrio, o efecto de atenuación sobre el estrógeno. Hay pocas mujeres occidentales que son verdaderamente deficientes en estrógeno; la mayoría llegan a ser deficientes en progesterona. Me han acusado de golpetear al estrógeno, pero he estado respondiendo solamente a la ceguera de la profesión médica hacia la necesidad de la verdadera progesterona en la terapia de reemplazo hormonal. No hay nada intrínsecamente mal con el estrógeno. El estrógeno es esencial para la buena salud y es peligroso solamente cuando está presente en exceso o sin ser equilibrado por la progesterona y en algunos casos, por otras hormonas también. Hay muchas mujeres que claramente necesitan un poco de los suplementos de estrógeno menopáusicamente—usualmente delgadas y pequeñas, y una deficiencia verdadera se puede fácilmente confirmar con una prueba salival del nivel de hormona.

Una mujer premenopáusica de funcionamiento normal, produce la mayoría de estrógenos en los ovarios, de la progesterona y/o de los andrógenos (hormonas masculinas). Después de la menopausia, los estrógenos se hacen en la grasa corporal de las hormonas masculinas que aún se producen por los ovarios y las suprarrenales. Es por esto que las mujeres menopáusicas con más grasa corporal tienen niveles más altos del estrógeno, y las que son delgados son a menudo estrógeno-deficientes.

El estrógeno y la progesterona tienen funciones similarmente opuestas, pero son simultáneamente antagónicas unas a otras, cada una están correlacionadas, como el ying-yang. La progesterona tiende compensar muchos de los efectos secundarios negativos del estrógeno y al mismo tiempo no puede funcionar apropiadamente en el cuerpo sin la ayuda del estrógeno.

Pero antes de que entremos más allá en la historia del estrógeno, hay un problema semántico que aclarar. Cuando el estrógeno primero fue descubierto, los investigadores asumieron que era la hormona que producía el *estrus*. Al paso del tiempo, más tipos de estrógeno fueron descubiertos y a cada uno le fue dado un nombre químico específico. Así, la palabra estrógeno se convirtió en el nombre de una clase de hormonas, cada una tenía una cierta acción estrogénica y cada una su propio nombre, tal como estradiol, estrona o estriol, por ejemplo. El estrógeno no es el nombre de una hormona, sino el nombre de un grupo de hormonas similares. Usaremos manzanas como analogía. No hay manzana solo "manzana". Hay manzanas nombradas winesap, delicious y Jonatan, cada nombre describiendo un tipo especifico de manzana. Tal como es con los estrógenos. En el mismo sentido, no hay estrógeno llamado sólo estrógeno. Es común en literatura médica y popular sobre las hormonas, que el autor erróneamente se refiera al estrógeno como hormona que realiza esta o aquella función. Esto es un error que lleva a muchas ideas falsas sobre los estrógenos, dado el hecho de que cada tipo de estrógeno tiene diversas funciones en el cuerpo. Apenas pues, es posible hacer algunas generalizaciones sobre los estrógenos, pero nosotros debemos evitar pensar que todo es igual.

En el caso de la progesterona, sin embargo, debemos hablar sobre una hormona específica. Por lo tanto la progesterona, es el nombre de la clase y un solo miembro de la clase. Mientras que el cuerpo utiliza la progesterona, produce derivados y metabolitos. Por ejemplo, la progesterona-17a-OH, que tiene ciertas funciones o acciones únicas que no son, en realidad, debido a la progesterona.

Un metabolito (producido en la metabolización de la progesterona por el hígado) es el allopregnanolone, que, si esta presente en suficientes cantidades, tiene un efecto anestésico sobre las células del cerebro. A cada uno de estos derivados y metabolitos se les da un nombre, y ninguno es idéntico a progesterona. Lo mismo pasa con la testosterona y todos los varios andrógenos. Aunque la palabra estrógeno refiera generalmente a la clase de hormonas producidas por el cuerpo con acciones estro-similares, también hay estrógenos que se encuentran fuera del cuerpo.

Fitoestrógenos se refiere a compuestos vegetales con actividad estrogénica. Son generalmente considerablemente más débiles que los estrógenos y compite por los mismos receptores de estrógeno a través del cuerpo. Por lo tanto se han usado con éxito para disminuir los síntomas del exceso del estrógeno.

Xenoestrogenos (queriendo decir estrógenos externos) se refiere a otros compuestos ambientales (generalmente petroquímicos), que generalmente tienen una actividad estrogénica muy potente y por esto pueden ser considerados tóxicos. Aunque están descritos brevemente después, serán más discutidos en capítulos posteriores.

El cuarto tipo de estrógenos que discutiremos son los estrógenos sintéticos hechos por las compañías farmacéuticas. Éstos tienen su estructura molecular alterada para que puedan ser patentados. Como los xenoestrogenos, tienden a ser más potentes que los estrógenos producidos por el cuerpo, y más tóxicos.

Un ejemplo del estrógeno sintético es el dietilestilbestrol (DES). Este medicamento se asemeja a un fitoestrógeno llamado P-anol, que se encuentra en plantas de hinojo y de anís. La variación del DES se asemeja a dos moléculas de extremo ligado P-anol de punta a punta, y es tan potente como el estradiol que el cuerpo posee. El DES se puede sintetizar económicamente y es altamente activo cuando es tomado oralmente. En el pasado era usado para la regulación del ciclo menstrual, en los anticonceptivos orales y para prevenir el parto prematuro. Sin embargo, mientras que el P-anol encontrado en plantas es inofensivo cuando el cuerpo es expuesto a pequeñas cantidades, el DES ha sido implicado en ciertos tipos de cáncer (cáncer cervical y vaginal en hijas y cáncer testicular en hijos de madres a quienes se les dio DES durante el embarazo). Ha sido reemplazado por otros, (probablemente menos dañinos) compuestos sintéticos del estrógeno. debido a que el estrógeno causa la acumulación de grasa, el DES también fue utilizado extensivamente en ganados vacunos para cebarlos más rápidamente para el sacrificio.

Una característica común de sustancias estrogénicas es lo que se conoce en círculos de la química como el anillo-A fenolado de la molécula. Podemos pensar en este anillo-A como llave molecular que abre la puerta en algunas células. Este anillo-A, como se encuentra en estrógenos, no está presente en las otras moléculas de la hormona esteroide, incluyendo la progesterona, la testosterona, o la cortisona. Muy probablemente, es este anillo-A fenolado lo que distingue las sustancias estrógeno y les da su acción específica en el cuerpo. Este anillo-A es común entre los xenoestrogenos que se encuentran en los derivados petroquímicos (plásticos, herbicidas, pesticidas, subproductos industriales tales como dioxinas) que penetran contaminando nuestro ambiente. Algunas de estas sustancias estrogénicas son extremadamente potentes, incluso en dosis de nanogramos. (Un nanogramo es una milmillonésima de un gramo—una cantidad inconcebiblemente pequeña para la mayor parte de nosotros). Hay evidencia de que la exposición a los xenoestrogenos puede ser factor causal significativo en el cáncer de pecho, la disminución en la producción de esperma, cáncer testicular y cáncer de próstata.

Cómo y donde los estrógenos se hacen y se utilizan en el cuerpo

Algunos hechos interesantes sobre los estrógenos

La estrona, el estradiol, y el estriol son los tres estrógenos más importantes hechos en el cuerpo humano femenino. Se refiere la estrona como E_1, el estradiol como E_2, y el estriol como E_3. Al no haber embarazo, la estrona y estradiol son producidos por el ovario en cantidades de solamente 100 a 200 microgramos por día, y el estriol es solamente un subproducto escaso del metabolismo de la estrona. Durante embarazo, sin embargo, la placenta es la fuente principal de estrógenos; el estriol se produce en cantidades de miligramos, mientras la estrona y el estradiol se producen en cantidades de microgramos, excretando al en las cantidades más pequeñas.

Después de la menopausia, la estrona continúa siendo hecha por la conversión del esteroide suprarrenal, androstendiol, sobre todo en células de las grasas y del músculo del cuerpo. Entre más grasa, se hace más estrona. Algunas mujeres obesas producen de hecho más estrógeno después de la menopausia que las mujeres premenopáusicas delgadas. Con todo esto, las mujeres obesas no son inmunes a los bochornos.

El estriol hecho por la placenta, se hace de una hormona llamada DHEA (dehidroepindrosterona), suministrada ya sea por la madre o por la corteza suprarrenal del feto. Debido a la participación fetal en la formación de estriol, las medidas del estriol pueden ser un indicador sensible del bienestar de la placenta y/o del feto. La placenta también se convierte en la fuente principal de progesterona, produciendo 300 a 400 miligramos por día durante el tercer trimestre. El estriol y la progesterona son los principales esteroides sexuales durante el embarazo.

El estriol es el estrógeno más beneficioso para la vagina, el cervix y la vulva, en casos de resequedad y atrofia vaginales posmenopáusicas, que predispone a una mujer a la vaginitis y a la cistitis, la suplementación del estriol parece ser el estrógeno más efectivo (y más seguro) para utilizar al tratar estas condiciones.

El estrógeno y la división celular

Los estrógenos en general tienden a promover la división de la célula, particularmente en tejido hormonal-sensible tal como el pecho y la cubierta uterina, y ésta es la clave de porqué pueden causar cáncer. Entre los tres estrógenos, el estradiol es el de mayor estimulación al pecho y el estriol el de menos. El estradiol es 1,000 veces más potente en los efectos en el tejido del pecho que estriol. Estudios de hace dos décadas claramente encontraron que la sobre-exposición al estradiol (y a la estrona en un grado inferior), aumenta el riesgo de cáncer de mama, mientras que el estriol es protector.

El estradiol etinil sintético, se usa comúnmente en suplementos del estrógeno y contraceptivos, es aún más un riesgo del cáncer de mama porque se absorbe eficientemente por vía oral y se tarda para metabilolizarse y para excretarse. Entre más tiempo permanezca un estrógeno sintético en el cuerpo, más oportunidad tiene para hacer daño. Ya que este factor de metabolismo y de excreción lento aplica para todos los estrógenos sintéticos, uno pensaría que, en todos los casos de los suplementos del estrógeno, las hormonas naturales serían superiores.

Las marcas de fábrica de algunas de las combinaciones del etil estrógeno/progestina usadas como píldoras anticonceptivas son:

Alesse
Apri

Brevicon
Demulen
Desogen
Estrostep
Jenest
Levlen
Levlite
Levora
Lestrin
Lo/Ovral
Mircette
Modicon
Neolova
Nordettel
Orthocyclen
Ortho-cept
Ortho-novum
Ovcon
Ovral
Tri-levlen
Tri-norinyl
Triphasil
Trivora
Zovia

Como afecta el estrógeno al cuerpo de la mujer

El estrógeno es el responsable de los cambios que se presentan durante la pubertad en las chicas, como el crecimiento y desarrollo de la vagina, útero y trompas de Falopio. Causa el engrandecimiento del pecho y contribuye al moldeado (contenido graso) de los contornos del cuerpo femenino y la maduración del esqueleto. Es responsable del crecimiento del vello púbico y la pigmentación de los pezones y de los aureolas.

Sin duda, hay buenas razones evolutivas para algunas acciones aparentemente negativas en el cuerpo tal como la retención de líquidos y el aumento de peso. Si pensamos en el estrógeno en términos de la procreación y la supervivencia del feto, parecería ventajoso para el bebé que la mujer embarazada pudiera, en tiempos de hambre, almacenar las grasas en el cuerpo. Así, los efectos del estrógeno incluyen más que su acción de crear la forma del cuerpo femenino y el estímulo del útero y de los pechos. Durante épocas del hambre severa cuando una mujer no podría llevar un embarazo a término, la producción del estrógeno disminuye para prevenir la fertilidad. Durante la época de constante abundancia dietética, los efectos del estrógeno son potencialmente dañinos. Cuando las mujeres consumen considerablemente más calorías que las necesarias, la producción del estrógeno aumenta proporcional a los niveles superiores a lo normal y puede crear el escenario para el dominio del estrógeno y la declinación exagerada del estrógeno en la menopausia, en los E.U. y los países industrializados, las dietas son ricas en grasas animales, azúcar, almidones refinados, y comidas procesadas, proporcionando calorías superiores a las necesarias, llevando los niveles de estrógeno en las mujeres dos veces más arriba que los de las mujeres de los países más agrarios del tercer mundo.

La dominancia del estrógeno

Está claro que exceso del estrógeno, cuando es sin oposición o no equilibrado por la progesterona, no es algo del todo deseable. Dicho de otro modo, está claro que muchos de los efectos secundarios indeseables de los estrógenos son prevenidos con eficacia por la presencia de la progesterona. Yo podría proponer que un nuevo síndrome esté reconocido: La dominación del estrógeno. Este síndrome, con síntomas familiares en la mayoría de las mujeres en países industrializados, ocurre comúnmente en las situaciones siguientes:

1. Terapia convencional del reemplazo de hormonas (debido a las dosis excesivas del estrógeno y al uso de progestinas en vez de la progesterona).

2. Premenopausia (disfunción temprana del folículo dando por resultado una carencia de ovulación y de progesterona mucho antes el inicio de la menopausia).
3. Exposición a los xenoestrogenos (causa de la disfunción temprana del folículo)
4. Píldoras anticonceptivas (con excesivos componentes de estrógeno supresión de la producción propia de la hormona)
5. La histerectomía (puede inducir la disfunción o la atrofia subsiguiente del ovario)
6. Postmenopausia (especialmente en mujeres gordas)

Gracias a la idea falsa casi universal en la medicina occidental, de que la deficiencia del estrógeno trae consigo todos los síntomas de la menopausia, es costumbre prescribir el estrógeno sin oposición para las mujeres que no tienen útero (es decir, que han tenido una histerectomía). Igualmente infortunado es el hecho de que la dominancia de estrógeno es simplemente ignorada.

Una particularidad de las sociedades industrializados occidentales es el predominio de los fibroides uterinos y/o cáncer uterino, pecho fibroquístico, SPM, cáncer ovárico, pérdida ósea premenopáusica y una alta incidencia de osteoporosis en mujeres menopáusicas. Yo creo que la mayor parte de éstos son síntomas del dominio del estrógeno.

La siguiente es una lista de síntomas que pueden ser causados o empeorados por la dominación del estrógeno:

aceleración del proceso del envejecimiento
alergias
ansiedad
desordenes autoinmunes tales como lupus eritematosos
    y tiroiditis y posiblemente enfermedad de Sjogrens
    (enfermedad de desorden autoinmune).

flacidez del pecho

cáncer de mama

disminución del libido sexual

depresión

aumento de grasa, especialmente alrededor del abdomen y las caderas

fatiga de los muslos

pechos fibroquísticos

pensamiento brumoso

enfermedad del vejiga

pérdida de pelo

dolores de cabeza

hipoglucemia

infertilidad creciente de la coagulación de sangre (riesgo cada vez mayor de accidente cerebrovascular)

insomnio

irritabilidad

pérdida de memoria

migrañas (especialmente premenstruales)

aborto

osteoporosis

pérdida ósea premenopáusica

SPM

ataques epilépticos (relacionados con la menstruación)

accidentes cerebrovasculares

disfunción tiroidal

cáncer uterino

fibroides uterinos

retención de líquidos

El mito del estrógeno en la Terapia de Reemplazo Hormonal

Hasta los resultados más recientes del WHI (véase el Capítulo 3), la mayoría de los médicos intentaron presionar la terapia de reemplazo de la hormona (TRH), ofreciendo los estrógenos y las progesteronas sintéticos a todas las mujeres menopáusicas. Su entusiasmo por estos medicamentos, sin embargo, no fue apoyado por los hechos. Examinemos porqué estos reclamos persistieron durante tanto tiempo, en la esperanza de evitar errores similares en el futuro.

La principal discusión para el suplemento posmenopáusico del estrógeno era (y todavía podría ser) la profundamente inculcada deficiencia de estrógeno después de menopausia. Esto se ha pregonado en los anuncios farmacéuticos del estrógeno, publicidad de consumidor para TRH en los medios, muchos textos médicos, publicaciones y por los practicantes médicos. Se les dice a las mujeres constantemente que sus oscilaciones de humor, depresiones, resequedades vaginales, bochornos, pérdida del impulso sexual y osteoporosis son evidencia incuestionable de la deficiencia del estrógeno. La menopausia se trata como el inicio de una enfermedad de deficiencia del estrógeno.

Es verdad que la menopausia es conocida por estar asociada con los niveles de disminución del estrógeno, pero lo que no se sabe es si estos niveles disminuidos de estrógeno de hecho causan todos los síntomas de la menopausia. Carlolyn DeMarco, M.D. (quién ha estado en la práctica durante 20 años, especializada en problemas de salud de la mujer, es la autora de: " Tome la rienda de su cuerpo" "Take charge of your body", es una respetada contribuidora de otras publicaciones y consejos para la salud) dice, "No hay prueba directa de que la carencia del estrógeno cause la cardiopatía u otras dolencias asociadas a la menopausia". Germanine Greer, feminista bien conocida y autora de " El Cambio" ("The Change"), escribe, "Los proponentes del TRH nunca han probado que exista una deficiencia del estrógeno, ni explicado el mecanismo por el cual la terapia de opción efectuó sus milagros. Han tomado el curso incorrecto de definir una enfermedad por su terapia.

La Dra. Jerilynn Prior, investigadora y profesora de endocrinología en la Universidad de la Columbia Británica en Vancouver, A.C. Canadá, precisa que no se ha hecho ningún estudio que pruebe la relación entre la deficiencia del estrógeno y las enfermedades relacionadas a los síntomas de la menopausia todavía. "En su lugar," dice la Dra. Prior, "se ha adelantado una noción de que, puesto que los niveles del estrógeno bajan, esto es el cambio más importante y explica todas las cosas que se pueden o no se pueden relacionar con la menopausia. Así que el tratamiento del estrógeno en la etapa actual de nuestro entendimiento es prematuro. Ésta, es un tipo de ciencia al revés. Lleva a la idea ridícula de llamar al dolor de cabeza una enfermedad de la deficiencia de aspirina". Aunque sea experiencia común que los suplementos del estrógeno alivian a muchas mujeres de ciertos síntomas post menopáusicos, no está establecido en absoluto claramente que la deficiencia del estrógeno por sí misma sea la causa. Por ejemplo, ningunos de los autores del estrógeno se ha molestado en comprobar los niveles de progesterona antes y después de la menopausia. Como la Dra. ha precisado anteriormente, durante la menopausia, la progesterona disminuye a 1/120 del nivel inicial, mientras que el estrógeno disminuye solamente hasta un 1/2 a 1/3 de los niveles premenopáusicos del nivel inicial.

Las mujeres occidentales tienden a tener 10 a 15 años de período antes de la menopausia, años en que son estrógeno dominantes y sufren de síntomas de la dominación del estrógeno, y algunos doctores les dan más estrógeno. ¡Algo está terrible mal aquí!

Helene Leonetti, M.D., hizo un estudio doble ciego de la crema de progesterona que fue publicado en el diario Obstrectrics y el Gynecology en 1999, que demostraron que los síntomas menopáusicos tales como los bochornos, respondieron muy bien a la crema de progesterona en el 83% de las mujeres en el grupo de la crema de progesterona, mientras que solamente el 19 por ciento de mujeres que usaban el placebo consiguió alivio. Un estudio noruego publicado en el diario Maturitas midió los niveles hormonales (excepto la progesterona) en las mujeres posmenopáusicas que sufrían de bochornos y descubrió que los niveles bajos de testosterona y de DHEA estaban asociados perceptiblemente a los bochornos, y que los niveles normales o altos de estas hormonas protegen contra los bochornos.

¿No sería sabio considerar los efectos de otras hormonas, incluyendo la progesterona, cuando se evalúan los síntomas posmenopáusicos, y las condiciones relacionadas tales como osteoporosis, cardiopatía, depresión y pérdida de libido sexual?

El Dr. Graham Colditz, profesor adjunto en la Facultad de Medicina de Harvard, es una autoridad eminente y respetada en el riesgo de los estrógenos en el cáncer de pecho. En una charla que él dio en San Francisco en Febrero y 1994 en una reunión de la asociación americana para el avance de la ciencia, incluyó un gráfico interesante de los niveles del plasma pre y posmenopáusicos de estrona más estradiol. Su gráfico demostró que los niveles premenopáusicos típicos eran de 2.35 y los niveles posmenopáusicos no tratados 2 (las dimensiones de la escala no fueron identificadas). Esta es una caída del solamente el 15 por ciento—apenas lo suficiente para permitir que la menstruación se detenga. ¡Pero el 85 por ciento del estrógeno de la mujer está todavía presente!

El gráfico en la figura 3 muestra el relativo equilibrio del estrógeno y la progesterona durante un ciclo menstrual normal, un ciclo anovulatorio y después de la menopausia.

En esta gráfica, se asume que el estrógeno y la progesterona están en equilibrio durante la fase secretora del ciclo menstrual normal. En un ciclo menstrual anovulatorio, el estrógeno sigue igual y la producción de progesterona cae a niveles muy bajos. Después de la menopausia, la producción del estrógeno disminuye del 40 al 60 por ciento y la progesterona permanece en los niveles muy bajos. Así, en condiciones anovulares y menopáusicas, la dominación del estrógeno persiste.

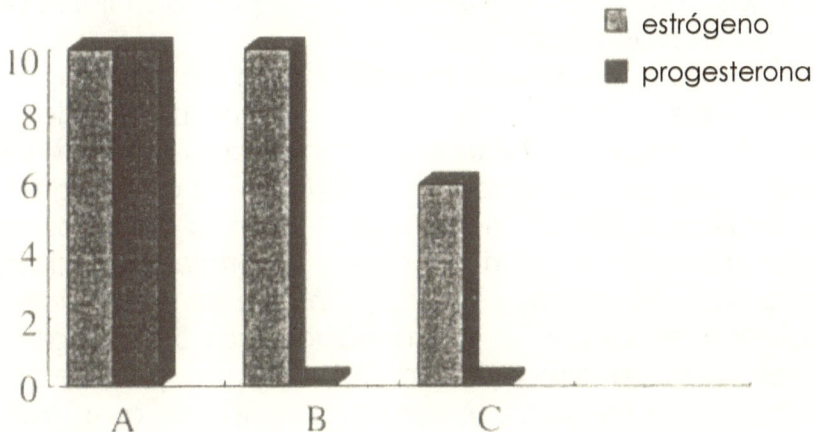

Figura 3:   A = equilibrio de estrógeno y progesterona durante la fase secretora de un ciclo menstrual normal.

B = producción relativa de estrógeno y progesterona durante un ciclo menstral anovulatorio premenopáusico.

C = producción relativa de estrógeno y progesterona después de la menopausia.

¿Cuáles son los niveles "normales" de estrógeno?

Otra particularidad del médico occidental en lo referente a desordenes de la menopausia, es la ignorancia de todo el mundo de la menopausia. Entre las culturas menos industrializadas, más agrarias, donde las mujeres comen menos y ejercitan más, las quejas de la menopausia son de menor importancia o desconocidas. Los idiomas de muchas de estas culturas no tienen ninguna palabra para los bochornos. Pero como hemos descubierto en la última década, la introducción de hábitos alimentarios occidentales y la industrialización, que da lugar a menos ejercicio y mayor ingesta de calorías, ha contribuido al aumento espectacular en la incidencia de síntomas menopáusicos en los países del tercer mundo. En un reciente estudio de síntomas menopáusicos de China, las mujeres "profesionistas" tendieron a tener un montón de síntomas de la menopausia, mientras que las mujeres de "granja" tenían pocos.

El Dr. Peter Ellison de la Universidad de Harvard ha medido las hormonas femeninas ováricas usando la saliva, haciendo relativamente simple estudiar los niveles hormonales en su ambiente natural. Él ha divulgado sus resultados de los niveles de hormona ováricos en varias poblaciones con diferentes historiales genéticos, ecológicos y culturales. Él encontró que en poblaciones occidentales los niveles premenopáusicos de estrógeno representan un alto extremo del espectro y se deben considerar anormales. Además, él sugiere que estos niveles anormales puedan relacionarse con la epidemia actual del cáncer ovárico y de mama.

El Dr. Ellison cree que hay un enlace directo entre los niveles de hormona y el balance energético, queriendo decir, el balance en la ingesta de energía dietaria y la energía usada en trabajo. Un balance energético negativo (mujer que hace mucho trabajo físico y no tiene bastante alimento) tiende a bajar los niveles de la hormona, protegiéndola probablemente contra los requerimientos de energía más altos del embarazo. Un balance energético positivo (una mujer que no hace mucho ejercicio físico y come más de lo que necesita), levanta los niveles de la hormona. Ellison concluye que los altos niveles de la hormona encontrados en culturas occidentales son un reflejo de comer excesivamente y el no ejercitarse, común en estas poblaciones. Además, Ellison sugiere que el funcionamiento ovárico más alto, común en poblaciones occidentales, resulta en una caída proporcionalmente mayor de los niveles de hormona en la menopausia, y esto puede explicar la mayor incidencia y severidad de los síntomas menopáusicos vistos. En poblaciones no industrializadas, la discrepancia entre los niveles de hormona pre y post menopáusicos es considerablemente menor que en poblaciones industrializadas. Recuerde, los niveles pos menopáusicos del estrógeno no caen a cero, caen simplemente a los niveles que no producirán una guarnición uterina rica en sangre que se verterá (menstruación). Si la hipótesis del Dr. Ellison es correcta, puede significar que la prevención de síntomas menopáusicos podría ser lograda comiendo menos y haciendo más ejercicio. Sería muy útil conducir un estudio de mujeres menopáusicas de culturas occidentales industrializadas para descubrir si hay una relación entre los síntomas de la menopausia y varios grupos de mujeres que difieren substancialmente en términos de ejercicio y dieta.

Nuestro problema dietético incluye no sólo exceso de calorías sino también la calidad de nuestros alimentos. Las dietas ricas en carnes grasas, azúcar, carbohidratos refinados, aceites hidrogenados, y los alimentos procesados son absolutamente diferentes, basando su dieta en una planta alta en fibra, de nutrientes, de fitoestrógenos, de antioxidantes, y de carbohidratos complejos. Las dietas de alto valor proteínico, ahora populares, que acentúan las proteínas de alta calidad. Las verduras frescas, los carbohidratos almidonados reducidos (pan, el maíz, las patatas), y casi sin azúcar también difieren bastante del precio occidental típico. Tales dietas afectan directamente a la producción de la hormona. En un artículo titulado "Sobredosis de estrógeno" por Gail Vines en *voga británica*, Lyliane Rosetta, fisiólogo en el Université René Descartes en París, encontró que los niveles del estrógeno y de la progesterona cayeron en las mujeres que cambiaron a una dieta baja en grasas y alta en fibra, basada en vegetales, con más legumbres, aunque no ganaron ni perdieron peso y comieron tantas calorías como el grupo de control que tenía una dieta tradicional occidental, alta en grasa y carbohidratos simples. Sería muy interesante probar los niveles de hormona en las mujeres con una dieta de alto valor proteínico, alta en vegetales, baja en carbohidratos y azúcar.

Es también interesante observar que como uno investiga el texto más autoritario en las hormonas, uno encuentra unas vistas sumamente diversas de la supuesta "deficiencia" del estrógeno en mujeres posmenopáusicas, que la promovida por las compañías farmacéuticas. La siguiente cita del *Libro de Textos de Ginecología de Novak* (11ava edición de Williams & Wilkins, 1987) es representativa de las opiniones los expertos que no están siendo pagados para promover el estrógeno:

> Por lo tanto, parecería que aunque las mujeres menopáusicas tengan un entorno del estrógeno que es más bajo que el necesario para la reproducción, no es insignificante o ausente, pero es quizás satisfactorio para ayudar al mantenimiento de los tejidos de apoyo. La menopausia se podría entonces mirar como un fenómeno fisiológico de naturaleza protectora, protectora de la reproducción indeseable y de los estímulos asociados al crecimiento.

En lengua llana, esto significa que en la mayoría de las mujeres menopáusicas, los niveles del estrógeno están abajo de lo necesario para el embarazo pero suficiente para otras funciones normales del cuerpo, así como una porción más segura. La hipótesis de la "deficiencia" de estrógeno como explicación de los síntomas o de problemas de salud post menopáusicos no es apoyada así por los hechos de los niveles de estrógeno en la sangre, por encuestas sobre ecología por todo el mundo o por los expertos endocrinólogos.

La menopausia por sí misma se debe mirar como ajuste fisiológico normal, reflejando un cambio benigno, una ocasión del comienzo de la vida de una mujer, lejos de la maternidad y hacia un período de nueva energía y cumplimientos personales. La opinión occidental de la menopausia como umbral de síntomas indeseables y de la enfermedad progresiva debido a la deficiencia del estrógeno, es un error sin apoyo por hechos. Más exactamente, debemos ver problemas de menopausia como una anormalidad traída por la desviación de un estilo de vida saludable de las culturas industrializadas.

CAPITULO 5

EL BALANCE DE LAS HORMONAS XENOBIOTICAS Y FUTURAS GENERACIONES

A través de este libro nos estaremos refiriendo repetidamente hacia los xenobióticos o xenostrogenos que son substancias extranjeras, que se originan fuera del cuerpo, que tienen actividad parecida a la del estrógeno en el cuerpo, lo que hace un profundo impacto sobre el balance de las hormonas. Estaré usando término "xenobióticos" como referencia genérica hacia las substancias que tienen un efecto parecido al de las hormonas sobre el cuerpo, y "xenoestrogenos" para específicamente describir aquellos con un efecto estrogénico sobre el cuerpo. Estos contaminantes también conocidos como disruptores endocrinos (el sistema endocrinológico hace las glándulas del cuerpo y las hormonas del sistema reproductivo, hormonas de la adrenalina, insulina y las hormonas de la tiroides por ejemplo).

A principios de los noventas cuando escribí mi primer libro para doctores acerca de la progesterona natural, se cuestionaron que los contaminantes y los químicos podrían afectar la función de los órganos reproductivos y podría causar daños en el embrión que se podrían mostrar más tarde en la vida de este, lo cual se tomó con mucho escepticismo y escarnio por mis colegas. Ahora después de una década, estos efectos aun no son argumentables; se han sometido a miles de estudios demostrando el efecto hormonal que se ha formado para encontrar y rebuscar, y semanalmente se han hecho nuevos descubrimientos.

Casi todos los xenobióticos están basados petroquímicamente, "derivados del petróleo", nosotros vivimos dentro de un mundo petroquímico. Nuestras máquinas se encienden por el combustible del petróleo, muchas de las construcciones son calentadas por el petróleo y miles, tal vez millones de productos incluyendo el plástico, microchips, medicinas, ropa, comida, jabones, pesticidas, hasta incluso perfumes son hechos por la petroquímica o contienen algo de petróleo. Mientras estas sustancias (el petróleo) tienen un determinado mejoramiento en nuestra calidad de vida, el precio que pagamos es generalmente la contaminación petroquímica del aire, agua, suelo y nuestros cuerpos.

El legado de esta contaminación en las criaturas vivientes, incluyendo la humana, incluye una epidemia reproductiva anormal, incluyendo el constante aumento en el cáncer reproductivo, infertilidad, bajo conteo de esperma y la feminización de hombres. El estrógeno es la hormona femenina y nosotros estamos ahogados en un mar de xenoestrogenos petroquímicos. Las consecuencias potenciales de estas exposiciones esta explotando, considerando especialmente que uno de las consecuencias esta ocurriendo sobre anormalidades reproductivas.

Los productos derivados de procesos de fabricación que usan cloro y compuestos formados cuando el cloro interactúa con material orgánico, son llamados organocloros, son serias amenazas para la salud y el medio ambiente, ambos, tan potentes como cancerígenos (dióxido y PCBs) y como xenobióticos, que el presidente William Clinton, la Organización Mundial de la Salud (WHO siglas en ingles) y la Comisión mixta Canadiense-Estadounidense (IJC) hacen un llamado para detener el uso del cloro y compuestos clorhídricos.

Encendiendo el switch de las hormonas

¿Por qué algunos petroquímicos se comportan como estrógenos potentes? Algo dentro de la estructura molecular contiene la llave básica que cabe dentro del "encendido" de la hormona receptora de la célula, cambiando la acción de la hormona. El Dr. John McLachlan, quien fue jefe del Instituto Nacional del medio Ambiente (NIEHS por sus siglas en ingles) quien es ahora director del Centro de Investigación Bioambiental Tulane/Xavier, explica que es difícil dar seguimiento a estos químicos por métodos tradicionales de toxicología. Estos efectos no se podrían demostrar hasta la siguiente generación y futuras generaciones. No podemos juzgar una hormona petroquímica potencial por ningún atributo específico de sus estructuras moleculares. McLachlan ha desarrollado la función toxicológica dentro del cual los químicos están más definidos por sus funciones que por su química. Él recomienda una matriz de paneles hechos de células receptoras para las hormonas en cuestión. Podrían ser probados químicos para su habilidad para ocupar, activar o apagar las células receptoras.

La visión del futuro de McLaclan es que esta información debe incluirse con la información química, como la del punto de derretimiento, peso molecular y solubilidad. Personalmente me gustaría ver los efectos mencionados sobre cada insecticida en spray, cada caja y botella de herbicida, sobre el lado de la camionetas que echan los químicos sobre jardines, o sobre cada caja de detergente o limpiador que contenga nonilfenoles y cualquiera de ellos en nuestro ambiente en los que estamos expuestos con estos químicos. Si los fabricantes de comida enlistan los niveles de calorías, los gramos de grasa y el sodio, ¿no deberían los fabricantes de químicos ser obligados a dejarnos saber cuando sus productos causan anormalidades reproductivas a nuestra descendencia?

Como usted recuerda, los medicamentos sintéticos tienden a ser más potentes que sus derivados naturales. Los xenoestrogenos tienen la misma propiedad. En la actividad de los estrógenos, son considerados más potentes que los estrógenos producidos por los ovarios. Dentro de los efectos sobre el pescado, algunos de ellos tienden a ser más potentes que las sustancias estrógenos, y con dosis de un nanogramo. Un nanogramo es una billonésima parte de un gramo, la cual es relativamente la misma proporción de un grano de arena en una alberca olímpica. Si trasladáramos esto hacia el cuerpo humano, la cantidad de xenoestrogeno necesaria para tener un efecto estrogénico es inconcebiblemente pequeña. Un popular argumento de aquellos que sienten que los xenostrógenos son inofensivos, es que las cantidades a las que estamos expuestos son muy pequeñas. Lo que estas personas no toman en consideración, es la multitud de maneras en las que estamos expuestos a estas sustancias todos los días.

McLaclan explica los varios efectos de la mímica hormonal en la figura 4.

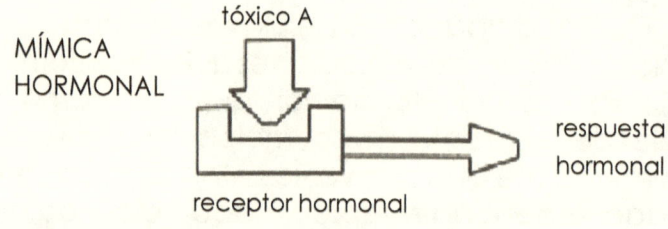

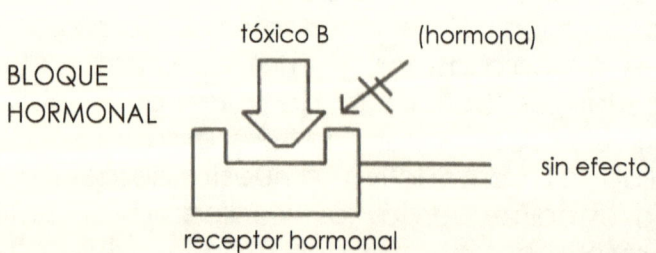

Figura 4: Algunas mímicas hormonales (p.ej. progestinas y xenoestrógenos) activan al receptor para estimular el efecto de la hormona mientras otras ocuparán al receptor y bloquearán el trabajo natural de la hormona.

¿El canario dentro de la mina de carbón?

Los xenobióticos vienen de muchos recursos y tienen una multitud de efectos bioquímicos sobre las criaturas vivientes. Gracias a los estudios realizados por grandes científicos, sabemos que los xenobióticos amenazan la sobrevivencia de muchos pájaros, reptiles, y mamíferos de Norteamérica. Nosotros podríamos estar a tiempo de poner atención a lo que está pasando con estos animales, los mineros solían usar canarios dentro de las minas. Si el sensible canario moría dentro de la mina era que el aire estaba envenenado, y pronto lo estarían ellos también. Muchas especies de animales que son más sensibles que el humano son efectivos exterminadores de sobredosis de xenobióticos, podría ser larga la versión del desarrollo ambiental de los canarios dentro de la jaula.

Una reciente investigación muestra que la exposición a las xenohormonas suprime el sistema inmunológico y en particular, obstaculiza la función de los T-lymphocyte (leucocitos), y baja el número de células asesinas naturales (NK). Estas son dos importantes defensas de su muy importante sistema inmunológico. Estudios posteriores han demostrado que cada vez es más amplio el daño al sistema inmunológico. Las niñas quienes tienen exposición crónica a los xenohormonas pueden ser particularmente sensibles al daño en su sistema inmunológico, que penetra a través de la leche materna, y los niños son más susceptibles que los adultos. Muchos de los xenobióticos activan la enzima 1B1 la cual convierte estrógenos en 4 catecoles, los estrógenos "malos" que pueden dañar al ADN y llevarle hacia el cáncer de mama. La progesterona inhibe la actividad 1B1, lo cual debería sugerir que la progesterona podría proteger contra la formación de estrógenos metabolitos activados por xenobióticos.

El impacto sobre futuras generaciones.

Hay mucha evidencia de que los xenobióticos dañan futuras generaciones. Los estudios hechos en la Universidad de California, Davis, demuestran que los pelícanos cuyos huevos se inyectan con estradiol, incuban polluelos que muestran los mismos defectos de nacimiento que los expuestos al DDT: machos químicamente castrados, con las gónadas feminizadas y hembras con los ovarios superdesarrollados. Michael Fry, pH. D., profesor en la Universidad de California, Davis, del departamento de ciencias aviares, investiga los efectos tóxicos de los pesticidas organoclorados aerotransportados y flotantes sobre el desarrollo y la reproducción de las aves. Algunas de las anormalidades que él ha encontrado en los pájaros expuestos a los xenobióticos incluyen pies rectos, fracturas cruzadas, glándulas tiroides enormes, nidos con más huevos de lo normal (puestos por más de un pájaro), un exceso de hembras, hembras que se aparean, feminización de los tractos reproductivas masculinos, tejido cortical ovárico en testículos, persistencia anormal de oviductos en varones, y retraso general en el desarrollo. La inyección experimental de organocloros en los huevos de la gaviota reprodujo estas anormalidades. El adelgazamiento de la cáscara del huevo de las gaviotas ocurre en los huevos puestos por los pájaros adultos que se han expuesto a los productos químicos estrogénicos mientras son embriones aún. Los científicos en la universidad de la Florida en Gainesville encontraron que los cocodrilos macho y hembra, nacidos después de un derramamiento de pesticida, expusieron a sus padres a un pesticida similar al DDT, llamado dicofol, tienen niveles anormalmente altos de estrógeno y niveles bajos de testosterona. Además, las hembras tienen ovarios anormales y folículos descritos como "quemados" y los machos tienen penes anormalmente pequeños. Desde el derramamiento del pesticida en el lago Apopka en Florida, el número de cocodrilos jóvenes ha sido reducido al 90 por ciento. La implicación es que los cocodrilos allí ya no son capaces de reproducirse.

En un artículo de Mayo de 1993 en la *lancetaa*, los investigadores en Escocia y Dinamarca presumieron que el xenobiótico es responsable de una cuenta de esperma constantemente decreciente en los hombres. Según Niels Skakkebeak de la universidad de Copenhague, las cuentas de esperma han caído por más del 50% desde 1940. Mientras tanto, el índice de cáncer testicular en los Estados Unidos y Europa se ha más que triplicado en los últimos 50 años y las anormalidades reproductivas tales como testículos no desarrollados, han llegado a ser cada vez más comunes. La disminución de las cuentas de esperma comenzó al mismo tiempo que la "mejor vida a través de la química" el cual se convirtió en el himno nacional de los grandes negocios en América y Europa y nosotros comenzamos a ser expuestos negligentemente a los agentes contaminadores petroquímicos.

En gran medida las células más susceptibles a los efectos de las xenohormonas son las de un embrión que se desarrolla; cuando usted está en la matriz, usted es exquisitamente sensible a los efectos de hormonas. Las partes de un embrión que son las más susceptibles (por lo que ahora sabemos), son los órganos reproductivos. (Hay una buena oportunidad de que más delante en el camino descubriremos que el cerebro es igualmente sensible a los efectos de estas sustancias). Todos los días, millones de mujeres embarazadas exponen inocentemente a sus niños nonatos a las sustancias potencialmente perjudiciales que pueden causar un curso de vida con problemas reproductivos y desarrollo reproductivo anormal. Podrían ser dioxinas en ese pescado que ella apenas comió, o los pesticidas apenas rociados en el elevador o el aeroplano en el que ella está, la nueva alfombra que huele en su oficina, el removedor de pintura de uñas que usa en sus pies, o la pintura que utiliza para pintar el cuarto del nuevo bebé.

Es probable que la clase de pesticidas conocidos como organocloros (de los cuales el más notorio es el DDT) son los más ampliamente generalizados y potentes de los contaminantes estrogénicos del planeta. De acuerdo al libro *la verdad acerca del cáncer de mama*, por Claire Hoy, "Greenpeace descubrió que el único país que prohibió los pesticidas—Israel—rápidamente pasó de ser el más alto índice de cáncer de mama entre los más altos del mundo a tener los índices más bajos". También descubrió que los condados de los Estados Unidos con sitios de desperdicio eran 6.5 veces más probables de tener índices elevados de cáncer de mama que aquellos que no tenían sitios de desperdicios, y que "las mujeres con cáncer de mama tendían a tener altos niveles de pesticidas en sus tejidos, que las mujeres sin cáncer de mama." Los organocloros han demostrado repetidamente que causan cáncer de mama en animales de laboratorio, pero continúan siendo parte fundamental de la agricultura de los Estados Unidos. De este modo, la necesidad económica, toma las vidas de mujeres año tras año.

La conciencia puede tardar para evitar las xenohormonas, pero al final tomará acción política de raíz para cambiar esta situación.

Vida segura en un mar de estrógenos

Los xenoestrogenos, aparte de ser altamente estrogénicos, son solubles en grasas y no son biodegradables, esto quiere decir que pasan fácilmente a través de la piel y se quedan en los tejidos grasos, y aquellos en el ambiente y en el cuerpo no se van por un tiempo. Debido al amplio uso de los productos petroquímicos son difíciles de evitar, pero podemos reducir significativamente nuestra exposición.

Una fuente de ingesta oral de xenoestrogenos es por medio de las grasas animales, particularmente la carne roja y las grasas lácteas. Además de el hecho de que estos animales son alimentados frecuentemente con sustancias estrogénicas para engordarlos para el mercado, también están expuestos cuando se alimentan de granos que han sido rociados con pesticidas. Los xenoestrogenos se acumulan en sus grasas. Cada 15 libras de grano que consume una vaca produce una libra de carne, así que existe una cantidad relativamente alta de estos pesticidas en la carne de estos animales.

Cualquiera que se alimente de carne no orgánica y productos lácteos está comiendo estos compuestos y todos ellos son potentes estrógenos. Se pueden acumular en nuestros tejidos grasos (pecho, cerebro y el hígado) y causan dominancia de estrógenos, con todos sus síntomas.

Mientras no estoy en contra de comer carne, recomiendo que consuma carne y productos lácteos libres de hormonas, que están disponibles fácilmente en estos días.

Los cambios en los órganos reproductivos causados por los xenobióticos han sido reportados por una larga lista de científicos en Norteamérica y Europa. Desde ardillas hasta panteras, esturiones y tortugas. El DDT, PCBs o dioxinas se encuentran frecuentemente en los tejidos de estos animales pero estos son sólo tres de los más potentes xenobióticos que se quedan en el cuerpo por toda una vida. Otros xenobióticos pudieran no quedarse en el cuerpo, pero tendrán su efecto al pasar a través del cuerpo. La mayoría de los otros xenobióticos vienen a nosotros a través de la contaminación petroquímica, incluyendo otras fuentes más bien bizarras.

Sumpter y Charles Tyler de la universidad de Brunel en Inglaterra, expusieron truchas a efluentes (aguas tratadas) en una variedad de lugares. Después de la exposición, los peces dieron positivo en altas cantidades de un químico llamado *vitellogenin*, indicando que habían estado expuestos a un exceso de estrógenos. Cuando los Tyler no pudieron encontrar una fuente industrial para estos xenoestrogenos, finalmente teorizaron que debía venir de la orina de mujeres que tomaban píldoras anticonceptivas que contenían el estrógeno sintético etinilestradiol (EE). Cuando probaron sus hipótesis en el laboratorio exponiendo los peces al EE, descubrieron que cantidades en nanogramos de este estrógeno podría causar que los niveles de vitellogenin se dispararan en las truchas. Las implicaciones de este descubrimiento son inmensas, porque los estrógenos sintéticos están siendo tirados en los canales de aguas de toda Europa y Norteamérica y han entrado a la cadena alimenticia.

En el proceso de descubrir la fuente del estrógeno en estos peces, los Tyler también descubrieron otra fuente de xenoestrogenos: nonilfenoles, productos de desdoblamientos tenso activos usados comúnmente en los detergentes (incluyendo el líquido para lavaplatos automático), cosméticos y otros productos de baño, así como en pesticidas y herbicidas. Aunque los nonilfenoles no son tan potentes como los EEs, están siendo desechados en nuestras alcantarillas en cantidades muy altas. Esta es una buena razón para comprar productos "verdes" (ambientalmente seguros) cuando vaya al supermercado. Irónicamente, los nonilfenoles se encuentran en los espermicidas usados para control natal en las cremas para diafragma, en condones, y geles vaginales para facilitar la dispersión. Esto expone directamente a la página y al cervix a los xenoestrogenos.

Fuentes comunes de Xenohormonas

- Petroquímicos, y sus derivados, como pesticidas, los herbicidas, y los fungicidas.
- El escape del coche
- Los solventes y los pegamentos tales como los encontrados en el removedor de pintura, la pintura de uñas y los pegamentos.
- Los emulsores y las ceras encontraron en jabones y cosméticos
- Productos químicos de limpieza en seco.
- Casi todos los plásticos
- Los ftalatos, los compuestos sintéticos que agregan flexibilidad a los plásticos, tales como las bolsas plásticos usados para almacenar y entregar los líquidos IV a los pacientes, y la goma de los juguetes. La exposición a los ftalatos durante el crecimiento del embrión y la vida peri natal, también dañará los testículos y los ovarios como lo hacen los pesticidas y los solventes.

- Basura industrial tal como PCBs y dioxinas.
- Los estrógenos y las progestinas sintéticos que se encontraron en la orina de millones de mujeres que tomaban la terapia de reemplazo de hormona y las píldoras de control de la natalidad que se eliminan al bajarle al baño y eventualmente llegan a la cadena alimenticia.

Pesticidas y plásticos

Aún sin los nonilfenoles que son agregados a ellos, casi todos los pesticidas petroquímicos, herbicidas y fungicidas son potentes xenobióticos. Se aplican billones de libras de estas sustancias a nuestras frutas y vegetales cada año, y muchas de ellas no se van; cuando usted consume las frutas o vegetales usualmente consume una dosis, aunque sea pequeña, de pesticidas con ellos. Un estudio reciente de la exposición de los niños a las toxinas descubrió que los niños que consumen frutas y vegetales cultivados orgánicamente tienen sólo una sexta parte de concentración de productos pesticidas o derivados de ellos en su orina comparado con los niños que consumen productos rociados con pesticidas. Esto ilustra el porqué sugiero que consumamos frutas y vegetales orgánicos cuanto sea posible. Entre más demandemos productos orgánicos, como consumidores, será más probable que los cultiven de esa manera. Cuando los granjeros cambiaron de nuevo a los métodos orgánicos unas cuantas décadas atrás, sus productos tendieron a ser pequeños y no tan bonitos comparados con los que estábamos acostumbrados. Ahora que los granjeros orgánicos han practicado un par de décadas, su producto orgánico tiende a ser tan hermoso y a veces más sabroso, porque crece en suelo rico y saludable, más nutritivo que su contaminada contraparte.

También usamos pesticidas petroquímicos en nuestros hogares en la forma de insecticidas, así como en nuestros propios jardines. No existe absolutamente la necesidad de usar estos venenos alrededor de su hogar. Existen bastantes y excelentes libros de métodos simples, fáciles y baratos para una jardinería orgánica y el control de las plagas. Muchas comunidades en los Estados Unidos tienen clases pagadas por la ciudad o el condado de jardinería orgánica y control de plagas.

Otra fuente casi universal del xenoestrogeno son los plásticos. Algunos tipos de plástico derraman xenoestrogenos cuando se les calienta. Ya que sería casi imposible descubrir cuáles plásticos derraman xenoestrogenos lo mejor es asumir que todos lo hacen. No consuma bebidas calientes de manera rutinaria en tasas de plástico y no caliente en el microondas rutinariamente sus alimentos en contenedores de plástico. Si no compra café en tasas de plástico y comida congelada en contenedores de plástico, los fabricantes se darán cuenta y dejarán de empacarlos de esa manera.

Solventes

Una fuente común de potentes xenohormonas es un tipo de químicos llamado solventes. Todos los solventes orgánicos son líquidos volátiles a temperatura ambiente y son y lipofílicos (aman la grasa). Entran al cuerpo extremadamente fácil a través de la piel, y se acumulan en los tejidos ricos en lípidos como el cerebro, la mielina (la cubierta de los nervios), y tejido adiposo. En combinación, pueden ser aditivos, sinergísticos, o potencializados, queriendo decir que sus efectos en el cuerpo podrían ser vastamente más potentes y tóxicos en combinación más que separados.

Las industrias en cuya exposición a los solventes es bien conocida incluyen los de fábrica y reparación automotriz, fábricas de pintura, la industria electrónica, limpieza industrial, desengrasado de partes metálicas, y el lavado en seco. Además del ambiente de trabajo, la exposición en los hobbies debe ser considerada. El uso de la mayoría de pegamentos y de fibra de vidrio también involucra la exposición a los solventes.

Una de las rutas más insidiosas a la exposición de los solventes y su toxicidad, es a través de la pintura para uñas y su removedor. Las jovencitas son especialmente susceptibles a los efectos tóxicos y xenohormonales de los solventes, y aún así, son las que más probablemente tienen una docena de colores diferentes de pintura de uñas en sus recámaras.

Algunos de los efectos inmediatos de la exposición a los solventes incluyen el sistema nervioso central, depresión, que parecería como fatiga o depresión; deficiencias psico motoras o de atención, que incluirían la incoordinación y la inhabilidad para enfocar; hinchado del cerebro (dolores de cabeza); daño capilar en el sistema nervioso central; y la privación de oxígeno en el cerebro con un posible daño cerebral permanente dando como resultado bajas habilidades cognitivas.

La exposición a largo plazo a los solventes puede causar disturbios en los estados de ánimo, como depresión, irritabilidad, fatiga y ansiedad, así como incapacidad para enfocar, incoordinación y pérdida de la memoria a corto plazo.

Además, los solventes pueden dañar a un feto en desarrollo en cantidades muy pequeñas y debería ser evitado a toda costa en cualquier cantidad por las mujeres embarazadas. Debería de requerirse por le (y lo es en algunos estados) que las etiquetas de la pintura para uñas contengan advertencias para las mujeres embarazadas, y que en los salones de belleza usen señalamientos en las áreas donde se aplique o remueva la pintura para uñas.

Algunas clases generales de solventes orgánicos.
Cheque las etiquetas de los productos buscando los artículos en la lista, (puede ser que usted los encuentre en los cosméticos, pintura de uñas y el removedor, pegamentos, las pinturas de todas las clases, los barnices y otros tipos de acabados, los productos de limpieza, los pesticidas y los herbicidas, alfombra, panel

de fibras de madera y otras maderas procesadas, e incluso en la ropa y colchones).
Hidrocarburos alifáticos (Ej., n-hexano)
Hidrocarburos halogenuros (Ej., tetracloruro de carbono, tricloroetileno)
Alcoholes (Ej., metanol, ethnol)
Hidrocarburos cíclicos (Ej., ciclohexano)
Ésteres (Ej., acetato de etilo)
Éteres (Ej., éter de etilo)
Nitro hidrocarburos (nitrato de etilo)
Cetonas (Ej., acetona, methylethylketone)
Glicoles (Ej., glicol de etileno)
Hidrocarburos aromáticas (Ej. benceno)
Aldehinos (Ej. acetaldehído)

Limpiar su casa

- Cheque sus cosméticos por ingredientes tóxicos y trate en la medida de lo posible de usar cosméticos "limpios". Es poco probable que exista un rociador de cabello verdaderamente no tóxico en el mercado. Piden toda la pintura de cuñas y sus removedores; es tóxico cuando lo huele y cuando se lo pone en las uñas. No conocemos ninguna pintura segura hasta hoy.
- No use suavizante de telas; esto pone a los petroquímicos directamente sobre su piel, la cual usted ya sabe para este momento es capaz de absorber todo tipo de sustancias.
- Esté consciente de que la mayoría de los productos con esencia y perfumes están basados petroquímicamente, y cuando usted los inhala, van directamente a su cerebro. No use perfumes basados petroquímicamente. Trate algunos de los aceites aromáticos y otras combinaciones y quiere cambiar la manera en que usted, su casa o su auto huelen. También use jabón de lavandería sin aroma y champús y acondicionadores con esencias naturales.

- No use agua de la llave o embotellada como una fuente permanente; obtenga un filtro de buena calidad para toda su casa o llave de su casa que se usen para agua potable o para cocinar.
- Esté consciente de todos los plásticos que arroja al ambiente; algunos se degradan más rápido y otros son más potentes. Los plásticos suaves como los que puede encontrar en muchos juguetes para bebé y en algunos botes para agua. No permita que su niño mastique los juguetes de plástico.
- Elimine o disminuya el consumo de alimentos que pudieran estar contaminados con estos químicos. Si usted consume carne roja, pollo, huevos, carne y pescado, deben ser orgánicos o libres de hormonas y antibióticos.
- Evite los tenso activos que se encuentran en los geles de diafragma y los condones.
- Considere que una nueva oficina o casa puede ser una sopa tóxica de gases que vienen de los pegamentos, tabla roca, una nueva alfombra y una nueva pintura. Si su nueva casa le hace sentir mal, puede que no sea su cabeza; haga que se cheque el aire. Cuando usted está embarazada o tiene un infante, no es buena idea cambiarse a una casa nueva o remodelada o pintada.

Limpiar su oficina

- Esté consciente de que una nueva alfombra puede despedir gases nocivos.
- Esté consciente de que cualquier tipo de tabla roca puede emitir gases nocivos, especialmente si es nueva.
- Recuerde que las copiadoras e impresoras que usan tóner y tintas producen gases nocivos.
- Si usted trabaja en un edificio, asegúrese de que se le notifique a los ocupantes cuando se usen pesticidas de cualquier tipo. Tome un interés activo

en exactamente qué es lo que se usa, y porque y cuáles podrían ser las alternativas.

- Esté consciente de que la calidad del aire en los edificios de oficinas puede ser una fuente de un amplio rango de toxinas, desde hongos hasta xenohormonas.
- Considere que las computadoras, monitores, impresoras y otro equipo de oficina electrónico puede emitir altos niveles de campos electromagnéticos. Aunque no hemos cubierto este tema en detalle en este libro, creemos que existe evidencia científica para justificar el evitarlos. La buena noticia es que los campos electromagnéticos que vienen del equipo electrónico tienden a caer a unos pocos pies de distancia. Nunca se siente por mucho tiempo junto al disco duro de una computadora o detrás del monitor. Es prudente invertir en un medidor "de-gauss" de bolsillo y analizar su casa y oficina de campos electromagnéticos.

Xenoestrogenos y futuras generaciones

El exceso a la exposición a los estrógenos en humanos en el primer trimestre del embarazo puede afectar el desarrollo sexual del feto. Primero aprendimos esta dolorosa lección por medio de los hijos e hijas que tomaron DES (dietilestilbestrol) durante el embarazo. El DES es un estrógeno sintético que se les daba a las mujeres para prevenir el aborto, para tratar el cáncer de mama y para reducir los síntomas de la menopausia. Entre 1948 y 1971 fue tomado por dos a 6 millones de mujeres en los Estados Unidos y Europa. Algunas 50,000 libras de DES fueron dadas como alimento al ganado para engordarlos para el mercado hasta que se prohibió en 1979, por que se mostraba en la carne del supermercado en fuertes cantidades. (Hay rumores de que el DES aún se utiliza para engordar el ganado ilegalmente). Al principio de los setentas, los investigadores que buscaban vínculos para

72

la alta incidencia de cáncer cervical en mujeres jóvenes, fueron llevados hasta las madres de estas, quienes fueron recetadas con DES durante su embarazo para prevenir el aborto. Más investigaciones mostraron de que el uso del DES durante el embarazo también está ligado al cáncer testicular en los hombres, así como infertilidad, defectos de nacimiento y otros problemas reproductivos en ambos sexos.

Acechando como un factor desconocido más tarde en el desarrollo de la preferencia sexual está la posibilidad de la influencia fetal por los xenobióticos que se encuentran en nuestro ambiente contaminado petroquímicamente. Habiendo mencionado este factor en muchas de las pláticas que he dado, me doy cuenta de que podría no ser una posición políticamente correcta, pero, sin embargo, siento que es un factor importante a considerar. Si los xenobióticos pueden ofuscar las distinciones entre los sexos en los pelícanos y los cocodrilos en niveles de nanogramos, ¿que tan lejos estaríamos de especular que los mismos contaminantes pueden estar afectando los humanos de una manera similar? Se ha descubierto recientemente que las hijas de las madres a quienes les dio DES durante el embarazo no sólo tienden más a desarrollar cáncer vaginal y cervical, sino también a hacerse bisexuales o lesbianas cuando adultas.

Yo creo que los xenoestrogenos están afectando a nuestros niños en maneras profundas. Las niñas solían comenzar con la menstruación alrededor de los 16 años. Ahora pueden comenzar a menstruar alrededor de los 10 años de edad. Hemos considerado esto como normal. No lo es. Algunos científicos dicen que este es un signo de mejor nutrición. Mi sospecha es que este comienzo temprano de la pubertad es causado por la exposición a los xenoestrogenos tan prevalecientes en cada parte de nuestro ambiente, desde nuestra carne hasta el aire que respiramos, combinado con la dieta, que no tiene los alimentos completos que contienen a los fitoestrógenos protectores. Las consecuencias a largo plazo de la menstruación temprana son una más larga exposición al estrógeno, con un mayor riesgo de cáncer provocado por hormonas como el cáncer de mama y uterino.

Es el momento para que despertemos y pongamos atención en esas advertencias en beneficio de las generaciones futuras. Usted puede hacer su parte al proteger a nuestros nietos y bisnietos de la misma manera que puede usted protegerse: Al rehusarse a usar pesticidas, minimizar el uso de los plásticos, comprar carne libre de hormonas y productos orgánicos, usando productos "verdes" como detergentes y limpiadores del hogar, y, en general, usar productos naturales en lugar de productos petroquímicos. Sé que usar este tipo de productos cuesta un poco más, pero parece un precio barato para asegurar nuestra futura salud reproductiva.

Si usted quiere saber más

Al final de los 90s, Theo Colburn fue coautor de un libro pionero, *Our Stolen Future* (nuestro futuro robado), el cual detalla, en una historia de detective científico, como es que los químicos sintéticos han hecho un daño general a todos los tipos de vida salvaje y están en el proceso de dañar a los humanos. Después de eso, otros excelentes libros acerca del tema de las xenohormonas y el daño reproductivo han sido publicados, si usted está interesado en saber más de este tema, altamente recomendamos que los lea. Ellos incluyen:

- *Generaciones en riesgo: salud reproductiva y el ambiente*, por Ted Schettler, M. D., Gina Solomon M. D., et al. (MIT Press, 1999), explica la fisiología reproductiva y del desarrollo, cómo afectan las toxinas esta fisiología, y luego da instrucciones para investigar la posible exposición a las toxinas, y para crear un cambio en su comunidad y en su lugar de trabajo.
- *Caos hormonal: los orígenes científicos y sociales de la hipótesis endocrina ambiental*, por Sheldon Krimsky (Johns Hopkins University Press, 2000), se

enfoca más en cómo surgió la teoría del disruptor endocrino y examina la ética de una comunidad científica, económica y política que ha estado tratando de ignorar estos descubrimientos por décadas, así como las consecuencias sociales y médicas de continuar permitiendo que estas sustancias sean derramadas en el ambiente.

- *El veneno de Pandora,* por Joe Thornton (MIT Press, 2000) se enfoca mayormente en el asunto de los organocloros (productos hechos usando gas cloro, incluyendo pesticidas, plásticos, papel, PCBs y en dioxinas) como las sustancias clave que afectan a la fisiología humana seriamente. Thornton específicamente propone cómo podemos cambiar las políticas de protección y pruebas químicas y ambientales para salvarnos.
- *Viviendo corriente abajo,* por Sandra Steingraber (Vintage Books, 1997) combinar ciencia meticulosa y escrito lúcido con la experiencia personal de la autora al combatir el cáncer de vejiga. El libro abrirá sus ojos a la ubicuidad de las toxinas petroquímicas que se acumulan en nuestro medio ambiente.

¿No deberíamos estar clamando por una significativa reducción en el uso de las xenohormonas petroquímicas que amenazan ahora, no solamente nuestra salud sino el desarrollo normal de la humanidad? las xenohormonas son ubicuas en nuestra dieta y ambiente y ya son reconocidas como la causa probable de la amenaza y muerte de un número de especies animales en áreas expuestas a estos compuestos tóxicos. El destino de nuestras generaciones futuras puede depender de nuestra habilidad para disminuir sustancialmente la contaminación ambiental por xenohormonas petroquímicas.

CAPITULO 6

¿QUE ES LA PROGESTERONA NATURAL?

Progesterona es una hormona primaria de la fertilidad y del embarazo. La fertilidad ha fascinado siempre la humanidad. Los símbolos de la fertilidad y del embarazo, los ritos, y los iconos abundan en todas las culturas a través de la historia de la humanidad. Es solamente desde el tiempo del antiguo testamento, que la fertilidad y el embarazo no han sido una fuente de religión y culto en el mundo occidental. La capacidad de la mujer de sangrar cada mes sin morir, así como su capacidad de traer nueva vida en el mundo, fue contemplada como sagrada. Estas capacidades milagrosas sin ninguna duda inspiraron la adoración de las diosas en todo el mundo por mucho tiempo en la temprana historia de la humanidad.

La ocurrencia regular de los tiempos naturales de la cría, anualmente en algunos animales y en el ser humano mensualmente, dio la primera comprensión verdadera de los papeles masculinos y femeninos en la reproducción. Estos ciclos de la fertilidad fueron reconocidos varios milenios antes de Cristo. Los griegos nos dieron la palabra médica del "estro" o los "estrus", que para ellos significaba "frenesí" y para nosotros ahora significa un ciclo de actividad sexual. Otras culturas, utilizaron la palabra "calor" para describir los tiempos fructuosos de la cría de la mayoría de los mamíferos y de las hembras humanas. Las causas de estas ocurrencias cíclicas de la fertilidad y del sangrado eran desconocidas para los griegos y eran vistas como sagradas.

Con la predominancia de la cultura patriarcal, asignaron a las hembras un papel diverso en la reproducción. Sin embargo en la Edad Media en Europa, las mujeres eran consideradas simplemente el receptáculo para la semilla de la germinación del hombre, que, por sí mismo, no podía crear una nueva vida. Uno tiene que preguntarse sobre el origen de esta creencia, puesto que la contribución femenina a la descendencia es obvia en los seres humanos, simplemente observando a los muchos niños que se asemejan fuertemente a sus madres. No fue hasta mediados de los 1800's que los científicos reconocieron que la hembra proporciona una parte igual de las características heredadas a su descendiente.

En 1866, Gregor Mendel, monje oscuro de Austria, publicó su documento sobre la hibridación de los guisantes, que describían la importancia igual de los factores masculinos y femeninos a las generaciones sucesivas características heredadas de la planta. A pesar de el ímpetu que proviene de las independientes publicaciones simultáneas en 1858 de Charles Darwin y de A. R. Wallace, tanto como el magnífico y muy acertado libro de "el origen de las especies" (1859), ocupándose de todos los factores heredados de selección como la piedra angular de la evolución, la visión que prevalece de la dominación masculina en la cultura occidental seguía siendo tan grande, que el trabajo de Mendel fue ignorado en ese entonces. Sin embargo estos principios genéticos fueron vueltos a descubrir una generación más adelante en 1900 por tres científicos, Hugo de Vries, C.G. Corrns, y Erich Tschermak-Seusengegg, cada uno trabajando independientemente en diferentes países.

El descubrimiento y uso de la progesterona

No sólo la ciencia de la genética dio un salto cuántico al principio de 1900, también lo hizo la ciencia de la bioquímica de la reproducción. En 1900, el papel de los ovarios en el control hormonal del sistema reproductivo femenino estaba establecido. En 1926 la hormona que ahora llamamos estrógeno fue descubierta en la orina de las mujeres que menstruaban, y los científicos después observaron que la concentración de la hormona variaba con la fase del ciclo menstrual.

Muchos investigadores de la época habían postulado correctamente que el ovario producía dos sustancias hormonales. En 1897, los investigadores sugirieron que los pequeños cuerpos amarillentos (el *corpus lúteo*) encontrado en la superficie de los ovarios de las hembras embarazadas debía servir una función necesaria durante el embarazo. En 1903 se demostró que la destrucción del corpus lúteo en conejas embarazadas causaba el aborto. Con el descubrimiento de la importancia del corpus lúteo en la reproducción hormonal, la segunda hormona pronto fue identificada. En 1929, la existencia de la hormona corpus lúteo fue finalmente establecida, y probó ser necesaria para un embarazo exitoso, y por lo tanto se le dio nombre de progesterona (p.ej. "pro-gestación").

Como podrá recordar, ahora sabemos que al nacer, los ovarios contienen cientos de miles de pequeños sacos llamados folículos, cada uno sosteniendo un óvulo potencial (ovum). Cada ciclo menstrual resulta en la activación de más de 150 folículos para llevar al óvulo a un estado de madurez. Cuando uno de estos folículos se mueve a la superficie exterior del ovario y libera su óvulo (ovulación), se convierte en el corpus lúteo, la planta central fabricante de la progesterona.

Por varios años la investigación de la progesterona fue obstaculizada debido a la pequeña cantidad de progesterona que podía ser obtenida en los ovarios. Sin embargo, a finales de 1930, se descubrió que la placenta sintetizaba progesterona en cantidades relativamente altas, y esto llevó a la recolección de placentas después del nacimiento y luego congelarlas para extraer progesterona en cantidades suficientes para el trabajo experimental y aplicaciones clínicas. Entonces, en 1939, Russell E. Marker descubrió un método para convertir la zarzaparrilla, una sapogenina encontrada en la planta de zarzaparrilla, en un compuesto parecido a la progesterona. Pronto después fue capaz de convertir la diosgenina del "ñame silvestre" en progesterona, con un rendimiento excelente del 40%. Con este método de producción el precio de la progesterona cayó de 80 USD por gramo a .50 centavos por gramo.

Se descubrió que la progesterona era un compuesto soluble en grasas que, cuando era administrado oralmente era relativamente inefectivo, por que la mayor parte era procesada rápidamente por el hígado. Cuando se disuelve en aceite vegetal y se administra por inyección, la progesterona se absorbe rápidamente y es efectiva. Desafortunadamente, la inyección intramuscular era localmente irritante y dolorosa, limitando de alguna manera su uso. Los médicos se ajustaron a las indicaciones del balance hormonal, sin embargo, encontrando que la progesterona era notablemente efectiva en el tratamiento de pacientes con lo que ahora se llama SPM, quiste de ovario y para prevenir el aborto. La progesterona también es absorbida cuando se administra como supositorio en la vagina o recto, y estos métodos para administrar progesterona aún son usados comúnmente en Europa y Gran Bretaña, aunque a la mayoría de las mujeres les disgusta su desorden. Katherina Dalton, M. D., de Londres, se ha hecho mundialmente famosa por sus tratamientos exitosos del SPM con progesterona trans rectal.

Al principio de 1950, se encontraron sustancias activas parecidas a las hormonas en miles de variedades de plantas. Como mencioné previamente, el esterol diosgenina es abundante en una variedad de ñames tropicales silvestres con el nombre latín de *Dioscorea*, y puede ser convertido en un laboratorio en exactamente la misma molécula de la progesterona humana. (El ñame silvestre es una especie diferente de los ñames que comemos en Norteamérica. Nuestros ñames ni siquiera son ñames de verdad y tienen poca, si no es que ninguna actividad esteroidal). Además, pronto se descubrió que la progesterona derivada de la diosgenina podría ser usada de manera económica para crear variantes sintéticas de la progesterona (progestinas), con potente actividad progestacional, así como los estrógenos sintéticos y la testosterona, todos con una aplicación comercial generosa. Más recientemente, se extrae la diosgenina de frijoles de soya, una de las plantaciones agriculturales más extensas en Norteamérica.

Las hormonas hechas por el hombre, que no se encuentran en la naturaleza, son más generosas comercialmente para las compañías farmacéuticas que las hormonas naturales porque, a diferencia de las sustancias naturales, pueden ser patentadas. Por lo tanto, el financiamiento farmacéutico para la investigación de la progesterona pronto se dio vuelta en dirección a crear una progesterona nueva y estable y sintética, análoga, hecha de la progesterona natural derivada del ñame. Esto llevó a la introducción de nuevas clases de agentes progestacionales que duraban más tiempo en el cuerpo y eran más efectivas cuando se tomaban oralmente. Estos agentes son referidos como progestinas, progestógenos, y gestágenos, todos queriendo decir lo mismo: "cualquier compuesto derivado sintético con la habilidad de sostener el endometrio secretor humano". Los agentes progestacionales no dan el espectro total de la actividad biológica natural de la progesterona, ni son seguros. A pesar de su larga lista de problemas de seguridad, las progestinas se han hecho populares debido a su efectividad en el control natal y como protección contra el riesgo de cáncer endometrial inducido por estrógenos. Es un comentario triste, que en la búsqueda de un beneficio económico a través del bienestar de las mujeres, las compañías farmacéuticas tomen hormonas naturales perfectamente buenas, que nuestros cuerpos conocen y pueden usar, y las alteren, creando compuestos sintéticos con efectos hormonales similares pero con efectos secundarios tóxicos. La investigación de la progesterona natural en las pasadas dos décadas ha sido esencialmente inexistente.

Las compañías farmacéuticas que venden estos productos patentados, han tenido un éxito notable al confundir a los médicos acerca del significado de "progesterona." El doctor típico piensa que los productos sintéticos son de hecho progesterona. Ya que las progestinas llevan el riesgo de una larga lista de indeseables y potencialmente peligrosos efectos secundarios, los médicos se han vuelto recelosos para prescribir lo que ellos piensan que es progesterona natural, la cual virtualmente no tiene efectos secundarios en dosis fisiológicas (la misma cantidad hecha por el cuerpo). Este error de confundir la hormona específica, progesterona, con las progestinas sintéticas, es rampante a través de la literatura médica. Muchos autores y artículos enlistan los múltiples riesgos a la salud de las progestinas y la progesterona, y el lector ignorante se vuelve cada vez más confundido y desinformado.

La ignorancia acerca de la progesterona comenzó hace años y ya estaba en camino cuando yo me gradué en la escuela de medicina en 1955. Por algún tiempo en mi práctica médica como doctor familiar, yo fui uno de esos doctores que prescribían estrógenos. Yo me gradué de la escuela de medicina de la Universidad de Minnesota, completé la residencia en el hospital General de Minneapolis, hice casi un año de práctica con un médico brujo en un pequeño pueblo de Minnesota, completé dos interesantes años en el área del pacífico como oficial médico en la armada americana, y, en 1959, abrí mi propia práctica general de medicina al norte de California. Me sentía confiado y bien entrenado. Era bueno para explicar cómo trabajaban las píldoras de control natal y me había hecho editor de un periódico de medicina mensual. Pero aún tenía problemas con aquellas mujeres que venían a mí con hinchazón premenstrual, retención de líquidos y problemas emocionales, quienes merecían que su doctor anterior las tratara exitosamente con "inyecciones de progesterona." Mis tratamientos con diuréticos, hormonas de control natal, o tranquilizantes ligeros fueron usualmente fracasos, y las farmacias locales ya no vendían progesterona inyectable. La primer era moderna de progesterona natural había tenido una vida corta y había ido y venido antes de mi tiempo, empantanada en la inundación de hormonas sintéticas.

Recientemente, sin embargo, las ventajas de la progesterona natural se han vuelto a hacer evidentes y su uso en situaciones clínicas está creciendo debido al aumento en la insatisfacción entre las mujeres que llevan los regímenes sintéticos en TRH. Muchos autores que alguna vez dejaron los problemas de balance hormonal a los ginecólogos y endocrinólogos están regresando a sus textos para reaprender las elecciones que ignoraron tiempo atrás. Yo recibo cientos de cartas y correos electrónicos cada semana de mujeres, doctores y otros profesionales de la salud en Norteamérica y Europa, que han usado la progesterona natural con gran éxito, tratando una amplia variedad de problemas de salud femeninos. Hay una revolución callada sucediendo entre aquellos que han descubierto la progesterona natural y están usándola felizmente y saludablemente.

¿Qué es exactamente la progesterona?

En las mujeres que menstrúan, la progesterona es una de las hormonas primarias hechas por los ovarios, siendo las otras los estrógenos y la testosterona. Cómo describí previamente, la progesterona está hecha del corpus lúteo del ovario, empezando justo después de la ovulación y aumentando rápidamente después de esta. Es la principal hormona reproductiva femenina durante las últimas dos semanas del ciclo menstrual. La progesterona es necesaria para la supervivencia del óvulo fertilizado, el embrión y el feto a través de la gestación, cuando la producción de progesterona es relevada por la placenta.

La progesterona está hecha por esterol-pregnenolona, que a su vez está hecha del colesterol, que está hecho de acetato, un producto del desdoble del azúcar y la grasa en el cuerpo. Dentro de todas las células del cuerpo (excepto los glóbulos rojos), hay pequeñas unidades de energía llamada mitocondrias, las cuales convierten al colesterol en pregnenolona, la cual a su vez es convertida en progesterona en los ovarios y las suprarrenales. La progesterona es llevada en el torrente sanguíneo donde es, ya sea usada por el cuerpo o, mientras pasa a través del hígado, excretada. En los ovarios, la progesterona es el precursor del estrógeno, testosterona y todas las hormonas suprarrenales importantes.

Tabla 1. Comparando los efectos sinérgicos del estrógeno y la progesterona

Efectos del estrógeno	Efectos de la progesterona
Crea endometrio proliferativo	Mantiene al endometrio secretor
Estimulación de las células de los senos (senos fibroquísticos)[a]	Protege contra fibroquístos de seno
Aumento de peso y grasa corporal [a]	Ayuda a usar la grasa para energía
Retención de fluidos y sales	Diurético natural
Depresión, ansiedad y dolores de cabeza [a]	Antidepresivo natural y calma la ansiedad
Migrañas cíclicas [a]	Previene las migrañas cíclicas
Patrones de falta de sueño [a]	Promueve patrones de sueño normales
Interfiere con la función hormonal de la tiroides [a]	Facilita la función hormonal de la tiroides
Discapacita el control del azúcar en la sangre [a]	ayuda a normalizar los niveles de azúcar en la sangre
Aumenta el riesgo de coágulos sanguíneos[a]	Normaliza la coagulación de la sangre
Efecto de poca o nada de líbido [a]	Ayuda a restaurar la líbido normal
Pérdida de zinc y retención de cobre [a]	Restaura los niveles apropiados de oxígeno en las células
Nivel de oxígeno reducido en todas las células [a]	Previene el cáncer endometrial
Causar cáncer endometrial [a]	Ayuda a prevenir el cáncer de mama
Aumenta el riesgo de cáncer de mama [a]	Disminuye el riesgo de cáncer de próstata
Aumenta el riesgo de cáncer de próstata [a]	Estimula la formación de huesos nuevos

Retrasa la pérdida ósea

Reduce el tono vascular (dilatar los vasos sanguíneos)

Dispara las enfermedades autoinmunes [a]

Crea receptores de progesterona

Alivia los bochornos [c]

Previene la resequedad vaginal y la atrofia de la mucosa [c]

Aumenta el riesgo de enfermedad en la vesícula biliar [a]

Mejora la memoria [c]

Mejora los desórdenes del sueño [c]

Mejora la salud del tracto urinario [c]

Alivia la sudoración nocturna [c]

Mejora el tono no vascular

Previene las enfermedades autoinmunes

Aumenta la sensibilidad de los receptores de estrógeno

Necesaria para la supervivencia del embrión

Precursor de la biosíntesis de los corticosteroides

Previene el espasmo de la arteria coronaria y la placa arterioesclerótica

Sueño, depresión [b]

Problemas digestivos [b]

---

a Indica que estos efectos pueden ser causados por la dominancia del estrógeno o un desequilibrio de estrógeno causado por demasiado poca progesterona.

b Indica que estos efectos pueden ser causados por un exceso de progesterona.

c Indica que estos efectos pueden ser causados por una deficiencia de estrógeno.

De la progesterona se derivan no sólo las otras hormonas sexuales, incluyendo los estrógenos, también los corticosteroides, los cuales son esenciales para la respuesta al estrés, el equilibrio del azúcar y los electrolitos, y la presión arterial, no sin antes mencionar la supervivencia. Con la progesterona como un precursor de muchas otras hormonas, es fácil ver por qué una deficiencia de progesterona puede causar un amplio rango de problemas.

Las tres funciones más importantes de la progesterona son:

1. Promover la supervivencia y desarrollo del embrión y el feto.
2. Proveer un amplio rango de intrínsecos efectos biológicos.
3. Actuar como un precursor de otras hormonas esteroidales.

La progesterona es un factor central en la biosíntesis de otras hormonas, pero sus muchas funciones en el cuerpo son mucho más extensas (vea la figura 5).

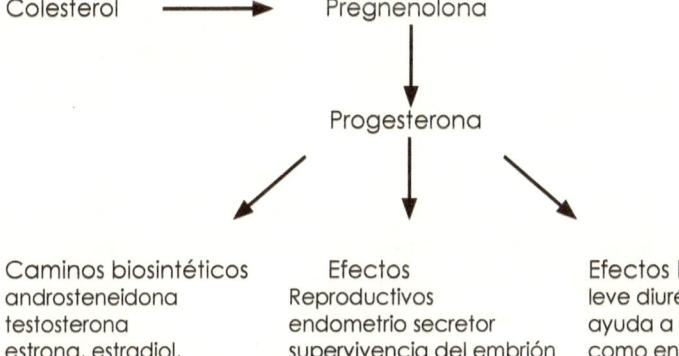

Colesterol ⟶ Pregnenolona

Progesterona

Caminos biosintéticos
androsteneidona
testosterona
estrona, estradiol,
 estrol
todo el cortisol
 y los corticosteroides
aldosterona

Efectos
Reproductivos
endometrio secretor
supervivencia del embrión
desarrollo del feto
 a través de la gestación
líbido

Efectos Intrínsecos
leve diurético
ayuda a usar la grasa
como energía
antidepresivo natural
ayuda a la acción de la
tiroides normaliza la
coagulación sanguínea
normaliza los niveles de
zinc y cobre mantiene los
niveles apropiados de
oxígeno protege contra
los quistes de seno
protege contra el cáncer
endometrial humedece
la piel cuando se usa
tópicamente contractúa
los efectos secundarios del
estrógeno

Figura 5. Los múltiples papeles de la progesterona natural

El ciclo de la producción de la progesterona

Los niveles de progesterona en el cuerpo de una mujer aumentan y caen dramáticamente con sus ciclos menstruales. Con el desarrollo del corpus lúteo y la ovulación, la producción en los ovarios de la progesterona rápidamente aumenta de dos a 3 mg por día, a un promedio de 22 mg por día, siendo la producción pico hasta 30 mg por día, una semana más o menos después de la ovulación. Si no ocurre la fertilización, la producción en los ovarios de la progesterona cae dramáticamente. Es esta repentina caída de los niveles de progesterona (así como los niveles de estrógenos), que dispara la menstruación (p.ej. el derramamiento del endometrio secretor-- la cubierta del útero), lo que renueva el ciclo menstrual completo.

Progesterona y procreación

La progesterona es la hormona que hace posible la supervivencia del óvulo fertilizado. Mantiene la guarnición del útero, al que el óvulo fertilizado se atará y desde el cual el feto obtendrá sustento durante sus primeras fases de crecimiento. Como se habría previsto, la oleada de la progesterona a la hora de la ovulación es una fuente del instinto sexual, el impulso de procrear, por el cual el impulso sexual atrae al óvulo y la esperma juntos. (¿no tiene sentido que la madre naturaleza conectaría el instinto sexual con la hormona que viene en la ovulación?)

En el embarazo, la progesterona es necesaria para prevenir el vertimiento prematuro de la guarnición uterina. Cualquier gota en nivel o la obstrucción de la prosgesterona de su sitio del receptor en este tiempo resulta en la pérdida del embrión (aborto involuntario). Ésta, de hecho, es la acción del RU-486 compuesto y abortifaciente del antiprogesterone.

Mientras que la placenta se convierte, asume y aumenta progresivamente la producción de progesterona para la duración del período de gestación hasta el nacimiento del bebé. Durante el tercer trimestre, la placenta está produciendo la progesterona al índice de 300 a 400 miligramos por día, un asombroso alto nivel de producción de la hormona, que usualmente se mide en microgramos por día. ¡Es interesante notar que muchas mujeres dicen que aparte de la incomodidad física de llevar el peso adicional, y la constricción de órganos tales como la vejiga, nunca se sintieron mejor que en su tercer trimestre de embarazo, cuando la producción de la progesterona es muy alta!

En el nacimiento, el nivel de producción de la progesterona cae súbitamente, contribuyendo a la depresión postparto en algunas mujeres. La depresión postparto, si ocurre, puede a menudo ser tratada eficazmente con progesterona natural.

La progesterona (a diferencia del estrógeno y de la testosterona), esta desprovista de características de sexo secundario, lo que quiere decir que su presencia o su ausencia no afecta a las características masculinas o femeninas. Así, sus efectos de promover el desarrollo del feto, son independientes del género de los bebés. Al feto se le permite desarrollarse de acuerdo a su propio código de DNA y no es afectado por las hormonas de la madre.

La progesterona aumenta la producción de energía (probablemente al ayudar a la hormona tiroides a funcionar más efecientemente), lo que causa un leve aumento en la temperatura del cuerpo. Esto se llama "efecto termogénico de la progesterona," y se puede utilizar para indicar la ovulación para las mujeres que quieren saber cuándo, y si ocurre la ovulación.

La caída de los niveles de la progesterona en la menopausia es proporcionalmente mucho mayor que la caída de los niveles del estrógeno. Aunque el estrógeno cae solamente 40 a 60 porciento en promedio, la disminución en los niveles de la progesterona es 12 veces mayor, de acuerdo con la investigación de la endocrinóloga canadiense Jerilynn Prior, M.D. Los niveles post menopáusicos de la progesterona en algunas mujeres son realmente más bajos que los de los varones. Esto es una rara circunstancia, considerando la importancia de la progesterona como precursor de todas las hormonas esteroides. Además, la progesterona tiene muchas otras funciones intrínsecas importantes que, una pensaría, necesitan continuar para la buena salud. No hay razón para creer que las mujeres post menopáusicas requieren menos progesterona que los hombres.

Cómo la progesterona afecta al cuerpo

La progesterona tiene muchas acciones benéficas a través del cuerpo. La tabla 1 le da una idea de su diversidad e importancia. Ya que la progesterona protege contra los efectos secundarios indeseables del estrógeno sin oposición, ya sea que ocurra desde dentro del cuerpo como resultado de ciclos anovulatorios o como consecuencia del suplemento de estrógenos o la exposición a los xenoestrogenos, estos efectos están incluidos en la lista. La predominancia del estrógeno permite el influjo de agua y sodio dentro de las células, causando la retención de líquidos (hinchazón) y la alta presión arterial. La dominación del estrógeno también reduce la cantidad de oxígeno presente en las células, se opone a la acción de la tiroides, promueve la liberación de histamina (lo que causa síntomas de alergia), promueve la coagulación de la sangre (por lo tanto aumentando el riesgo de un accidente cerebrovascular y embolia), engruesa la bilis y promueve la enfermedad de la vesícula biliar y causa retención de cobre y pérdida de zinc. El estrógeno, sin la oposición de la progesterona también disminuye el instinto sexual, aumenta la probabilidad de tener senos fibroquísticos, fibroides uterinos, cáncer uterino (endometrial) y cáncer de mama. Todos estos efectos indeseables del estrógeno son contrarrestados por la progesterona. La restauración de los niveles apropiados de progesterona es lo que se conoce como restaurar el *balance* hormonal.

Síntesis de la progesterona y del esteroide

Antes de discutir la tercera importante función de la progesterona, su papel al hacer las hormonas esteroides, podría ser útil repasar cómo es que se hacen el colesterol y la pregnenolona. El colesterol está hecho por células a través del cuerpo, particularmente en el hígado, de acetato (un pequeño compuesto de dos carbonos), una sustancia derivada del desdoblamiento de los azúcares y las grasas. Hay un mito común de que consumir colesterol causa que los niveles de colesterol se eleven, pero la verdad es que el comer demasiados carbohidratos refinados como el azúcar y la harina blanca pueden causar el aumento de los niveles de colesterol. Sólo 75% de nuestro colesterol total está hecho de estos alimentos más que de la ingesta de colesterol por sí. Un aumento en el colesterol tiene más que ver con cuánta azúcar y levaduras refinadas consumimos, ya sea que estemos consumiendo suficiente fibra, vitaminas y minerales en nuestras dietas, que tanto nos ejercitamos y cuáles son nuestros niveles de estrés. La genética también juega un papel importante en los niveles de colesterol.

La producción de hormonas es un sistema dinámico fluctuante, respondiendo constantemente a las condiciones cambiantes del cuerpo y sus necesidades. Las hormonas son los mensajeros de control de una vasta red de comandos interrelacionados de un sistema de órganos. Así que, deben ser continuamente sintetizados para situaciones de necesidad repentina, y así, ser metabolizados y removidos del sistema cuando ya no se necesiten. (El hígado está metabolizando constantemente y excretando hormonas mientras pasa a través del torrente sanguíneo). La progesterona, además de sus propios efectos hormonales, es un jugador importante en la creación de todas estas hormonas. Varias células en órganos clave a través del cuerpo usan la progesterona para crear las otras hormonas específicas cuando se necesitan, específicamente los corticosteroides suprarrenales, el estrógeno y la testosterona.

El aspecto precursor de la progesterona la distingue de entre otras hormonas que están en un punto metabólico. Lo que significa que no son capaces de ser usadas, excepto ser desdobladas para su excreción. Las progestinas sintéticas tan promovidas en la terapia de reemplazo de hormonas han tenido alteraciones moleculares en posiciones inusuales. Así como estas extrañas moléculas, que no se encuentran en la naturaleza viajan a través de los caminos hormonales, ocupan los sitios receptores de progesterona, crean acciones diferentes de la progesterona natural, no pueden ser usados como precursores de otras hormonas (como lo hace la progesterona), y son difíciles de metabolizar y excretar por el cuerpo. Estas alteraciones moleculares traen consigo una pesada carga de indeseables efectos secundarios potenciales. Esto, sin embargo, no parece detener su comercialización. Los doctores que son el objetivo de la publicidad farmacéutica (y no se han dado cuenta de que la progesterona está disponible), tienden a ceder a la presión comercial.

Se necesita la progesterona natural para la provisión balanceada de todas las hormonas esteroides. Para superar las prácticas comerciales del presente y restaurar a la progesterona natural en su lugar apropiado en la práctica de la medicina, aparentemente requerirá la re-educación acerca de sus diversos e importantes papeles en la salud, en médicos y pacientes.

Progesterona y el cerebro

Aunque la progesterona no es una hormona sexual por sí, su presencia no confiere los atributos de la masculinidad o la feminidad, es importante para el funcionamiento del sistema nervioso central (el cerebro y la médula espinal), como lo son otras hormonas sexuales. La progesterona se concentra en las células del cerebro en el nivel es 20 veces más altos que los niveles de suero sanguíneo. Estas altas concentraciones en las células del cerebro no pueden deberse a una simple difusión pues requieren trabajo de parte de otras células cerebrales. Esto sugiere que la progesterona en las células del cerebro sirve un importante propósito.

La progesterona ha sido conocida por tener efectos calmantes o ligeramente sedantes. Éste efecto es causado por un metabolito de la progesterona llamado anopregnenolona que esta activo en los receptores GABA (ácido gama-aminobutírico). (GABA es un aminoácido que actúa como un neurotransmisor inhibidor y tiende a tener efectos calmantes). La sedación de la progesterona en el sistema nervioso central es tan potente en altas dosis, que ha sido usada como anestésico. Cuando se usa en pequeñas dosis, la progesterona es comúnmente efectiva para restaurar los patrones normales del sueño y promover un sentido de calma.

El profesor Etienne-Emile Baulieu de Francia ha realizado una investigación extensa de los efectos de la progesterona en las células nerviosas. Ha descubierto que la progesterona es sintetizada desde las células Schwann dentro del sistema nervioso central y periférico y por lo tanto es un neuro esteroide. Además, descubrió que la progesterona y la pregnenolona promueven la reparación de la mielina. La mielina cubre y protege las células nerviosas y se daña con algunas enfermedades neurológicas como la esclerosis múltiple.

También, son intrigantes los estudios realizados en la Universidad de Emory en los efectos del daño cerebral en roedores, que demostraron que los índices de supervivencia y recuperación eran mayores en las hembras que en los machos. Sin embargo, cuando los roedores macho fueron suplementados con progesterona, su supervivencia y recuperación de las heridas cerebrales fueron paralelas a la de las hembras. Este beneficio no fue consecuencia de la suplementación de los estrógenos. El neurocientífico de Emory, Donald Stein descubrió que cuando el estrógeno estaba alto, los roedores hembra tenían "muchos síntomas" después del daño cerebral, pero las ratas macho con alta progesterona y bajo el estrógeno demostraron pocos o ningún síntoma en comparación con las ratas hembra. Además, Stein descubrió que, en ambas ratas macho y hembra, las inyecciones de progesterona después del daño, previnieron la hinchazón del cerebro. La hinchazón es la fuente más importante de daño permanente después de la lesión cerebral, en ambos, humanos y roedores. Entre más pronto se administre la progesterona después de la lesión, más grande será la protección. Stein cree que "puede ser posible el uso de la progesterona para proteger el cerebro después de tal lesión." También descubrió que la progesterona protegía a los roedores después del equivalente a un accidente cerebro vascular. Esto corresponde a la investigación epidemiológica demostrando que las mujeres premenopáusicas se recuperan mejor de un accidente cerebro vascular de lo que lo hacen las mujeres menopáusicas y los hombres.

Stein ahora está dirigiendo un ensayo clínico (usando personas) de la progesterona como un tratamiento para lesiones traumáticas cerebrales de moderadas a severas. Las lesiones cerebrales matan a cerca de 50,000 americanos cada año y deshabilita a otros 80,000; es obviamente un problema serio, y no existe un tratamiento con medicina convencional. El estudio de tres años ha sido aprobado por la FDA de los Estados Unidos y está financiado por el National Institutes of Health (NHI por sus siglas en inglés). Stein cree que la progesterona reduce la inflamación que frecuentemente lleva a la peligrosa hinchazón del cerebro después de una lesión en la cabeza, y que también puede disminuir o bloquear la formación de los radicales libres, que en una lesión cerebral pueden causar una sustancial muerte de células cerebrales. La progesterona usada en el estudio se administrará intravenosamente por tres días. Si los resultados de esta prueba piloto son promisorios, los investigadores anticipan que el estudio se extenderá a un nivel adicional en centros de traumatología nivel 1 en otras ciudades de los Estados Unidos.

Si alguno de mis seres queridos tuviera una lesión cerebral, ciertamente observaría que les fueran administradas dosis liberales de crema de progesterona.

Al día de hoy, lo que conocemos acerca de la progesterona y el cerebro se concentra selectivamente en las células cerebrales, tiene un efecto calmante y benéfico en la recuperación de la lesión cerebral. Y, como veremos, la progesterona tiene un importante efecto en la libido o instinto sexual.

La progesterona y el instinto sexual

Los primeros autores de la terapia de reemplazo estrógenos (TRE) crearon un mito que prometía que el estrógeno mantendría a las mujeres "femeninas" y sexualmente atractivas "por siempre." Sin la píldora mágica, se convertirían en brujas asexuales y no serían atractivas para sus esposos. Era un error común que las mujeres mayores ya no se interesaban más en el sexo.

En mi práctica médica, muchas mujeres premenopáusicas me dijeron que estaban menos interesadas en el sexo. Otras, sin embargo, me dijeron que mientras se iban acercando a la menopausia, se habían hecho aún más deseosas de sexo; era la stámina de sus maridos la que estaba fallando. La diferencia en las mujeres, a mí me parece, se relaciona con la dominancia de estrógeno, esto es, efectos del estrógeno continuos sin progesterona. Las mujeres que estaban perdiendo interés en el sexo tenían retención de líquidos, senos fibroquísticos, depresión, piel seca y arrugada, y períodos irregulares y a veces pesados. Gradualmente entendí que estos signos y síntomas eran indicativos de una deficiencia de progesterona causada por una falla al ovular, mientras que el estrógeno continuaba produciéndose, lo que significa que la pérdida del instinto sexual se relaciona con la deficiencia de progesterona, no de estrógeno. Las mujeres en la terapia de reemplazo de estrógeno venían a mí para el tratamiento de su osteoporosis y también me confiaban que estaban insatisfechas con la acumulación de grasa de sus caderas y abdomen, sus pechos hinchados y su pérdida de instinto sexual. El reemplazo de estrógenos no había restaurado su instinto sexual.

Cuando estas mujeres usaron la crema de progesterona que yo les recomendé, la historia cambió; estaban felices de que su instinto sexual había regresado. Recibí una tarjeta navideña de una mujer diciéndome que sus huesos estaban mejor, su piel era más joven y, por cierto, su esposo también me lo agradeció. Aprendí a preguntar a mis pacientes que usaban progesterona acerca de sus instintos sexuales, y de manera uniforme, sus ojos brillaron y me dijeron que su vida sexual era mejor después de la terapia de la progesterona que en cualquier momento durante los 10 a 15 años antes de la menopausia. La progesterona había restaurado su instinto sexual normal.

Mi experiencia clínica con estas pacientes hacía contraste con lo que aprendí en la escuela de medicina. Me habían enseñado que sólo el estrógeno y la testosterona eran vitales para un instinto sexual normal. Las dosis de progesterona farmacológicas (anormalmente grandes), cuando eran administradas a ratas macho y lagartijas, se descubrió que inhibían su comportamiento sexual. Pero en un estudio en 1994, se descubrió que dosis fisiológicas (mucho más pequeñas) de progesterona, tenían el efecto opuesto.

Pero ¿qué hay de las hembras? En otro estudio reciente, hámsters hembra a las cuales se les habían removido los ovarios, no mostraban comportamiento sexual a menos que las áreas de sus cerebros vitales para el instinto sexual fueran estimuladas con progesterona. Cuando se estimulaban con estrógenos, estas áreas del cerebro no estimulaban la actividad sexual normal. Cuando se agregó la progesterona, la actividad sexual revivió.

Pero los hámsteres no son humanos, y está claro que, en la mayoría de los mamíferos hembras, el aumento en calidad de las hormonas sexuales coordina el comportamiento sexual para que ocurra muy probablemente cerca del tiempo de la ovulación. Esto es, después de todo la función primaria del instinto sexual. Este estudio por lo tanto muestra que el instinto sexual es una función de ambos estrógeno y progesterona, y probablemente también de la testosterona. La administración de estrógeno en la ausencia de la progesterona no cumple con la estimulación del instinto sexual. (Quisiera saber de un caso donde sólo se administre progesterona). En humanos, la producción del estrógeno cae solamente de 40 a 60% en la menopausia, mientras que la progesterona cae cerca del cero cuando ya no ocurre lo ovulación. Esto explica la pérdida del instinto sexual en mis pacientes premenopáusicas con estrógeno suficiente para períodos mensuales (y en las mujeres post menopáusicas en la TRE) pero con falta de progesterona, y la reanudación de su instinto sexual normal cuando la progesterona se agregó.

Entre muchos investigadores, se le ha dado crédito a la testosterona por ser la hormona que se lleva en el instinto sexual de machos y hembras. Se asume ampliamente que el aumento en el instinto sexual en las mujeres fértiles en lo ovulación se relaciona con la producción de testosterona. En una prueba de esta hipótesis, los doctores Ben C. Campbell y Peter T. Ellison de la Universidad de Harvard midieron los niveles salivarios de testosterona diariamente en mujeres cíclicas y encontraron un pequeño pico, como lo esperaban. Por un lado interesante, para verificar que las mujeres estuvieran de verdad ovulando, también checaron los niveles de progesterona a medio ciclo. Para su sorpresa, 7 de las 18 mujeres en el estudio (con rango de edades de 24 a 42 años, un promedio de 29 años de edad) no ovularon, aunque estaba menstruando. Esto también es evidencia de que los ciclos anovulatorios son comunes entre las mujeres relativamente jóvenes con ciclos regulares en los Estados Unidos.

Es importante recordar una vez más la compleja interacción y delicado balance de las hormonas en el tour humano y la diferencia entre tomar dosis fisiológicas y farmacológicas de las hormonas. Las dosis fisiológicas (equivalentes a la función normal del cuerpo) son para reemplazar las dosis de una hormona específica en deficiencia. No se supone que deban exceder la producción normal del cuerpo ni promover acciones anormales en el cuerpo. La dosis farmacológicas (medicamentos), por otro lado, son producciones considerablemente más altas que la producción normal y llevan no sólo a la supresión de la producción de hormonas naturales sino también a acciones diferentes de aquellas que se encuentran con niveles normales de hormona. En el caso de la progesterona, las dosis farmacológicas pueden inhibir de hecho el instinto sexual, mientras las dosis fisiológicas lo estimulan. En mi práctica yo recomendé una crema de progesterona, que administrada solamente de 15 a 30 mg por día, estimulará la producción normal de progesterona. Muchos médicos, por razones que no entiendo, optaron por dosis de 10 a 20 veces más altas y cuando reportan que no veían resurgir el instinto sexual resurgir como yo lo hice con mis pacientes, no me sorprende.

Progesterona en hombres

La progesterona es el precursor de la testosterona y los corticosteroides, lo que quiere decir que el cuerpo usa la progesterona para hacer estas otras dos hormonas. La progesterona en los hombres es sintetizada por sus testículos para producir testosterona y en sus suprarrenales para producir corticosteroides. Los niveles de progesterona en los hombres son naturalmente mucho más bajos que en las mujeres durante los años fértiles. Sin embargo, después de la menopausia (o hasta 10 a 15 años antes de la menopausia), los niveles de progesterona de algunas mujeres cae por debajo de la de los hombres de la misma edad. Típicamente, los hombres saludables continúan produciendo testosterona normal y corticosteroides más allá de los 70 años.

Yo recuerdo haber leído en el *Medical tribune* hace más de 15 años un estudio que involucraba la suplementación de progesterona en los hombres. La progesterona administrada en hombres en edad colegial, resultó sin cambio aparente en su vigor o el instinto sexual en general. Los niveles de testosterona cayeron, sin embargo, a niveles suficientemente bajos para inhibir la maduración del esperma. Ya que muchos receptores de testosterona también aceptaron la progesterona (con resultados similares), es probable que un mecanismo de bio retroalimentación en el cerebro reduzca la producción de testosterona cuando están presentes altos niveles de progesterona. Por lo tanto aparentemente las dosis farmacológicas de progesterona en los hombres actúan solamente como anticonceptivo.

Entre los hombres con cáncer de próstata, es común la práctica del castrado ya sea quirúrgico o químico para reducir su nivel de testosterona tan bajo como sea posible en la creencia de que esto suprime el crecimiento de la próstata cancerosa. La ausencia abrupta casi total, crea una especie de menopausia masculina, frecuentemente con todo y bochornos. Esto es probablemente más importante que la falta de testosterona, la aceleración de la osteoporosis más o menos en un año. Como la progesterona, la testosterona puede estimular la formación de hueso nuevo, aumentando la densidad ósea, ya que la falta de esto puede causar osteoporosis.

La progesterona y la testosterona son hormonas similares en lo que respecta a la formación de hueso nuevo. Ellas y los corticosteroides compiten por el mismo sitio receptor osteoblasto en los huesos, con la testosterona y la progesterona estimulando nueva formación de hueso, mientras los corticosteroides lo inhiben. Si uno quiere prevenir o tratar la osteoporosis inducida por la castración, es posible suplementar la progesterona con seguridad para reemplazar a la testosterona en estos hombres. Mientras mi experiencia al usar progesterona en estas circunstancias está limitada e insuficiente como para una evaluación estadística, los resultados a la fecha son motivadores. Y yo espero que futuras investigaciones emerjan para evaluar mejor este potencial beneficio de la progesterona.

CAPITULO 7

LA DRAMÁTICA DIFERENCIA ENTRE
LA PROGESTERONA Y LAS PROGESTINAS

Muchos médicos aún creen que las progestinas sintéticas como la Provera (acetato de medroxyprogesterona) es lo mismo que la progesterona natural. Este es un malentendido común y bastante desafortunado. La mayoría de los doctores no tienen el tiempo para actualizarse en la investigación de los nuevos medicamentos, así que confían en las compañías farmacéuticas o sus representantes para su información. Las compañías farmacéuticas no tienen interés en vender la progesterona natural por que no pueden patentarla, por lo tanto no tienen interés en patrocinar investigación o pasar información acerca de ello. Por lo tanto tenemos un malentendido bastante amplio entre los doctores americanos de que la progesterona natural tiene los mismos efectos secundarios que las progestinas -- un error que afecta dramáticamente la salud y bienestar de millones de mujeres americanas. De hecho, la progesterona natural se usa en dosis fisiológicas (no más grandes de lo que el cuerpo puede hacer normalmente) y no tiene virtualmente ningún efecto secundario, mientras que las progestinas sintéticas tienen bastantes.

Han habido algunos estudios excelentes de la progesterona natural. Un pequeño pero interesante estudio se hizo cuando Joel Hargrove et al. (1989) comparó la progesterona oral con la Provera. Ambas fueron combinadas con diferentes formas de estrógeno en mujeres menopáusicas. El grupo con progesterona encontró una mejoría sintomática en los síntomas de la menopausia, mejoró sus niveles de colesterol, la ausencia de menstruación sin los problemas típicos relacionados con la progestina y el estrógeno como el crecimiento anormal de tejido en el útero, y sin efectos secundarios. Las 10 mujeres que tomaron progesterona y estradiol quisieron continuar con el tratamiento hormonal, mientras que de dos a cinco mujeres que usaron estrona y provera descontinuaron su tratamiento debido a los efectos secundarios.

Un estudio mucho mayor realizado en 1995 (el ensayo PEPI) examinó los aspectos de las hormonas sexuales en el colesterol y el colesterol HDL así como sus efectos en el endometrio. Éste ensayo de tres años, multicéntrico, aleatorio, doble ciego, placebo controlado (el estándar de oro de la investigación médica), 22 millones, financiado federalmente, descubrió que cuando el estrógeno se toma sólo, "aumenta significativamente la ocurrencia de hiperplasia severa" en aquellas mujeres con el útero intacto (la hiperplasia es considerada como un paso en el camino hacia el cáncer), mientras que el estrógeno con progesterona natural o progestina protegió completamente a las mujeres de este efecto secundario. El estrógeno causó estos cambios pre cancerosos en un tercio de las mujeres que tomaron solamente estrógeno. Sin embargo, el estrógeno disminuyó efectivamente el colesterol total y aumentó el colesterol HDL (el colesterol "bueno"), seguido de cerca por la combinación estrógeno / progesterona natural, que fue significativamente superior a la combinación de estrógeno/progestina. En las noticias que siguieron a la publicación de este estudio, se describió a la progesterona natural como "una pequeña forma de progesterona natural derivada del ñame silvestre o los frijoles de soya." Desde mi punto de vista, el ensayo podría haber sido mejor si hubieran incluido un subgrupo de mujeres que usaran solamente progesterona natural.

Aunque recibo llamadas a diario de profesionales de la salud de alrededor del mundo que están usando progesterona con gran éxito, necesitamos muchos más ensayos clínicos para comparar la terapia de la progesterona sola con la terapia estrógeno/progesterona. Ya que la disminución de estrógeno en la menopausia es solamente del 40 al 60%, la verdadera deficiencia del estrógeno es un nombre equivocado. Mi experiencia, y la experiencia de muchos médicos que me llaman o tienen correspondencia conmigo, ha sido que la mayoría de los síntomas de la menopausia responderán a la suplementación de la progesterona. Si no, esas mujeres pudieran necesitar una suplementación de muy bajas dosis de estrógeno por varios años, que pueden ser gradualmente descontinuados sin la recurrencia de los síntomas.

La diferencia entre los compuestos naturales y los medicamentos sintéticos.

Mi definición de un medicamento sintético es que la sustancia no se encuentra en la naturaleza. Por lo tanto, mientras que la progesterona artificial se extrae de los ñames silvestres o de las soyas en un laboratorio, el resultado final es una molécula que es idéntica a la encontrada en el cuerpo humano, y es así natural. La Aspirina es un ejemplo de un medicamento originalmente hecho de una sustancia natural. Tiene sus orígenes medicinales en los árboles de la especie del *salix*, comúnmente sabido y willow . Varios tes, fusiones, decocción, tintes, y salix fueron utilizados medicinalmente en América, Europa, y Asia por siglos para aliviar el dolor, especialmente el dolor de cabeza y la artritis.

A finales de 1800, fueron aprobadas en los E.U. las leyes que permitieron que las medicinas fueran patentadas sólo si no eran ninguna sustancia natural. Si una empresa farmacéutica descubría una medicina natural, cualquier persona era libre de capitalizar el descubrimiento. Es innecesario decir, que las empresas farmacéuticas mostraron rápidamente su desinterés en las medicinas naturales. Actualmente, cuando una planta con valor medicinal se descubre, el "ingrediente activo" es aislado y transformado. Esta nueva molécula puede ser patentada. En el caso del Salix, químico que la compañía Bayer en Alemania sintetizó como ácido acetilsalicílico en 1897, y nació la aspirina.

Mientras no cabe duda de que la aspirina es un medicamento maravilloso--los americanos la consumen en alrededor de 30 millones de tabletas cada año-- la corteza del willow (sauce) no tiene los efectos secundarios de las aspirinas. La aspirina y toda la familia de calmantes para el dolor antiinflamatorios no esteroidales (NSAIDs) tienen un amplio rango de efectos secundarios, mayormente en el área de inflamación del estómago, y en exceso causa 10,000 fatalidades y 30,000 hospitalizaciones cada año debido al sangrado en el estomagó o los intestinos. El acetaminofén (p.ej. Tylenol) hace daño al hígado. La aspirina y el acetaminofén, sin embargo, están bastante disponibles y son fáciles de usar, la corteza del sauce no lo es.

La historia de crear drogas sintéticas muestra consistentemente que el separar el llamado ingrediente activo del resto de la planta para crear sustancias que no se encuentran en la naturaleza, casi siempre crea peligrosos efectos secundarios, mientras que las plantas medicinales, usadas apropiadamente, rara vez tienen efectos secundarios peligrosos. La naturaleza tiene tal sabiduría, que los humanos no han sido capaces de convertir en drogas sintéticas. Tras millones de años de evolución, nuestra bioquímica se ha integrado específicamente con el mundo natural. Nuestros cuerpos saben cómo crear sustancias naturales, usarlas para energía, mantenimiento y reparación, y luego excretarlas eficientemente cuando han sido usadas. Y, al contrario, cuando las drogas hormonales sintéticas, químicamente alteradas, ocupan los receptores de las células, el mensaje que envían puede ser diferente, y hasta contrario al de la hormona que se supone deberían de estimular. Estos efectos son llamados efectos secundarios. Además, al ser extraños a los procesos metabólicos normales, no pueden ser excretadas de la misma manera.

El triptofan, un aminoácido natural que se puede encontrar en la leche y el pavo, se hizo muy popular hace 20 años como un remedio para el sueño y como antidepresivo. Es muy efectivo y tiene mínimos efectos secundarios cuando se usa sensiblemente. Un lote contaminado en Japón mató a varias personas y causó una enfermedad debilitante en otras, por lo que la FDA pidió a los fabricantes que recogiesen voluntariamente la sustancia, lo que significa que esta prohibida en los Estados Unidos. Sin embargo, irónicamente, este medicamento aún se usa en los Estados Unidos en fórmula para bebés y alimentos para personas mayores. Si no estuviera en estas sustancias, no serían nutricionalmente completas. No existe evidencia en ninguna parte de que el triptofan no contaminado, cuando es tomado en dosis prescritas, sea peligroso. Coincidentemente-- o quizás no tan coincidentemente-- casi al mismo tiempo de que el triptofan fue prohibido, la industria farmacéutica gastó millones de dólares en relaciones públicas y publicidad para introducir las drogas conocidas como inhibidores selectivos de la recaptación de serotonina (SSRI por sus siglas en inglés), incluyendo el Prozac y el Zoloft. Estos medicamentos funcionan de una manera muy similar a la del triptofan pero difieren grandemente en los efectos secundarios.

Muchas drogas sintéticas se hacen patentables simplemente cambiando unos cuántos átomos de la sustancia natural. Esto puede sonar inofensivo, pero la adición o sustracción de unos cuántos átomos de una molécula pueden hacer una gran diferencia en sus efectos en el cuerpo. Esto es especialmente verdadero con las hormonas. Pequeñas cantidades puede crear importantes efectos en el cuerpo. Por ejemplo, la diferencia molecular entre testosterona y estradiol es un átomo de hidrógeno y un par de uniones dobles. Asombroso, agregar o sustraer un átomo de hidrógeno en un lugar específico de una molécula puede hacer la diferencia entre un hombre y una mujer.

Ahora compare este exquisito nivel de especificidad bioquímica con lo que una compañía farmacéutica hace a una hormona perfectamente natural-- le agregan cadenas completas de molécula. Lo hacen no para hacer un mejor medicamento, sino para hacer uno que se comporte de manera similar pero que sea tan diferente como para ser patentable.

Recuerdo a una mujer menopáusica en Canadá que me envió un paquete de 10 libras con sus registros médicos de los cinco o seis doctores que ella había consultado, pidiéndome consejo. En el paquete había una serie de pruebas de laboratorio para suero de progesterona. La paciente había sido puesta en la progestina Provera, y su doctor había ordenado un examen de nivel de progesterona en el suero. Descubriendo que aún era de cero, dobló la dosis de progestina y luego ordenó un segundo análisis. Éste también marcó cero progesteronas. Pero en este reporte el técnico había escrito, "Dr., usted está dando a esta mujer Provera. Usted está ordenando pruebas de progesterona en suero. Provera no es progesterona". Para entonces, la paciente estaba experimentando numerosos efectos secundarios de este medicamento, específicamente la pérdida de apetito, náuseas, indigestión, fatiga y depresión. Varios meses después me llegó una nota muy agradable de ella diciéndome cuán mejor se sintió al usar la progesterona natural y que había despedido a todos sus doctores.

¿Qué es una progestina?

Una progestina es definida frecuentemente como "cualquier compuesto capaz de sostener el endometrio secretor humano." Esto se refiere a la habilidad de mantener la cubierta del útero saludable y preparado para el embarazo y para apoyar al embrión en desarrollo. Cuando una mujer llega al final de su ciclo y no ocurrió el embarazo, los niveles de sus hormonas reproductivas caen dramáticamente en respuesta al derrame de la cubierta del útero en la menstruación.

A través de mucha literatura médica, la progesterona natural es equiparada con las progestinas, como si fueran la misma cosa, o clasificadas como una de las progestinas, lo que estrictamente hablando es también incorrecto. Sólo hay una progesterona, la molécula específica hecha por las glándulas suprarrenales o por los ovarios como consecuencia de la ovulación. (Para complicar las cosas aún más, los escritores europeos se refieren a las progestinas como gestágenos o progestógenos). Yo definiría a las progestinas como cualquier otro compuesto *de la progesterona natural* capaz de sostener al endometrio secretor humano.

Progesterona y progestinas: ¿Cuál es la diferencia?

Recibo frecuentes correos de mujeres que dicen que sus doctores insisten que la progesterona y las progestinas son igual. Sugiero que los que todavía insistan que las progestinas y la progesterona son iguales, o que la progesterona es un término genérico que también cubre las progestinas, reflexione las siguientes preguntas. Si la progesterona y las progestinas son igual:

- ¿Por qué los doctores de fertilidad utilizan siempre la progesterona y no las progestinas?
- ¿Por qué asocian a las progestinas con defectos de nacimiento, mientras que la progesterona es esencial para un embarazo viable y sano?
- ¿Por qué la progestina sintética no aparece en pruebas de la sangre y de saliva de los niveles de progesterona? ¿Es decir porqué tomar una progestina no levanta los niveles de la progesterona en el cuerpo?
- Las mujeres embarazadas hacen 300 mg de progesterona diario en el último trimestre. ¿Por qué no tienen índices más altos de cáncer de pecho, como lo hacen las mujeres quién utilizar las progestinas?

- ¿Por qué no causa la progesterona natural los efectos secundarios enumerados para el acetato de medroxyporgesterona (Provera) la progestina sintética de uso general para el TRH?

Para apreciar el alcance de los efectos secundarios de la progestina, es ilustrativo repasar la página de la referencia de escritorio de los médicos (PDR) para el acetato del medroxyprogesterona. Una lista abreviada de la referencia de escritorio de los médicos (PDR) es:

Efectos secundarios potenciales del Acetato de medroxyprogesterona (Provera)

Peligros para las mujeres
- Hay un riesgo creciente de defectos menores de nacimiento en niños cuyas madres toman esta droga durante los primeros 4 meses del embarazo. (Anormalidades genitales, que los niños podrían no considerar "menores")

Advertencias
- En perros beagle a quienes se les administró esta droga, desarrollaron unos nódulos mamarios, algunos de éstos eran malignos.
- El médico debe estar alerta a la manifestación más temprana de los desordenes trombóticos (tromboflebitis, desordenes cerebrovasculares, embolia pulmonar y trombosis retiniana).
- Elimine esta droga si hay pérdida parcial o completa repentina de la visión.
- Se han identificado cantidades perceptibles de progestina en la leche de las madres que recibían la droga. El efecto de esto sobre el recién nacido y el niño no se ha determinado.

Contraindicaciones
Tromboflebitis, desordenes trombo embolia, apoplejía cerebral; disfunción o enfermedad del hígado;

conocimiento o sospecha de pecho maligno o de órganos genitales; sangrado vaginal no diagnosticado, aborto; sospecha o conocimiento de embarazo.

Precauciones
- Debido a que la progesterona puede causar un cierto grado de retención de líquidos, las condiciones que podrían ser influenciadas por este factor, como la epilepsia, migraña, asma, disfunción cardiaca o renal, requieren observación cuidadosa.
- Puede causar sangrado o irregularidades menstruales.
- Puede ser causa o contribuir a la depresión.
- El efecto del uso prolongado de esta droga sobre la función pituitaria, ovárica, suprarrenal, hepática, o uterina, es desconocido.
- Puede disminuir la tolerancia a la glucosa; los pacientes diabéticos deben ser supervisados cuidadosamente.
- Puede aumentar los desordenes trombóticos que se asocian con los estrógenos.

Reacciones adversas
- Dulzura y galactorrea del pecho
- Reacción a la sensibilidad como urticaria, prutius, edema o erupción.
- Acné, alopecia, e hirsutismo (exceso de crecimiento del pelo)
- El edema, peso cambia (aumento o la disminución)
- Erosiones y cambios cervicales en secreciones cervicales
- Ictericia de colesterol
- Depresión mental, pirexia, náusea, insomnio, o somnolencia.
- Reacciones y anafilasis anafilactoides (reacciones alérgicas agudas severas).
- Thrombophebitis y embolia pulmonar

- Sangrados, manchado, amenorrea, o cambios en las menstruaciones.
- Fatiga, dolor de espalda, comezón, vértigos, nerviosos, pérdida de cabello.

Cuando están tomando estrógenos, se han observado los siguientes:
- Aumento en la presión arterial, dolor de cabeza, vértigos, nerviosismo, fatiga.
- Cambios en el deseo sexual, hirsutismo y pérdida de cabello, disminución de valores de la absorción T3.
- Cambios en el apetito, síndrome premenstrual.
- Síndrome de Cistitis (infecciones en la zona urinal).
- Eritema multiforme, eritema nodosum, erupción hemorrágica, comezón.

La mayoría de las progestinas se sintetizan de la progesterona o de otra hormona sintética llamada nortestosterona, y ninguna de ellas se encuentra de manera natural. Quizá son un par de átomos diferentes de la progesterona natural, pero es evidente que este ligero cambio puede hacer la diferencia entre un embarazo exitoso o no exitoso, por ejemplo.

Debido a que la progesterona es una hormona natural, normalmente el cuerpo es capaz de producirla, usarla y eliminarla cuando sea necesario. Las progestinas sintéticas, por otro lado, no son bien procesadas por el cuerpo. Su actividad es prolongada, creando reacciones en el cuerpo que no son consistentes con la progesterona natural.

Las progestinas se unen a los mismos receptores en la célula como la progesterona, pero desde ese punto llevan mensajes diferentes a la célula. En otras palabras, las partes del cuerpo que necesitan progesterona, primero identifican a las progestinas como a la progesterona. Sin embargo, las pequeñas alteraciones en las progestinas entonces darán un mensaje diferente. Esto explica sin duda la enorme lista de precauciones, advertencias, contraindicaciones y efectos secundarios de las progestinas, las cuales no son características de la progesterona natural. Para complicar los asuntos más, la progesterona sintética generalmente se une al receptor de progesterona más tenazmente y por lo tanto inhibe la acción de la hormona natural. Además, cada variedad de progestinas difiere de las otras, y tiene sus propios efectos secundarios.

Las progestinas en general son similares a la progesterona y al estrógeno en su capacidad de ser fácilmente absorbidas en el cuerpo a través de la piel. Por lo tanto algunos regímenes de TRH y anticonceptivos orales, utilizan un parche que libera gradualmente las hormonas en el cuerpo.

Las progestinas y el estrógeno causan retención de líquidos, acompañados frecuentemente de hipertensión. La progesterona natural ayuda a balancear la unión en las células y parece tener un efecto protector contra la hipertensión. Mientras que la progesterona tiene un efecto benéfico al mejorar la capacidad del cuerpo para usar y eliminar grasas, las progestinas tienen el efecto opuesto. Como se describió en el estudio PEPI, la combinación de estrógeno y progesterona fue claramente superior al estrógeno y la Provera en sus efectos colesterol. Las progestinas comparten con la progesterona natural, la habilidad de promover la formación de hueso nuevo pero con menos éxito. La Dra. Jerilynn Prior descubrió un aumento del 5% en la densidad mineral ósea usando Provera en pacientes post menopáusicas con osteoporosis. En mi experiencia, las mujeres con una pérdida de densidad ósea mesurable, mostraron un aumento en la densidad mineral ósea típica del 15%.

La tabla 2 indica algunas de las diferencias entre la progesterona natural y las progestinas sintéticas.

Tabla 2: Comparación de los efectos de la progesterona natural y las progestinas sintéticas.

Condiciones	Progesterona Natural	Progestinas
Sodio y agua en las células		✓
Pérdida de electrolitos minerales de las células		✓
Edema intracelular		✓
Depresión		✓
Riesgo de defectos de nacimiento		✓
Más vello corporal, menos cabello		✓
Riesgo de tromboflebitis y embolia		✓
Disminución de la tolerancia a la glucosa		✓
Reacciones alérgicas		✓
Riesgo de ictericia colestática		✓
Acné		✓
Protege contra el cáncer endometrial	✓	✓
Protege contra el cáncer de mama	✓	
Normaliza la libido	✓	
Menos hirsutismo, crecimiento del cabello	✓	
Mejora el perfil de lípidos	✓	
Mejora la fertilización in vitro	✓	
Mejora la formación del hueso	✓	modestamente
Mejora el patrón de sueño	✓	

La progestina dio a luz a la revolución sexual

Dado todo lo que se conoce acerca de las grandes diferencias de acción y de seguridad entre la progesterona y las progestinas sintéticas, ¿por qué es que las progestinas dominan en el papel de la suplementación de la progesterona? Aparte de las ganancias financieras obvias que se hacen de una molécula patentable, la respuesta está en su uso en las pastillas anticonceptivas.

Hasta fines de los 60's, existían dos factores conteniendo a la revolución sexual: El temor de un embarazo no deseado y las enfermedades de transmisión sexual. En las culturas industrializadas, el desarrollo del automóvil liberó eficazmente a los jóvenes de sus acostumbrados chaperones adultos. Luego, la venida de la penicilina y la cura aparentemente fácil de la gonorrea y la sífilis, quitaron la amenaza de las enfermedades de transmisión sexual. Todo lo que se necesitaba para la explosión de la revolución sexual era un conveniente y efectivo anticonceptivo. Así, el escenario estaba preparado para las drogas progestacionales. Cuando se pudo obtener la progesterona (de fuentes vegetales) en cantidades suficientes para una investigación agresiva por parte de las industrias bioquímicas, no tardó mucho el desarrollo de las progestinas sintéticas orales y altamente efectivas.

Pero, ¿cómo hace una hormona que es crucial para la supervivencia y desarrollo del embrión durante el embarazo para actuar como una píldora de control natal? Durante cada ciclo mensual, los óvulos maduran en ambos ovarios hasta que ocurre la ovulación en uno de ellos, creando el corpus lúteo, que es el responsable de que surja la producción de progesterona. Este surgimiento de progesterona, como uno de sus efectos, detiene la ovulación en el otro ovario (por lo que los mellizos se dan una vez cada 300 embarazos). Si se da suficiente progesterona antes de la ovulación, ningún ovario produce un óvulo. Esta inhibición de la ovulación era el mecanismo original de acción de la contracepción de la progestina.

Las ventajas de las progestinas eran 1) la facilidad del sistema de entrega (tabletas orales), 2) potencia consistente (contracepción garantizada), 3) duraban mucho más en el cuerpo (por la incapacidad del cuerpo para metabolizarlas), y 4) un producto patentable. En aquellos días la suplementación con progesterona natural requería inyecciones caras y dolorosas o supositorios rectales o vaginales.

La larga lista de efectos secundarios potencialmente serios e indeseables de las progestinas en las píldoras anticonceptivas esta debidamente impresa en la etiqueta

110

y en la hoja de información del producto, usualmente con letra tan pequeña que solamente los más curiosos podrían leerlas. Nadie quería saber realmente de ella debido a lo que se ofrecía: sexo sin temor al embarazo.

Luego se encontró otro uso para las progestinas. Al empezar los médicos a usar la terapia de estrógeno para los síntomas de la menopausia, los problemas empezaron. Durante los años 70 se hizo obvio que las mujeres menopáusicas que tomaban estrógeno para los síntomas de la menopausia, tenían un creciente riesgo de cáncer endometrial. Este cáncer raramente ocurrió durante los años fértiles cuando los niveles normales de estrógeno y progesterona estaban presentes. El muestreo en mujeres post menopáusicas con terapia de hormonas combinada (usando estrógeno y una progestina), descubrió que el cáncer endometrial inducido por el estrógeno podría ser prevenido. A mediados de los 70, una conferencia de consenso de la clínica Mayo concluyó que el estrógeno no debía ser administrado a ninguna mujer con el útero intacto (cualquier mujer que no hubiera tenido una histerectomía) sin darle también progesterona o una progestina como protección frente al cáncer endometrial. El efecto de esto fue expandir el mercado de las progestinas para incluir a todas las mujeres, menstruando o después de la menopausia. Es muy difícil exagerar las implicaciones financieras de esto.

Ni la amenaza a de cáncer de mama ha detenido el mercado de la terapia hormonal con estrógeno/progestina. Hasta 1989, un reporte de Leif Bergkvist et al demostró convincentemente que el estrógeno de suplemento (al menos el estradiol), cuando se combinaba con una progestina "parecía asociarse con un ligero aumento en el riesgo del cáncer de mama, que no es prevenido y puede ser aumentado por la adición de las progestinas". Esto no detuvo a la progestina, y de hecho su prescripción aumentó hasta la publicación de la WHI mostrando un aumento indiscutible en el cáncer de mama (vea la página 4).

Las mujeres deberían estar molestas debido a que la hormona que "balancea" sus hormonas les son administradas usando versiones sintéticas de las reales, mientras las hormonas naturales están disponibles, más seguras y más apropiadas para sus cuerpos.

¿Son acaso las progestinas la ola del futuro? Esperemos que no. Nuestra meta debería ser que cuando se indique la terapia hormonal, las hormonas naturales sean utilizadas en dosificaciones fisiológicas. Puede tomarse como una regla que entre los esteroides, cualquier cambio que no sea natural alterará sus efectos. Debería estar claro que la naturaleza produce las sustancias que nos sirven mejor.

CAPITULO 8

LAS HORMONAS SEXUALES Y EL CEREBRO

Todos somos familiares con la broma acerca de la gente--hombres y mujeres—que sus cerebros aparentemente están localizados abajo de la cintura en lugar de en sus cabezas. La verdad, la función cerebral envuelve a todo el cuerpo, como lo veremos. El sistema operativo principal está en la cabeza, y las hormonas sexuales juegan papeles importantes ahí también.

Fundamentos de la comunicación del cerebro

Pesando solamente tres libras, el cerebro se compone de 8 millones de células nerviosas mantenidas en arreglos estructurales específicos por filamentos, igual de pequeños, células de tejido conectivo especializado llamadas células gliales, que comprenden la mitad del peso del cerebro. Cada célula nerviosa cerebral adulta tiene un promedio de 5000 extensiones, llamadas sinapsis, por medio de las cuales se comunican con otras células del cerebro. Esto significa que el cerebro tiene 8 billones por 5,000, o 4×10^{13} conexiones, un número casi tan grande como para comprenderlo. Si imaginamos al cerebro como una computadora, el número de conexiones es muchas veces mayor al que puede encontrar en la computadora más grande del mundo.

Entre los mamíferos, el tamaño del cerebro es menos importante que su función. El cerebro de un elefante adulto es cuatro veces más grande y el de una ballena siete veces más grande que el del ser humano, y su habilidad mental es menor que la de un orangután cuyo cerebro es solamente es un tercio del tamaño que el de los humanos. El número de interconexiones más el rango de sensibilidad y complejidad hacen al cerebro humano una maravilla para admirar.

Las células del cerebro se comunican por medio de impulsos electroquímicos llevados entre la sinapsis por los neurotransmisores, que son sustancias hechas de aminoácidos. El cerebro se comunica con todos los tejidos y células del cuerpo a través de los neurotransmisores que circulan en el torrente sanguíneo y generados por extensiones nerviosas a través del cuerpo.

A cualquier distancia, los nervios están cubiertos por una capa aislante blanca llamada mielina, que protege a los nervios del trauma y de la erosión química y previene el cortocircuito de los impulsos eléctricos en el camino. A través de los nervios periferiales (a través del cuerpo) existen células especiales llamadas células Schwan, que mantienen continuamente la cubierta de mielina. Si la cubierta de mielina se erosiona por alguna razón, la función nerviosa se ve afectada adversamente. Esto se conoce como neuropatía periferial, como ocurre con la neuropatía diabética, el síndrome de Guillain Barré y la esclerosis múltiple.

¿Adivine cuál es el resultado de la función vital que debe llevar a cabo la célula Shwan? Correcto-- progesterona. De hecho, la célula Shwan hace progesterona por sí misma para esta función. Investigaciones recientes muestran que cualquier cosa que interfiera con los receptores de progesterona en las células Shwan detiene la producción de la mielina.

Dentro del cerebro, las células nerviosas en una parte del cerebro se comunican con las células nerviosas en otras partes del cerebro y estos nervios también necesitan ser protegidos con cubiertas de mielina. No se sabe aún, pero es muy probable que aquí también se necesite progesterona.

Las células del cerebro se comunican con el cuerpo de otras maneras también. Algunas células cerebrales hacen neurotransmisores especiales que fluyen a través de venas diminutas a la pituitaria para decirle a esta glándula que haga hormonas que afecten varios órganos del cuerpo, como los ovarios, testículos, glándulas suprarrenales y la glándula tiroides. Diminutas cantidades de neurotransmisores también fluyen a través del torrente sanguíneo y hacia los receptores presentes en todos los tejidos, incluyendo las células blancas de la sangre. Existen abundantes neurotransmisores en el intestino, y como resultado los disturbios gastrointestinales pueden afectar la función cerebral. El cerebro está en contacto con cada parte de nuestro cuerpo todo el tiempo. No sólo le dice al cuerpo que hacer, también monitorea la respuesta (el balance de electrolitos, producción hormonal, niveles de oxígeno, nutrientes, inflamación, temperatura, presión arterial y más) para determinar qué hacer después, aún durante el sueño. Éste es el ciclo de bio retroalimentación esencial para mantener una salud óptima. Las hormonas sexuales son importantes jugadores en este interminable ciclo.

¿Como regulan el cerebro interior y el exterior al cuerpo?

Tenemos un cerebro dentro de otro, y son diferentes uno del otro. La capa exterior del cerebro, que vemos en fotografías de cerebros enteros, se llama *corteza*. Dentro del cerebro, sin embargo, está otra área de corteza llamada *cerebro límbico*.

Ambas áreas, exterior e interior del cerebro están sujetas al aprendizaje y al acondicionamiento, ambos requieren una nutrición óptima para un mejor desempeño, y las hormonas sexuales son importantes en ambas.

El cerebro exterior es del que estamos conscientes. Por medio de la corteza exterior recibimos los sentidos de la vista, el oído y el tacto; controlamos el habla, los movimientos musculares y el comportamiento voluntario; hacemos nuestros planes, planeamos el futuro y luchamos con el lenguaje, las cuentas del mandado, matemáticas y mucho, mucho más. Algunos diferentes sitios dentro de la corteza exterior se relacionan con funciones específicas que son más o menos independientes una de otra. Una lesión en el área de la vista no afecta nuestro oído, por ejemplo.

Él se cerebro límbico interior es el asiento de las emociones, nuestro sentido del dolor, nuestros instintos primarios (pelear, alimentarnos y el sexo), reacciones involuntarias, y todos los ajustes automáticos necesarios para la función del cuerpo, incluyendo el sistema inmunológico. Mientras que las funciones de la corteza exterior están separadas en sitios anatómicamente diferentes, el cerebro límbico está más interrelacionado en el sentido de que todas sus diferentes funciones afectan una a la otra. Por ejemplo, si algo nos asusta, nuestras pupilas se dilatan, nuestra boca se seca, nuestros músculos se tensan, la sangre es llevada hacia los músculos, nuestra piel palidece y puede que nos orinemos o defequemos involuntariamente. Nuestra reacción al estrés es una función del cerebro límbico.

Como ya hemos visto, el ciclo menstrual ocurre como resultado de una retroalimentación de mensajes coordinados desde el hipotálamo (en el cerebro límbico), hasta la glándula pituitaria, a los ovarios y atrás del hipotálamo. Por lo tanto es natural que el estrés pueda afectar el ciclo menstrual también. Por lo tanto es prudente siempre tomar en cuenta que la irregularidad menstrual puede surgir simplemente del estrés.

El estrógeno y el cerebro

Es la experiencia de muchas mujeres que la menopausia se asocie con algo de depresión y que la suplementación de estrógenos pueden levantar su ánimo. Existe una buena explicación para esto. La elevación del ánimo ocurre cuando la noradrenalina, la forma de adrenalina activa en las células cerebrales, se eleva. Esto ocurre, por ejemplo, después del ejercicio intenso o cuando ocurre una excitación agradable. La noradrenalina es desactivada por la enzima oxidasa monoamina (MAO). Si por alguna razón la MAO está relativamente alta comparada con la producción de noradrenalina, el resultado es un ánimo deprimido. El estrógeno inhibe la MAO y por lo tanto eleva el ánimo. (Las progestinas sintéticas, por otro lado, tienden a estimular la MAO y por lo tanto pueden llevar a un ánimo deprimido).

El exceso de estrógeno, sin embargo, puede tener un efecto negativo en el ánimo. Esto tiene que ver con los índices de cobre y zinc. El cobre y el zinc son factores importantes para las enzimas cerebrales. El estrógeno aumenta una proteína de la sangre, *ceruloplasmin*, la cual se une al cobre y evita que llegue a las células cerebrales. Demasiada ceruloplasmin deja demasiado cobre en la sangre, causando que los niveles de zinc caigan en la sangre y en el cerebro. El resultado es un desequilibrio que lleva a reacciones exageradas de estrés, cambios serios en el humor y depresión. (¿Suena como SPM, no?).

El exceso de estrógeno tiene otros efectos que pueden afectar adversamente al cerebro. El estrógeno tiende a hacer a la sangre más probable a coagularse. En el estudio del cuestionario de las enfermeras por ejemplo, el riesgo relativo de mortalidad por un accidente cerebrovascular isquémico (el bloqueo de los vasos sanguíneos por coágulos) entre los usuarios del estrógeno comparado con los no usuarios fue de un 46% más grande después del ajuste de edad y otros factores de riesgo. Esto es, el riesgo de morir por un accidente cerebrovascular isquémico (generalmente llamado trombo embolia) fue de un 46% más alto entre los usuarios de estrógeno.

Como un efecto compensador para su riesgo de coagulación, el estrógeno promueve la dilatación de los vasos sanguíneos. Esto, aunado al efecto de retención de líquidos del estrógeno, explica porque el estrógeno puede inducir la migraña en las mujeres. Los ataques cíclicos de migraña (usualmente antes de la menstruación) son síntomas clásicos de la dominancia del estrógeno. Afortunadamente, la progesterona promueve el tono vascular normal y por lo tanto puede prevenir la migraña. Una vez más, el balance hormonal es la clave.

El estrógeno también tiende a suprimir la función de la glándula tiroides. Las mujeres que tienen dominancia de estrógeno frecuentemente son diagnosticadas con hipotiroidismo a pesar de los niveles normales de T3 y T4 en los exámenes de sangre. El índice metabólico de todas las células depende de la función de la hormona tiroides, y las células del cerebro no son la excepción. El impacto de baja a tiroides en el cerebro es multidimensional.

Uno de los más importantes neurotransmisores del cerebro es una sustancia llamada ácido gama aminobutírico (GABA por sus siglas en inglés), función que baja la excitabilidad de las células. La producción de GABA se relacionan con el metabolismo de las células; entre menor sea el índice metabólico, se forma menos GABA. Cuando el estrógeno interfiere con la producción de la tiroides y disminuye el metabolismo de las células cerebrales, indirectamente disminuye la producción de GABA y aumenta la excitabilidad de las células cerebrales, un factor en la epilepsia.

Además, las enzimas respiratorias de las células son dependientes de la tiroides. Cuando la función tiroidal es baja, el oxigeno celular es bajo (hipoxia celular). Por lo tanto la interferencia en la tiroides inducida por el estrógeno contribuye a una función cerebral menos que óptima. El oxígeno celular es afortunadamente mejorado por la vitamina E y la progesterona. Esta es probablemente la explicación primordial de una mayor agudeza mental en muchas mujeres mayores con signos de senilidad cuando comienzan a usar la progesterona.

Los creadores del TRH han reportado una función cerebral más aguda en mujeres mayores que reciben la terapia de reemplazo hormonal (TRH), y se presume que esto se debió al estrógeno. La razón más probable es que las mujeres que buscaban el TRH eran de una clase socioeconómica más alta con mejores dietas, más años de educación y un acceso más favorable al cuidado médico, con una probabilidad más grande de haber recibido suplementos tiroidales y vitamina E que el grupo de control.

La progesterona y el cerebro

La progesterona, como otros compuestos solubles en grasas, se encuentra en las células cerebrales. Lo que es sorprendente es que la concentración de células cerebrales es 20 veces más alta que los niveles en el suero sanguíneo. Lo mismo ocurre con la testosterona y el DHEA. Es claro, yo creo, inferir que las células cerebrales hacen esto con un propósito. Veamos algunas evidencias del efecto de la progesterona en el cerebro.

La progesterona y el desarrollo del cerebro fetal

Al parecer la progesterona juega un papel crítico en el desarrollo del cerebro fetal. Durante el embarazo, la producción de progesterona de la placenta aumenta de 20 mg por día a cerca de 350 mg por día durante el último trimestre. Éste es un nivel fenomenal de hormonas. La progesterona promueve el metabolismo de la casa materna para energía y mantiene el nivel de glucosa en la sangre estable, lo que apoya al crecimiento y desarrollo fetal. El cerebro requiere aproximadamente tres veces más energía que otros tejidos en el cuerpo. El cerebro de los neonatos es proporcionalmente más grande en relación al cuerpo que lo que es en los adultos. Por lo tanto el requerimiento de energía para el cerebro de un Leonardo es especialmente crucial.

A este respecto, la Dra. Katherina Dalton reporta que los bebés de madres quienes recibieron progesterona natural, mostraron una inteligencia mejorada. En su libro, *la progesterona en la medicina ortomolecular*, publicado en 1993, el doctor Ray Peat reporta: "otros investigadores encuentran que los bebés progesterona tienen caracteres fuertes, serenos e independientes." Es probable que además de la mejorada energía celular y niveles de glucosa estables, la progesterona tenga efectos benéficos específicos en la maduración de las células cerebrales a través de mecanismos aún desconocidos. Esto en sí no es sorprendente. La espina bífida puede ser prevenida con pequeñas pero adecuadas dosis de ácido fólico, y el mecanismo de acción también es desconocido hasta el momento.

La progesterona y las lesiones cerebrales

La progesterona puede reducir la severidad de las lesiones cerebrales. En un experimento llevado a cabo por el profesor Donald Stein de la Universidad de Emory y sus colegas, un trauma en la cabeza deliberado, inducido en el laboratorio en roedores, resultó en la reducción de la mortalidad y una más rápida recuperación de las funciones entre las hembras comparado con los machos. Cuando a los machos se les administró estrógeno, no se encontró ninguna ventaja con respecto a la supervivencia o la recuperación. De hecho, en los exámenes post mortem se reveló que las contusiones y el edema estaban matando neuronas más allá del sitio de la lesión original. Cuando a los machos se les administró progesterona, sin embargo, su supervivencia y recuperación igualó a la de sus compañeras. Stein y sus colegas han comenzado a investigar los efectos de la progesterona en pacientes humanos que llegan a algunas salas de emergencia con lesiones cerebrales.

En otro trabajo con la progesterona y la degeneración de los nervios en la lesión de la médula espinal, los investigadores utilizaron una cepa única de ratones mutantes con degeneración de la médula espinal. Un perdigón de 20 mg de progesterona implantado en algunos de los ratones por 15 días, creó un cambio sustancialmente positivo en el sistema nervioso, a nivel celular y a nivel físico incluyendo una fuerza de agarre mejorada y una supervivencia prolongada al final del periodo de observación de 15 días. Los investigadores concluyeron que sus resultados "sugieren un nuevo e importante papel de esta hormona en la prevención de los desórdenes no degenerativos de la médula espinal."

Aun que los ratones no son necesariamente lo mismo que los humanos, si yo sufriera una lesión en la cabeza espero que alguien me diera una buena dosis de progesterona natural.

La progesterona y los adultos mayores

"¡Doctor, puedo pensar otra vez!" He oído esto tan frecuentemente de los pacientes, después de que comenzaron con la terapia de progesterona, que ahora lo considero una rutina. Una escritora regresó al libro que escribía. Otra mujer continuó con sus pinturas. Otras simplemente están felices de ser capaces de leer una carta, escribir y hacer sus balances contables. Cuando la progesterona se suplementa en mujeres anovulatorias, premenopáusicas o post menopáusicas, la claridad y la concentración mental ("enfoque") mejora. Muchas familias me han dicho acerca de sus parientes femeninas que languidecen en asilos. Después de comenzar la terapia de la progesterona, la familia dice estar sorprendida con la claridad mental mejorada y las aptitudes que observaron. Le hice una visita al Dr. George Moraes, un gerontólogo de Sao Paulo, Brasil. Él me habló de su madre de 91 años quién había sido consignada a un asilo debido a su senilidad y debilidad, después de que el Dr. Moraes administró progesterona en crema para su frágil y seca piel y su osteoporosis, se sorprendió en su siguiente visita al ver sus mejoradas habilidades cognitivas, conversacionales y sociales-- habilidades que se habían deteriorado en los años precedentes.

Obviamente, se necesita más investigación. Sería muy interesante probar los niveles de progesterona y otras hormonas (estrógenos, testosterona, cortisol y DHEA) en mujeres con la enfermedad de Alzheimer o sin ella. Ya que la dominancia de estrógeno y la falla temprana de folículo son comunes en los Estados Unidos, es tentador especular que la deficiencia de progesterona es un factor en la deterioración prematura del cerebro.

La progesterona y la líbido

La líbido, o instinto sexual, aunque es mediado por las hormonas sexuales, es realmente una función cerebral. Se han identificado áreas específicas en el cerebro de ratones, ratas y hamsters que son esenciales para la receptividad sexual y el comportamiento de montaje. Cuando una u otra de estas áreas se destruyen experimentalmente, se pierde el comportamiento sexual independientemente de los niveles hormonales. En los hamsters hembra con los ovarios removidos, el estrógeno es insuficiente para restablecer la receptividad sexual; que requiere la progesterona. La inferencia es que bajas dosis de estrógeno "preparan" a las células cerebrales, pero la progesterona "enciende" el instinto sexual.

En las ratas macho, las dosis farmacológicas (grandes) de progesterona, inhiben el comportamiento sexual pero en dosis fisiológicas (similares a las que el cuerpo produce) parecen tener un efecto opuesto, estimulando el comportamiento copulatorio del macho. Aquí aprendemos que una hormona usualmente considerada como hormona femenina también funciona en machos.

Las ratas y los hamsters no son humanos, y la sexualidad humana se modifica a causa de numerosos factores sociales, de comportamiento y otros. Sin embargo, el instinto sexual primario subyacente en todos los mamíferos seguramente emana desde centros cerebrales mediados por hormonas sexuales. El efecto de la progesterona en la líbido humana ha sido largamente ignorado en la investigación médica. El juicio común es que el estrógeno es la hormona del instinto sexual primario en las mujeres. Aunque la experiencia de mis pacientes con progesterona, sin embargo, no se apega a lo anterior. Una marcada líbido regresó solamente cuando se agregó la progesterona. La testosterona también juega un papel en la restauración de la líbido.

El blues post parto

Muchas mujeres experimentan depresión en los días (y semanas) después del alumbramiento. Otros síntomas incluyen dolor de cabeza, irritabilidad y falta de sueño. La depresión puede ser incapacitante y prolongada. La investigación de Brian Harris y sus colegas en Gales descubrió que entre 120 mujeres, aquellas con la más alta progesterona prenatal o la más baja postnatal también tuvieron altas medidas en la depresión del posparto.

Hay que recordar que mientras avanza el embarazo, la producción de progesterona por la placenta se eleva a niveles de 350 a 400 mg por día, y la contribución de los ovarios en este punto es nula. Al dar a luz, la progesterona derivada de la placenta se va repentinamente. La única fuente de progesterona en ese momento serían las glándulas suprarrenales. Es posible que el agotamiento suprarrenal juegue un papel importante en la discapacidad de la mujer para dar aunque sea un poco de progesterona en los días siguientes al alumbramiento. La depresión posparto es notoriamente difícil de tratar. Parecería apropiado medir los niveles de progesterona un día o dos después del alumbramiento y, si se encuentra baja, se podría suplir la progesterona. Es posible que esta terapia simple y segura pudiera hacer la depresión del posparto mucho más fácil de tratar. Para más información en nutrición, hormonas y la depresión de posparto, por favor lea el excelente libro, *A Natural Guide to Pregnancy and Postpartum Health* (Raffelock, Roundtree, Avery, 2002).

La progesterona y los patrones de sueño

Muchas de mis pacientes han comentado que el primer beneficio que percibieron del uso de la progesterona natural fue un patrón de sueño mejorado. Después de años de un sueño incómodo ahora esperan con entusiasmo el ir a dormir porque sabe que disfrutarán el sueño y despertarán frescas por la mañana. Esta es una de las razones por la que tiendo a recomendar que la crema de progesterona se aplique antes de ir a dormir.

La investigación con respecto al papel de la progesterona en la función de las células cerebrales aún está en su infancia. Es probable que mientras progrese la investigación se descubran más beneficios.

CAPITULO 9

¿QUE SON LOS ANDRÓGENOS?

Los andrógenos son una clase de hormonas que incluyen la androsteneidona, testosterona y dehidrotestosterona (DHT). Aunque la dehidroepiandrosterona (DHEA) no es, estrictamente hablando, un andrógeno, en el cuerpo de una mujer puede ser rápidamente convertido en androsteneidona y testosterona, así que será incluida como un andrógeno en este capítulo. Se cree comúnmente que los andrógenos son "hormonas masculinas," porque pueden tener efectos masculinizadores, pero también juegan un papel importante en la salud de la mujer. Las mujeres hacen cantidades más pequeñas de andrógenos que los hombres para no tener las apariencias masculinas de calvicie, bigotes o una voz ronca. Los andrógenos traen muchos efectos positivos en el cuerpo de una mujer, y usted descubrirá cuáles son en este capítulo.

De los andrógenos hechos en el cuerpo de la mujer, cerca de la mitad son hechos en las glándulas suprarrenales, y la otra mitad se hace en los ovarios. Cuando una mujer tiene una histerectomía "total" (cuando se le quitan el útero y los ovarios), sus niveles de testosterona y de DHEA usualmente caen a la mitad de lo normal. Junto con la progesterona, los andrógenos son la hormona más descuidada después de una histerectomía total. La mayoría de las mujeres son administradas solamente con estrógenos sin oposición a pesar de los síntomas de dominancia de estrógeno, y claros síntomas de deficiencia de andrógenos. Los síntomas más comunes de andrógenos bajos después de retirar los ovarios son baja libido, depresión, lapsos de memoria, pérdida ósea, resequedad vaginal e incontinencia.

Los andrógenos también son muy importantes para la salud de la piel. Las células de la piel (dermis), folículos de cabello y glándulas sebáceas (las glándulas que producen los aceites que lubrican la piel), contienen altos niveles de receptores de andrógenos. Cuando los andrógenos se unen a ellos esto estimula a las células de la piel a dividirse y engruesarse, al cabello a engruesarse y a la producción de más aceite. Debido a que los hombres producen más andrógenos, tienen la piel más gruesa, más pelo facial y corporal y son más propensos al acné. Las mujeres que sufren del síndrome de ovario poliquístico (PCOs) producen cantidades excesivas de andrógenos y tienen más cabello facial y corporal, acné y piel aceitosa. Estas mujeres generalmente tienden a tener mayor masa muscular y son más fuertes.

Existen muchas son categorías de andrógenos que son intermediarios en el proceso de convertirse en una u otra hormona esteroide, y aunque no tienen actividad directa en las células, circulan en la sangre en cantidades mayores que la testosterona. Estas categorías son uno de los muchos sistemas del cuerpo diseñados para mantener a las hormonas esteroides en balance. Muchos de los andrógenos son conjugados en el hígado, por lo que la función debilitada del hígado (causada por ejemplo por tomar múltiples medicamentos) puede crear un desequilibrio de los andrógenos.

Las enzimas (a las que se refiere como aromatasas), las cuales están presentes en los tejidos grasos, pueden convertir los andrógenos en estrógenos. Es por esto que las mujeres con más grasa corporal tienen más altos niveles de estrógeno aún después de la menopausia, cuando los ovarios reducen su producción de estrógenos. La mayoría de las mujeres en las culturas industrializadas tienen suficiente estrógeno aún después de la menopausia; tienen más que suficientes células grasas para hacer suficiente estrógeno.

Los andrógenos son importantes en las mujeres como intermediarios en la producción de estrógeno. En otras palabras, el cuerpo hace colesterol, el cual se convierte en pregnenolona, el cual se convierte en DHEA y progesterona, los cuales son convertidos en andrógenos, los cuales son entonces convertidos en estrógenos. Los estrógenos están al final de la cascada de hormonas esteroides, y esto hace el balance apropiado de andrógenos esencial para el balance apropiado de estrógenos.

Si algo interfiere bio-químicamente con la conversión de androsteneidona a estrógeno, puede causar síntomas de exceso de andrógenos, como el crecimiento del vello facial, y la pérdida de cabello en la cabeza, y el acné. Éstos síntomas también aparecen como un síntoma de el síndrome de ovario poliquístico (PCOS).

Los efectos de los andrógenos comienzan en la matriz. Los fetos comienzan su vida como niñas, y luego cuando el cromosoma Y envia instrucciones para hacer andrógenos, el desarrollo del niño fisiológico empieza. También hay dos fases de producción de andrógenos en los niños: *adrenarquía*, cuando las suprarrenales comienzan la producción de DHEA, y *pubertad*, cuando los testículos comienzan la producción de la testosterona. Los niños y las niñas comienzan la adrenarquía al mismo tiempo. Los niños producen ligeramente más DHEA que las niñas. En la pubertad, los testículos de los niños comienzan a producir más testosterona y DHT, mientras que los ovarios de las niñas comienzan la producción cíclica de estrógenos y progesterona. Los andrógenos mayormente producidos por los niños, promueven la característica de vello facial y corporal, bigote, más músculo y el cambio en la voz.

En las muchachas, los estrógenos suprimen la expresión de los receptores de andrógeno en la piel, folículos vellosos y glándulas sebáceas, evitando la expresión de andrógenos tan comúnmente vistas en los jovencitos en su transición a través de la pubertad. La progesterona producida por los ovarios también juega un papel importante al evitar el crecimiento excesivo de vello facial y el acné en las jovencitas bloqueando la conversión de testosterona a DHT. La testosterona debe ser convertida a DHT directamente dentro de las células de la piel, folículo velloso o glándulas sebáceas antes de que pueda activar al receptor de andrógeno en estas células. Esta conversión de testosterona a DHT es llevada a cabo por la enzima alfa-reductasa 5. La progesterona ocupa el sitio de unión de la testosterona con alfa-reductasa 5, previniendo que se una con la testosterona y se convierta en un más potente DHT.

Los andrógenos tienen lo que se conoce como efectos anabólicos, causando el crecimiento del músculo, huesos y órganos. Entre más masa muscular tenga-- ya sea mujer u hombre-- más andrógenos producirá su cuerpo, y viceversa: Entre más andrógenos produzca su cuerpo, más masa muscular tendrá. Es por esto que los atletas profesionales se dosifican con hormonas androgénicas, porque en muchos deportes, mayor masa muscular significa mejor desempeño.

Las mujeres que desarrollan síntomas de dominancia de andrógenos como el adelgazamiento del cabello, crecimiento de cabello encima del labio y una panza prominente, pueden tener la falta del cofactor de la enzima (usualmente vitaminas y minerales) necesarios para convertir la androsteneidona a estrógeno. La dominancia de andrógeno puede también ser causada por comer demasiada azúcar y carbohidratos refinados, los cuales crónicamente aumentan los niveles de insulina. Esto es muy común en las jovencitas.

DHEA

La dehidroepiandrosterona (DHEA) es una hormona esteroide como los estrógenos y la progesterona. Está hecha en las glándulas suprarrenales, las cuales hacen más de 150 diferentes hormonas. Los estrógenos y la testosterona están hechos primariamente de DHEA, y en menor medida por progesterona, a través de todo el cuerpo. La cantidad de DHEA en nuestros cuerpos es mayor que cualquier otra hormona esteroide. El 95% del DHEA del cuerpo circula en la sangre junto con las moléculas de azufre (DHEAS), sirviendo como una reserva que puede ser fácilmente convertida de nuevo en su forma activa. La DHEAS es la fuente primaria de andrógeno precursor de la testosterona y el DHT, pero aparentemente también tiene un importante papel en mantener el sistema inmunológico saludable independiente de su papel como un precursor de andrógeno. Sabemos que el DHEA es importante para mantener la salud, pero aún no tenemos un entendimiento completo de sus acciones específicas.

Entre las edades de 20 a 25 años, la producción de DHEA llega a su punto más alto. Los hombres producen más que las mujeres, pero ambos sexos hacen cerca del 2% menos cada año después de la edad de 25 años. Para el momento en que una mujer alcanza los 35 o 40 años, los niveles de DHEA pueden ser muy bajos, particularmente en aquellas cuyas suprarrenales se han agotado por el estrés.

El inicio de enfermedades como el cáncer, cardiopatía, alergias, diabetes y las enfermedades autoinmunes, se relacionan con la calidad gradual de los niveles de DHEA. Aún no sabemos si esto significa que los niveles bajos de DHEA juegan un papel causal en estas enfermedades, o si una baja DHEA es un bio marcador de la edad como lo son las canas y los lentes bifocales. Sabemos que en las personas mayores, los altos niveles de DHEA significan una mejor salud y mejor esperanza de vida. Muchos sienten que el reemplazo de DHEA de hecho quita años de sus edades cronológicas. También existe evidencia de que los niveles adecuados de DHEA, protegen contra la osteoporosis, lo cual es probable a través de su conversión estrógenos y andrógenos, ambos de los cuales son importantes para huesos saludables.

Antes de tomar suplementos de DHEA, primero debe verificar sus niveles de cortisol y de DHEA. Si el cortisol está bajo, la suplementación de DHEA pudiera no ser tan efectiva y puede empeorar la hipoglucemia. Si su cortisol está bajo, necesita considerar modificaciones en su estilo de vida (más sueño y risa, menos estrés), mejor dieta (más proteína, menos azúcar), nutrientes suplementarios (particularmente las vitaminas C y B5, y hierbas (regaliz), los cuales ayudan a la suprarrenales a producir más cortisol.

Si su cortisol está normal, tiene más de 40 años, y se interesa en la posibilidad de suplementar el DHEA, pídale a su doctor que le haga una prueba de sangre o saliva para medir su nivel de DHEA-S. El rango normal sanguíneo para las mujeres entre las edades de 40 y 50 años es 400 a 2500 ng/ml; para mujeres mayores de 50 años, cae a 200 a 1500 ng/ml. Esos son rangos muy grandes. Si el suyo cae dentro o más abajo de la media del rango, y usted está generalmente fatigada y ha trabajado en balancear sus otras hormonas, la dieta, y niveles de estrés, intente el DHEA. Por favor pase al capítulo 20 para más detalles acerca de la suplementación de DHEA.

Testosterona

Las mujeres hacen cerca de una décima parte de la testosterona que hacen los hombres. Las glándulas suprarrenales y los ovarios son responsables de mantener los niveles adecuados de testosterona en las mujeres. La testosterona gradualmente disminuye con la edad, con la disminución más pronunciada al llegar la menopausia. Los niveles de testosterona de una mujer perimenopáusica tiende a ser alrededor de la mitad de los de una mujer de alrededor de 20 años. Sin embargo, después de la menopausia los ovarios continúan produciendo ambos testosterona y androsteneidona.

La testosterona es una de las hormonas responsables de mantener la líbido, o instinto sexual, en una mujer, la caída de los niveles de testosterona alrededor de la menopausia puede resultar en la caída de la líbido, aunque la falta de instinto sexual es más comúnmente causada por la dominancia de estrógeno y la deficiencia de tiroides asociada. Los estudios del reemplazo hormonal en las mujeres han demostrado que el agregar bajas dosis de testosterona natural puede aumentar algunas veces los efectos positivos de otras hormonas para restaurar la líbido. El otro lado de esta moneda es que en muchos casos, al mismo tiempo que los ovarios se desgastan, las mujeres muestran signos de hacerse más andrógeno-dominantes en lugar de estrógeno dominantes, y la testosterona sólo exagerará este proceso.

Una producción más alta de andrógeno puede ocurrir en algunas mujeres menopáusicas debido a la mayor producción por el estroma de los ovarios. Los folículos de los ovarios ya no producen de manera cíclica estrógenos y progesterona, y el estroma de los ovarios comienza a producir andrógenos en respuesta a los mayores niveles de LH que ocurren en la menopausia. El vello facial y el patrón de calvicie son indicativos de este cambio. Esto puede ocurrir en mujeres premenopáusicas, estrógeno dominantes también, por que la testosterona del cuerpo está parcialmente controlada por el balance entre el estrógeno y la progesterona. El exceso de estrógeno disminuye el espacio de testosterona, y la progesterona natural lo aumenta. (Aquellas que se interesen en la bioquímica, esto es porque la progesterona suprime el SHBG inducido por estrógeno, el cual podría aumentar la bio-disponibilidad de testosterona, aunque también dé marcha atrás a los cambios androgénicos porque bloquea, por medio de la inhibición de la alfa reductasa 5, la conversión de la testosterona a un más potente DHT).

Por favor, vea el capítulo 20 para detalles acerca de la suplementación de testosterona.

Androsteneidona

Esta hormona esteroide es una precursora de la testosterona y los estrógenos, y puede teóricamente actuar como un precursor de DHEA. Segregada desde las suprarrenales y los ovarios a la circulación, tiene sus propios trabajos antes de ser convertida en otras hormonas. En las mujeres mayores, la androsteneidona viaja desde los ovarios hasta las células grasas, donde se convierte en estrógenos.

La androsteneidona es un suplemento popular para los físico culturistas quienes la usan para aumentar sus niveles de testosterona, aumentando la masa muscular y disminuyendo el tiempo necesario para recuperarse del ejercicio pesado. Muchos de los efectos positivos de la testosterona suplemento-- incluyendo el aumento en la energía, líbido y el sentido de bienestar-- también han sido atribuidos a la androsteneidona, y esto debido a su conversión en testosterona.

La androsteneidona puede estar involucrada también en mantener la fuerza de los huesos por que se convierte en testosterona, lo que ayuda a desarrollar músculos y hueso, y el estradiol, lo que ayuda a retardar la pérdida ósea.

CAPITULO 10

EL BALANCE HORMONAL Y
EL CICLO MENSTRUAL

El ciclo menstrual humano ha estado sujeto a la investigación científica desde 1890. La palabra *menstrual* viene de la palabra griega para "mes", lo cual se deriva de raíces más tempranas que significan "luna", o el período de tiempo de altibajos de una nueva luna a la siguiente. A pesar de un siglo de estudios, el entendimiento total del ciclo menstrual nos elude. Los trabajos de la naturaleza superan nuestros niveles de entendimiento.

Repasemos brevemente el ciclo menstrual una vez más. La entrada de la menstruación, es el flujo de sangre vaginal mensual. Desde la pubertad hasta la menopausia, el útero femenino prepara una cubierta gruesa y llena de sangre para un posible embarazo. Esta cubierta se elimina si la fertilización del óvulo no ocurre a tiempo, y la preparación de una nueva cubierta comienza de nuevo. Este ciclo ocurre en intervalos de aproximadamente un mes. Sabemos que este ciclo uterino está bajo el control de las hormonas segregadas por los ovarios llamadas estrógenos y progesterona.

El estrógeno domina la primera semana más o menos después de la menstruación, empezando la acumulación endometrial mientras los folículos de los ovarios son estimulados para comenzar el desarrollo de un óvulo. Además, el estrógeno causa un aumento en la mucosa vaginal, haciéndola más tolerante para la penetración masculina durante la actividad sexual, así como el aumento en la secreción de las glándulas del cervix, haciéndola más hospitalaria al esperma.

Alrededor de 12 días después del comienzo de la menstruación, los niveles en aumento del estrógeno (primordialmente estradiol) llegan a su pico y luego bajan mientras del folículo madura, y justo antes de la ovulación. Cuando el óvulo ha sido liberado desde el folículo, éste se convierte en corpus lúteo ("cuerpo amarillo" en latín), llamado así porque el folículo que produjo el óvulo parece como un pequeño cuerpo amarillo en la superficie del ovario. El corpus lúteo es el sitio de la producción de la progesterona, la cual domina la segunda mitad del mes menstrual, alcanzando un pico de alrededor de 20 mg por día. La producción de progesterona durante la fase lútea del ciclo (del día 12 al 26 del ciclo menstrual), lleva a la fase de maduración del desarrollo de la cubierta uterina llena de sangre llamada endometrio secretor, en anticipación de un óvulo posiblemente fertilizado. Además, la progesterona influencia a las glándulas cervicales, causando que las secreciones cambien de líquidas a pegajosas, como una clara de huevo sin cocinar.

El aumento de progesterona al momento de la ovulación también causa el aumento de temperatura en el cuerpo de alrededor de 1 °F, un descubrimiento usado frecuentemente para indicar la ovulación. Si el embarazo no ocurre dentro de 10 a 15 días después de la ovulación, los niveles de estrógeno y progesterona caen abruptamente, disparando el derramamiento del endometrio secretor acumulado y el flujo menstrual de sangre. Si el embarazo ocurre, la producción de progesterona aumenta, y se evita este derramamiento de endometrio, preservando de esta manera al embrión en desarrollo. Mientras el embarazo progresa, la producción de progesterona es llevada a cabo por la placenta, y su secreción aumenta gradualmente a niveles de 300 a 400 mg por día durante el tercer trimestre.

El ascenso y caída del nivel hormonal

De esta manera, el aumento y la caída mensual de los niveles de estrógeno y progesterona explican los eventos de la menstruación. Pero ¿qué determina el ciclo sincronizado de estas dos hormonas? La respuesta se encuentra en dos hormonas segregadas por la glándula pituitaria del cerebro: la hormona gonadotropica que estimula a los folículos (FSH) y la hormona luteinizante (LH). Puesto de manera simple, el FSH hace que el ovario haga estrógeno, promueve la maduración del folículo y, al mismo tiempo, sensibiliza a los receptores del folículo al LH. Mientras tanto, el LH aumenta un día o dos artes de la ovulación, disparándola, y luego, cae dramáticamente mientras el corpus lúteo se convierte en progesterona.

Ahora la pregunta es: ¿Qué determina la maravillosa sincronía del FSH y el LH? La respuesta está en el hipotálamo, en el cerebro límbico, un primitivo sistema de control notablemente complejo y sensible. El hipotálamo está situado inmediatamente sobre la pituitaria, desde donde monitorea no sólo los niveles de estrógeno y progesterona, sino también los varios efectos del cuerpo que están creando y, produce y envía a la pituitaria una hormona hecha de 10 aminoácidos ligados llamados hormona liberadora de gonadotropina (GnRH), la que es responsable de la liberación de una o ambas gonadotropinas, FSH y LH. Hasta el día de hoy, no se sabe cómo una sola hormona del hipotálamo puede controlar a ambas FSH y LH.

El ciclo hormonal reproductivo que acabamos de describir está dibujado en la figura 6.

Otra ilustración de los cambios hormonales durante un ciclo menstrual normal se muestra en la figura 7.

Como debe imaginarse, el mecanismo completo de acción de este núcleo vital dentro del hipotálamo está más allá del conocimiento presente. Podría ayudar, sin embargo, saber que el cerebro límbico, del cual el hipotálamo es una parte, es un centro de información y bio-retroalimentación, con múltiples centros neurales compartiendo e integrando condiciones bioquímicas, hormonales, inmunológicas y emocionales. Funciona como una gigantesca computadora análoga, con capacidad de formular y enviar señales a la pituitaria, así como controlar el balance de nuestro sistema nervioso autónomo y los moduladores inmunológicos, y crear para nosotros, nuestro sentido de las emociones y sus respuestas fisiológicas. Cuando todo esto es comprendido lo suficiente, no cabe duda de que la menstruación puede ser afectada por los estados emocionales como el estrés, la dieta, otras hormonas, enfermedad y medicamentos de todo tipo.

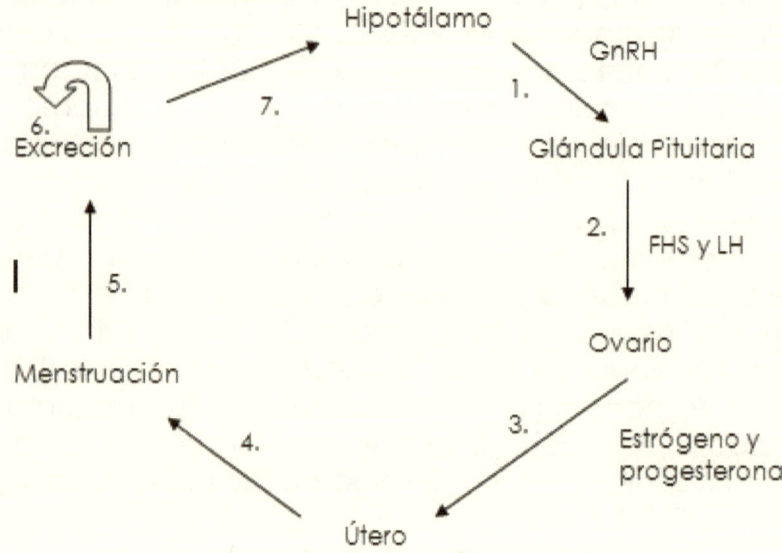

Figura 6:

1. Los bajos niveles de estrógeno y progesterona estimulan al hipotálamo para que envíe la hormona liberadora de gonadotropinas (GnRH) a la pituitaria.

2. Estimulada por el GnRH, la pituitaria envía la hormona estimuladora del folículo (FSH) al ovario, el cual inicia la maduración del óvulo en folículos y la producción de estrógeno. En alrededor de 10 días, el alto nivel de estrógeno señala la producción pituitaria de la hormona luteinizante (LH), que promueve la ovulación.

3. Los folículos del ovario en maduración producen estrógeno, el cual promueve la proliferación de células endometriales. Después de la ovulación, el folículo (ahora el corpus lúteo) produce progesterona,

la cual se convierte en la hormona gonadal dominante durante la segunda mitad del ciclo y convierte el endometrio proliferativo en endometrio secretor.

4. Si no ocurre el embarazo, el corpus lúteo se envuelve y la producción de estrógeno y progesterona cae, una señal para el derramamiento del endometrio.

5, 6. Los niveles de estrógeno y progesterona en suero cae mientras son metabolizados y excretados del cuerpo por medio del hígado (bilis) y la orina.

7. La calidad del estrógeno y la progesterona es detectada por el hipotálamo, el cual entonces inicia otra ronda de GnRH, iniciando así un nuevo ciclo.

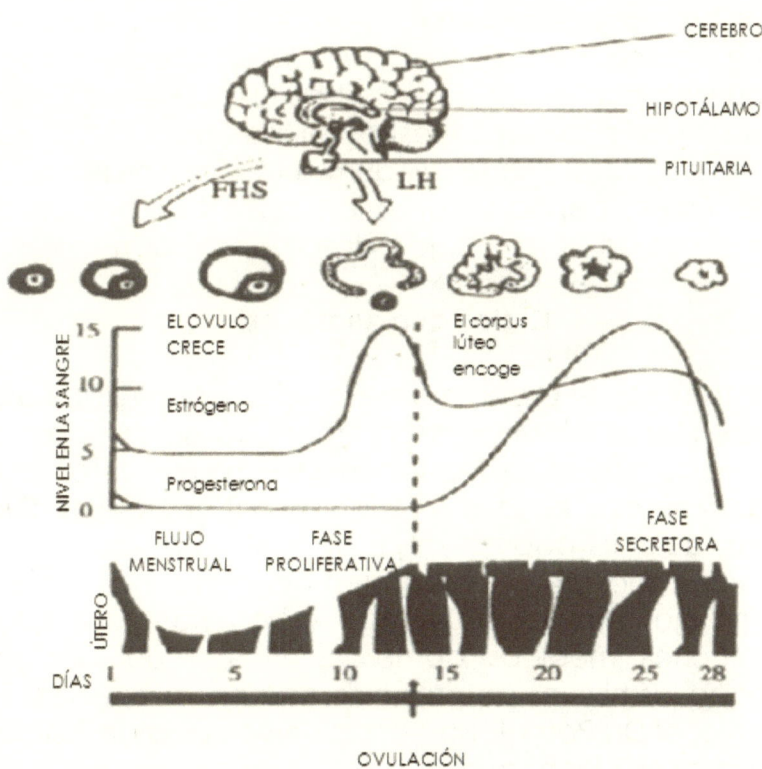

Figura 7: Ciclo menstrual normal.

Claramente, este es un delicado sistema que sería mejor no manipular a menos que exista una muy buena razón para hacerlo. Este sistema es afectado profundamente cuando se prescriben progestinas sintéticas en los parches y píldoras de control natal, o en el TRH convencional. Cuando los varios receptores hormonales de la pituitaria y del hipotálamo están llenos con hormonas alteradas sintéticamente, como en las píldoras anticonceptivas y el TRH, el resultado neto es la inhibición de las hormonas naturales. En el pasado, algunos de estos medicamentos daban por resultado la pérdida permanente de la función ovárica (amenorrea), con consecuencias frecuentemente trágicas para las mujeres que las usaron. Las largas listas de efectos secundarios potenciales para cada una de las progestinas no parecen detener su uso. La confusión creada dentro del hipotálamo por la ausencia de las hormonas verdaderas hará eco a través de este centro límbico, con efectos que no serán reorganizados por nuestro doctor. Un desequilibrio en el sistema límbico puede llevar a una respuesta inmunológica disminuida, una respuesta suprarrenal disminuida, desórdenes del sueño, úlcera péptica, depresión, ansiedad, pánico, ira, desórdenes de aprendizaje y desórdenes hormonales.

Ciclos anovulatorios.

Existe también el problema de los ciclos anovulatorios, o ciclos en los que las mujeres premenopáusicas no ovulan aunque continúen menstruando. Se sabe que esto ocurre en las mujeres atletas que llevan un entrenamiento físico severo, quienes podrían dejar de menstruar totalmente. Los ciclos anovulatorios también ocurren en las mujeres que no ejercitan, como se ha hecho evidente a través de muchos médicos como yo mismo, quienes han probado los niveles de progesterona en las mujeres. Por ejemplo, el Dr. Peter Ellison de la Universidad de Harvard analizó los niveles hormonales salivarios en 18 mujeres con ciclos regulares, y activas sexualmente, edad promedio de 29 años, y descubrió que siete de ellas no estaban ovulando. Yo creo que los ciclos anovulatorios son una epidemia entre las mujeres de los países industrializados. Mientras otros factores como la nutrición, el estrés y hacer demasiado ejercicio, podrían estar implicados, el factor más importante para el ciclo anovulatorio es más probablemente nuestra exposición a los xenoestrogenos. Sin ovulación, no resulta un corpus lúteo, no se hace progesterona y el resultado es la dominancia del estrógeno. La gráfica en la figura 8 muestra los niveles hormonales durante períodos anovulatorios cuando no se produce progesterona.

Algunos problemas pueden ser el resultado de los ciclos anovulatorios. Uno es la presencia en todo el mes del estrógeno sin oposición con todos sus efectos secundarios, incluyendo el síndrome conocido como SPM. Otro es el generalmente no reconocido problema del papel de la progesterona en la osteoporosis. La medicina contemporánea aún no se da cuenta de que la progesterona estimula la formación de hueso nuevo. Un tercero es la relación entre la pérdida de progesterona y el estrés. El estrés influencia la función cerebral límbica, incluyendo el funcionamiento del hipotálamo. El estrés (y una mala dieta) puede también inducir los ciclos anovulatorios. La falta consecuente de progesterona interviene con la producción suprarrenal de corticosteroides por la cual uno normalmente responde al estrés. Los efectos del estrés son por lo tanto aumentados, predisponiéndonos a los ciclos anovulatorios, creando así un círculo vicioso.

Debería ser obvio que el balance hormonal no puede ser alcanzado si los doctores continúan ignorando el problema de la deficiencia de progesterona. Ya que los niveles de progesterona son raramente evaluados, la mayoría de los doctores no saben que sus pacientes con menstruación podrían ser deficientes en progesterona. El recetar estrógenos y tranquilizantes no resolverá sus problemas.

Una corolaria igualmente obvia, es que debemos disminuir nuestra exposición a los xenoestrogenos. Esto requiere de varios pasos: 1.) Aumentar la educación con respecto a los peligros y las fuentes de los xenoestrogenos; 2.) Disminuir el uso de xenoestrogenos como los pesticidas petroquímicos, plásticos y algunos solventes volátiles; y 3.) Aprender a comer alimentos que no sólo tengan una baja carga de xenoestrogenos petroquímicos, sino que también sean buenas fuentes de fitoestrógenos, los compuestos del estrógeno benignos de las plantas que competirán por los receptores, y a protegernos de los compuestos estrogénicos petroquímicos más tóxicos.

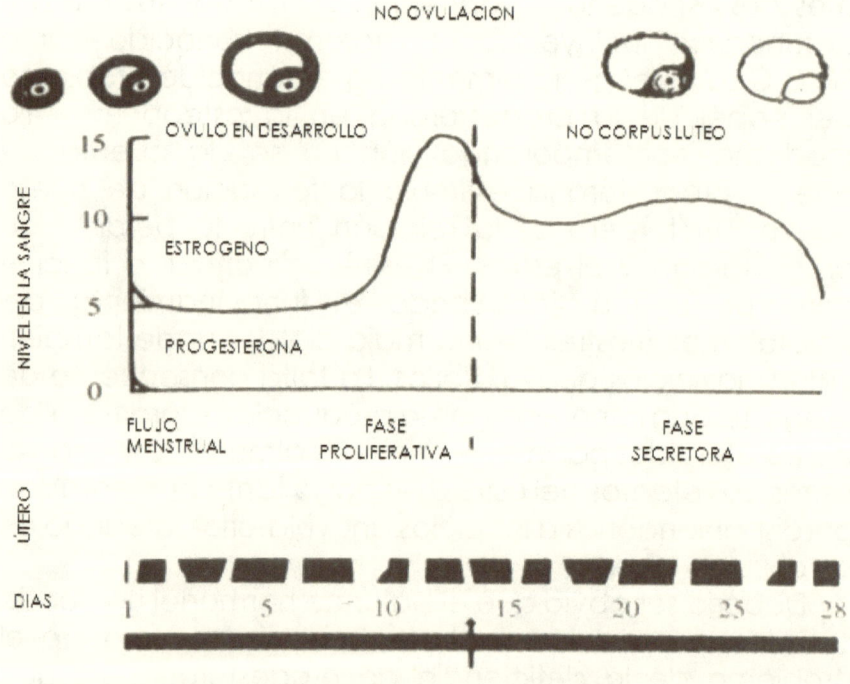

Figura 8: Niveles hormonales durante un ciclo menstrual anovulatorio.

PARTE II

BALANCE HORMONAL
Y
ENFERMEDAD

CAPITULO 11

LA PROGESTERONA Y
LOS SINTOMAS DE LA MENOPAUSIA

Éste debe haber sido el capítulo más fácil de escribir. Después de todo, los síntomas de la menopausia son la característica que define el "problema" de la menopausia. Aunque aún prevalece mucho misterio. No todas las mujeres que pasan a través de la menopausia tienen cualquiera de la variedad usual de síntomas, y los síntomas característicos de algunas mujeres norteamericanas y mujeres de países industrializados son raros en las culturas del tercer mundo. Aunque las estadísticas son difíciles de validar, las autoridades médicas enseñan que cerca del 50% de las mujeres en los Estados Unidos experimentan algún grado de bochornos durante la menopausia, y sólo el 15% busca tratamiento médico para estos. Aún, todas las mujeres que pasan a través de la menopausia experimentan una caída en el estrógeno. ¿Por qué sólo algunas de ellas experimentan síntomas de la menopausia? ¿Porqué otras mujeres en la menopausia de otras culturas no experimentan estos síntomas?

Temprano, durante mi carrera, cuando aún me sentía seguro de la educación médica que había recibido y antes de que supiera cualquier cosa acerca de la progesterona natural, fui visitado por una paciente quien primero me mencionó lo inadecuado de los tratamientos médicos. Ella tenía 62 años y bochornos muy severos y persistentes a pesar de años de terapia de reemplazo de estrógenos. Ella podía tolerar los bochornos pero, ella estaba preocupada por la pérdida de la líbido, su incapacidad de perder peso y el adelgazamiento de su cabello. Ella tenía sobrepeso y sabía que entre más estrógeno tomaba, más engordaba y más líquidos retenía.

Mi examen médico y de laboratorio no encontró nada anormal. En mi inocencia, creí que podría ayudarla. La puse en mi dieta baja en grasas y azúcar favorita, agregué pequeñas dosis de suplementos esenciales de vitaminas y minerales y traté de manipular sus suplementos de estrógenos para evitar la retención de líquidos y acumulación de grasas. Nada de lo que hice le ayudó. Con el estrógeno, ella tuvo una lubricación vaginal normal pero aún tenía bochornos y su líbido no estaba ahí.

Pero el fracaso es frecuentemente un mejor instructor que el éxito. Aunque desafortunadamente no fui de mucha ayuda para esta paciente, ella fue de mucha ayuda para mí. En mi intento de desenredar este problema, aprendí cuatro lecciones importantes:

1. No todas las mujeres con bochornos pueden ser apoyadas con suplemento de estrógeno.
2. La grasa aumenta los niveles de estrógeno en las mujeres post menopáusicas.
3. Las mujeres post menopáusicas más gruesas generalmente tienen niveles más altos de estrógeno que las mujeres delgadas.
4. Las mujeres post menopáusicas con niveles de estrógeno normales pueden sufrir de bochornos.

Algo más que la deficiencia de estrógenos está sucediendo. Veamos una vez más los síntomas asociados con la menopausia en algunas mujeres:

bochornos
atrofia y resequedad vaginal
retención de líquidos
aumentó de peso y grasas, especialmente en las caderas, muslos y abdomen

disturbios del sueño
disminución de la líbido
cambios de ánimo
dolores de cabeza, fatiga
lapsos de memoria a corto plazo, falta de concentración
piel seca, delgada y arrugada
adelgazamiento del cabello, algunas aumentan el vello facial
pérdida mineral ósea (osteoporosis)
dolores corporales difusos

El Misterio de la Menopausia

Sé que esto sonará inverosímil, pero la verdad es que realmente no entendemos totalmente lo que ocurre durante la menopausia y por qué el ciclo menstrual llega a su fin. El punto de vista médico prevaleciente acerca de la menopausia es que cuando una mujer se queda sin óvulos, deja de menstruar y va hacia la menopausia. Sin embargo, esto es mayormente teoría. La teoría prevaleciente dice que una mujer nace con todos sus folículos ya formados. De los millones de folículos presentes antes del nacimiento, cerca de 300,000 están presentes en la pubertad. Con cada ciclo menstrual, aún aquellos ciclos donde la ovulación se suprime con hormonas de control de natalidad, cientos de óvulos desaparecen. Cuando quedan solamente cerca de 1000 óvulos, raramente ocurre en la ovulación, aunque la producción de estrógenos siga siendo adecuada para la menstruación. Por lo tanto estas mujeres continúan menstruando y se encuentran en un estado de dominancia de estrógeno. En otras palabras, la pérdida de la fertilidad se debe a la desaparición de los folículos y de sus óvulos más que por la edad.

La causa o causas de la menopausia aún no son claras. En algunas mujeres, el hipotálamo deja de producir GnRH-- presumiblemente un cambio genéticamente programado-- mientras en muchas otras, el GnRH y las hormonas pituitarias, FSH y LH, continúan siendo producidas a niveles regulares y aún así los ovarios no responden o no pueden responder. Esta última situación es en la que más probablemente aparecerán los bochornos. El ovario es la liga débil en el ciclo de eventos. Aunque se ha culpado tradicionalmente a una nutrición pobre y al estrés, la causa más probable es una disfunción de los ovarios causada por xenoestrogenos, una circunstancia no anticipada por la madre naturaleza.

La fertilidad es también una función del número de óvulos maduros que una mujer produce cada mes. Independientemente de cuantas veces una pareja tenga contacto sexual, la probabilidad mensual de una mujer de 38 años para concebir es solamente un cuarto que las probabilidades de una mujer menor de 30 años, pues libera menos o ningún óvulo. La incidencia de defectos de nacimiento también aumenta cuando el hombre y la mujer envejecen, aunque el mecanismo exacto de cómo ocurre esto no está claramente entendido.

Una breve mirada a la Premenopausia

Los síntomas de la menopausia pueden empezar tanto como una década antes de que la menstruación se detenga por completo. Esto se debe al creciente número de mujeres que están teniendo ciclos anovulatorios a mediados de los 30 años de edad. Cuando esto ocurre, podrían menstruar pero no ovular. Como hemos visto, la mayoría de la progesterona es producida por el corpus lúteo, formado al tiempo de la ovulación. Si no hay ovulación, los niveles de progesterona caen dramáticamente. Si hay muy poca progesterona, el estrógeno domina el ambiente hormonal. Los ciclos anovulatorios pueden ser regulares o irregulares, aunque frecuentemente una mujer se da cuenta de que su flujo menstrual es diferente, usualmente más pesado o más largo.

La baja progesterona premenopáusica causada por ciclos anovulatorios, puede llevar a la dominancia de estrógeno antes de la menopausia. Es interesante notar que la edad más común para las fases iniciales del cáncer uterino y de mama es de cinco años o más antes de la menopausia, mucho antes de que los niveles de estrógeno caigan, pero en coincidencia con la caída de la progesterona.

Para señalar los muchos problemas de salud que ocurren de 10 a 15 años antes de la menopausia, fui coautor del libro *Lo que tu doctor podría no decirte acerca de la premenopausia* (Warner Books, 1998). En él usted encontrará información detallada acerca del SPM, la hiperlapsia cervical, fibroides, endometriosis, anticonceptivos orales, y mucho más.

Caída de estrógenos y progesterona, aumento de la GnRH, y los bochornos

Alrededor de la edad de 45 a 50 años, a veces un poco antes un poco después, los niveles de estrógeno comienzan a bajar. Cuando caen por debajo de los niveles necesarios para señalar a la cubierta uterina que se engruese y junte sangre, el flujo menstrual comienza a hacerse menor o irregular, eventualmente deteniéndose totalmente.

Volvamos a cero y echemos un vistazo a los bochornos, el sello de los síntomas de la menopausia. La explicación prevaleciente para los bochornos es como sigue: Recuerde aquella área (que llamaremos el centro GnRH) en el hipotálamo que monitorea los niveles de estrógeno y progesterona. Cuando los niveles caen, este centro hace GnRH, el cual estimula a la pituitaria para que haga hormonas (FSH y LH), lo que a su vez se convierte en la producción de los ovarios del estrógeno y la progesterona. El aumento en estas hormonas inhibe la producción de GnRH. En la menopausia, los niveles de estrógeno caen y los niveles de progesterona ya están bajos. Los ovarios ya no responden al aviso del FSH y el LH.

Cuando los ovarios no responden a las señales del FSH y el LH por medio de la ovulación, el sistema de señalamiento de las hormonas puede dañarse. En efecto, el hipotálamo comienza a "gritar," tratando de decirle a la pituitaria que les diga a los ovarios que ovulen. La incapacidad de los ovarios para responder se debe mayormente al agotamiento de los óvulos y los folículos. Esta actividad de señales del hipotálamo y la pituitaria comienza a afectar áreas adyacentes del cerebro, que llamaremos el centro vasomotor, y éstas son las mujeres quienes tienen bochornos y sudoraciones nocturnas. Además de los bochornos, la actividad aumentada del hipotálamo puede causar cambios en el ánimo, fatiga, sentir que hace frío y respuestas inapropiadas de otros estresantes. Muchas mujeres tendrán síntomas de hipotiroidismo a pesar de tener niveles de hormonas tiroidales normales.

En pocas palabras:

1. El centro GnRH señala efectivamente el incremento de la síntesis de estrógeno y progesterona.
2. El estrógeno y la progesterona elevados inhiben la liberación de GnRH.
3. Después de la menopausia, los ovarios ya no hacen estrógeno y progesterona.
4. La falta de respuesta del estrógeno y la progesterona resulta en el aumento de actividad en el centro GnRH.
5. La actividad GnRH aumentada activa el centro vasomotor, causando bochornos y sudoración.

Es importante reconocer que el centro GnRH monitorea al estrógeno y la progesterona. Así, ya que la mujer post menopáusica continúa haciendo estrógeno en niveles respetables y hace menos o nada de progesterona, los bochornos podrían responder bien a la suplementación de progesterona. Los bochornos también responderán a dosis mucho más pequeñas de suplemento de estrógeno cuando se agregue progesterona. Hasta las progestinas sintéticas como la Provera o Megace han sido efectivas al tratar los bochornos, indicando además que el estrógeno por sí mismo no es el único factor en los bochornos.

La verdad es que el estrógeno es sólo una parte de la menopausia y ciertamente, no lo cura todo. De hecho, en estos días hay muchas más quejas acerca de los efectos secundarios de tomar estrógeno que de los síntomas de la menopausia.

Deficiencia de progesterona

Si tanto depende la salud de una mujer de un nivel consistente de progesterona, ¿por qué ocurre la deficiencia de progesterona en la menopausia en las sociedades occidentales? ¿La madre naturaleza cometió un error? La madre naturaleza no cometió ningún error; nosotros lo hicimos. Muchas plantas (cerca de 5,000 conocidas) hacen esteroles que tienen efectos progestogénicos. En las culturas no industrializadas que no están sujetas a los xenoestrogenos y cuyas dietas son ricas en vegetales frescos de todos tipos, la deficiencia de progesterona es rara. No sólo la mayoría de mujeres en estas culturas tienen ovarios saludables con folículos saludables produciendo suficiente progesterona, sino que en la menopausia, sus dietas les dan suficientes sustancias progestogénicas para mantener un instinto sexual alto, huesos fuertes y un paso por la menopausia libre de síntomas.

Nuestra fuente de alimentos usa muchas comidas procesadas y alimentos que son escogidos días antes de ser vendidos. Su contenido vitamínico y su nivel de esteroles caen. No recibimos las sustancias progestogénicas que recibieron nuestros antepasados. Un artículo en la *lancetaa* reportó que la densidad mineral ósea de los esqueletos encontrados en una iglesia en Inglaterra del año 1729 mostraba mejores huesos en todas las edades comparados con los esqueletos de hoy. Es posible que el ejercicio y la dieta hayan tenido algo que ver.

Una caída en la progesterona puede causar una caída en la producción de corticosteroides, llevando a otro paquete de síntomas. Como puede ver en la figura

9, la progesterona es un precursor importante de las hormonas corticosteroides aldosterona y cortisol, hechas en la corteza suprarrenal. Estos corticosteroides no son hechos por medio de otras hormonas. Son responsables del balance mineral, control de azúcar y respuesta al estrés de todos tipos, incluyendo trauma, inflamación y emocional. La falta de corticosteroides puede llevar a la fatiga, disfunción inmunológica, hipoglucemia, alergias y artritis. Frecuentemente, la suplementación de progesterona resuelve efectivamente estos problemas.

La corteza suprarrenal también es capaz de hacer progesterona, principalmente para su papel precursor de hacer corticosteroides, pero muchas mujeres están tan estresadas tratando de trabajar, criar niños y ser esposas, que al final de los 30 años y a principios de los 40 años, sus glándulas suprarrenales ya no tienen nada que dar. Yo creo que cuando las mujeres occidentales dejan de hacer progesterona en sus ovarios y su corteza suprarrenal, y su cerebro necesita recoger 100% de esa función para producir corticosteroides, no queda más progesterona para otras funciones, como el balance de los niveles de estrógeno. Las suprarrenales de muchas mujeres en las culturas occidentales están tan agotadas que no pueden hacer progesterona suficiente para hacer corticosteroides. Este puede ser un factor importante en el síndrome de fatiga crónica, que es tan común en las mujeres de alrededor de 40 años.

La menopausia y el estrógeno

Recuerde, el mito prevaleciente en la medicina es que la menopausia es una enfermedad de deficiencia de estrógenos, pero los niveles de estrógeno caen solamente de 40 a 60% en la menopausia, mientras que la progesterona cae casi a cero.

Una de las paradojas de la delicada danza de las hormonas en el cuerpo de una mujer es que el estrógeno y la progesterona, aunque mutuamente antagónicos en algunos de sus efectos, cada uno sensibiliza sitios receptores del otro. Esto es, la presencia del estrógeno hace a algunos tejidos del cuerpo más sensibles a la progesterona, y la presencia de la progesterona hace lo mismo para el estrógeno. Cada uno prepara al cuerpo para ser más sensible al otro-- un interesante ejemplo de la eficiencia de la naturaleza.

La progesterona tiene un efecto opuesto o equilibrante en el estrógeno. Cuando los niveles de progesterona caen cerca del cero, tenemos dominancia de estrógeno, lo cual causa una larga lista de síntomas desagradables. La combinación estrógeno no necesariamente significa que una mujer tiene demasiado estrógeno; simplemente significa que los niveles de estrógeno son relativamente más altos que los de progesterona, creando un desequilibrio hormonal con sus efectos secundarios estrogénicos.

Cuando el estrógeno no tiene oposición (por ejemplo cuando no hay progesterona), lleva riesgos de salud. La medicina reconoce que el estrógeno sin oposición aumenta el riesgo del cáncer endometrial, por ejemplo, y probablemente promueve el cáncer de mama. Aún no está generalmente entendido que el estrógeno altera la función de las membranas de las células de tal manera que el sodio y el agua entran a las células del cuerpo, mientras pierden el potasio y el magnesio. Esto resulta en un edema intracelular o hinchazón y retención de líquidos. El estrógeno también promueve la retención celular anormal de cobre y la pérdida de zinc. Estos importantes cambios en electrolitos intracelulares y edema celular, explican los cambios de ánimo, la pérdida de concentración y los dolores que sufren las mujeres menopáusicas, aún con reemplazo de estrógenos. La progesterona, por otro lado, trabaja para proteger la membrana celular de éstos problemas inducidos por el estrógeno.

Los andrógenos y la menopausia

Los andrógenos son hormonas que tienen efectos masculinizadores. En las mujeres son hechos primordialmente en los ovarios y en las glándulas suprarrenales. Las hormonas andrógenas incluyen la testosterona, la dehidrotestosterona, el androstaneidol, la androstenediol, y dos débiles hormonas androgénicas, la androsteneidona y la dehidroepiandrosterona (DHEA). La hormona precursora a los andrógenos es la pregnenolona, la cual luego sigue un camino ya sea a través de la progesterona o del DHEA. Los llamaremos el camino de la "progesterona" o el camino de la "DHEA".

La figura 9 muestra un diagrama simplificado de ambos caminos.

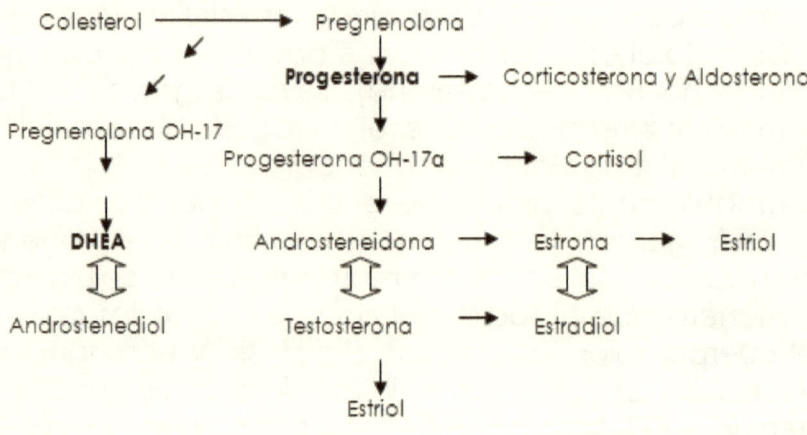

Figura 9: Los caminos de la síntesis de las hormonas DHEA y la progesterona.

El camino DHEA es más activo en los hombres que en las mujeres y puede ocurrir en ambos, los testículos y las suprarrenales. En las mujeres que ovulan, ambos caminos son operativos. Sin embargo, en los ovarios una enzima altamente efectiva llamada *aromatasa* rápidamente convierte los andrógenos el estrógeno, quitándoles así a las mujeres los efectos masculinizadores de los andrógenos. En la menopausia, cuando la función de los ovarios disminuye, el camino suprarrenal del DHEA se hace más activo en las mujeres. Pueden experimentar síntomas como la pérdida del cabello y el crecimiento del vello en la cara y los brazos, causado por un cambio en los caminos de las hormonas que favorece a los andrógenos. Su grasa corporal se convierte en una reserva para los andrógenos más importantes, algunos de los cuales son convertidos en estrona, un estrógeno. En las mujeres de cuerpo amplio se pueden obtener cantidades significativas de estrona por la conversión de los andrógenos guardados en la grasa. Siendo así el hecho de que después de la menopausia, los índices de andrógenos/estrógenos cambian en favor de los andrógenos, llevando frecuentemente al crecimiento del vello corporal y facial y calvicie. Mi experiencia clínica es, que la suplementación de progesterona frecuentemente resulta en la desaparición del vello facial y el crecimiento del cabello. ¿Por qué será esto?

El más activo de los andrógenos es la testosterona, que también es un producto del camino suprarrenal del DHEA. En las mujeres, cerca del 99% de su testosterona se une a otras sustancias y por lo tanto no está disponible como una hormona activa. El índice en el que la testosterona disponible sale del cuerpo de la mujer, es relativo al balance hormonal de ella. El estrógeno disminuye la eliminación de testosterona mientras que la progesterona lo aumenta. Así, cuando el estrógeno es dominante, la eliminación de testosterona disminuye, aumentando el efecto de la testosterona disponible. Cuando la progesterona se agrega, la eliminación de testosterona aumenta, y sus efectos androgénicos disminuyen.

¿Qué puede hacerse para los síntomas de la menopausia?

El hilo común que corre a través de todas estas condiciones es la dominación del estrógeno en relación con una insuficiencia relativa de la progesterona. La gran mayoría de los problemas de la menopausia pueden ser evitados por una buena nutrición, la prevención de las toxinas, el ejercicio regular, y la suplementación adecuada, si está indicado para el equilibrio hormonal, con progesterona natural y cuando sea necesario, el estrógeno y la testosterona.

CAPITULO 12

EL BALANCE HORMONAL
Y LAS SUPRARRENALES
Y LA GLÁNDULA TIROIDES

Cuando sucede como la naturaleza lo dispone, la menopausia no es una detención repentina de los períodos menstruales. No es un evento, como un cumpleaños. Es un largo y gradual proceso de disminución de niveles hormonales. Eventualmente los niveles hormonales caen por debajo del punto necesario para crear un ciclo menstrual. Hasta este momento, a través de este libro he estado aludiendo al período de tiempo en la vida de una mujer llamado *premenopausia*, la década más o menos antes de la menopausia cuando las funciones del sistema reproductivo de una mujer comienzan a disminuir. En los países agrarios no industrializados es un tiempo sin incidentes. En los países occidentales industrializados, es un tiempo cuando numerosas mujeres sufren de fatiga crónica, aumento de peso, cambios de ánimo, niveles inestables de azúcar en la sangre y un rápido envejecimiento. Las mujeres que han esperado para tener niños pueden descubrir que son infértiles. ¿Qué ha salido mal?

Premopausia y Estrés

Existen claras razones fisiológicas y bioquímicas para los problemas de la premenopausia, pero las necesidades de la mujer en total-- incluyendo los aspectos emocionales, mentales y espirituales-- necesitan ser tomadas en cuenta si queremos llegar a la raíz de las causas. Con el riesgo de sonar poco científico, démosle un vistazo al cuerpo femenino de una manera que le debe mucho a la medicina china y a los conceptos del Ying y el Yang. Esta será una explicación simplificada, pero será suficiente para los propósitos de ilustrar mi punto.

En su esencia el cuerpo femenino es el Ying y el cuerpo masculino es el Yang. Cada uno contiene algo del otro, pero el Ying predomina para las mujeres y el Yang para los hombres. El Ying es oscuro y tosco. La personalidad del Ying tendería a ser pasiva, introvertida, calmada, intuitiva y suave.

El Yang es ligero y abstracto. La personalidad Yang tendería a ser activa, extrovertida, enfocadas, agresiva, lógica e impaciente.

Los estrógenos, las hormonas responsables del desarrollo sexual femenino, y la progesterona, la hormona progestacional, tienden a producir el comportamiento Ying. La testosterona y el DHEA, dos de las hormonas responsables para el desarrollo sexual masculino, tienden a producir el comportamiento Yang.

El ambiente de crear niños naturalmente favorece los atributos femeninos o Ying. El mundo de los negocios naturalmente favorece los atributos masculinos o Yang. ¿Qué es lo que ocurre cuando una mujer se encuentra pasando sus días en un ambiente que es muy Yang, como lo hacen muchas mujeres trabajadoras en estos días? Para luchar y sobrevivir, ella minimizará sus aspectos Ying y maximizará sus aspectos Yang. Su cuerpo prestara atención a estas señales y responderá de acuerdo a ellas. La mujer ejecutiva exitosa estereotipo es delgada, con buena condición y muscular—Yang. La figura estereotipo de una madre es de pecho, cadera y muslos amplios—Ying. Estas diferencias en los papeles funcionan bien cuando la vida de una mujer está balanceada, cuando tiene suficiente tiempo y energía para desarrollar ambos lados. Pero tomemos a una mujer que trabaja tiempo completo, tiene un par de chicos, y un esposo que también trabaja y tenemos la receta de un desequilibrio y estrés. Esta mujer estará jalando sus atributos Yang a expensas de sus atributos Ying. Probablemente estará exhausta de manera crónica, siempre "encendida," sin tomar tiempo para ella. Está constantemente forzada a presionar los límites de su tolerancia. Raramente tiene tiempo para pasar con sus hijos o con ella misma, sin mencionar a su esposo. En un esfuerzo para mantener su estilo de vida, sus glándulas suprarrenales están constantemente bombeando hormonas que serán usadas para situaciones de "pelear o volar" y eventualmente se volverán cansadas, lentas y agotadas. Su cuerpo tiene el mensaje de que la supervivencia es una estaca. Los niveles de azúcar se hacen constantemente inestables. La digestión va mal ya que no absorben los nutrientes apropiadamente. Los ovarios responden apagándose en favor de la supervivencia. Cuando sus ovarios se apagan, la producción de progesterona solamente ocurre en las suprarrenales, pero no están funcionando y ella no está obteniendo suficiente progesterona debido a sus hábitos dietarios pobres, así que se vuelve deficiente en progesterona y estrógeno-dominante.

La dominancia de estrógeno causa todos los signos familiares de fatiga, depresión, falta de deseo sexual, aumento del peso, retención de líquidos, dolores de cabeza y cambios en el estado de ánimo. A finales de los 30 años y a principios de los 40, quizás tenga pechos fibroquísticos, fibroides uterinos o endometriosis. La dominancia de estrógeno interfiere con la función de la tiroides, lo que aumenta su fatiga, así que ella tiene frío todo el tiempo y está subiendo de peso. Pero su doctor le da una prueba de función tiroidal y ésta sale normal; ella produce cantidades normales de tiroides, pero no están siendo usadas efectivamente. Sin darse cuenta del papel de la dominancia del estrógeno, su doctor frecuentemente le prescribe suplementos de tiroides.

Ella se pone a dieta continuamente, pero no resulta debido a que su metabolismo también se ha puesto en modo supervivencia, lo que quiere decir, demasiado lento. Debido a sus suprarrenales más lentas, encuentra muy difícil salir de la cama en la mañana. ¿Esto le suena familiar? Es un escenario demasiado común. De hecho me aventuro a decir que es una epidemia entre las madres trabajadoras entre los 30 y 40 años. Pero los problemas de la premenopausia no se limitan de ninguna manera a las madres trabajadoras. Aún sin niños, las mujeres que tienen una carrera y desarrollan sus atributos Yang a expensas de sus atributos Ying, son más propensas a sufrir de los desequilibrios hormonales.

Otra fuente importante del estrés hormonal son los xenoestrogenos. Como lo mencioné anteriormente, las personas que viven en una cultura industrializada estarán expuestas continuamente a las fuentes ambientales de los derivados petroquímicos que llevan potentes activos "estrogénicos". Éstas fuentes incluyen a los pesticidas, herbicidas, contaminación automotriz, hidrocarbonos policíclicos aromáticos (PAHs) bifenilos policlorinados (PCBs) y nonilfenoles que se encuentran en muchos detergentes. En las hembras, los resultados pueden ser ovarios engrandecidos, posibles tumores en los ovarios, cáncer de mama y la "quema" de los folículos de los ovarios, contribuyendo al síndrome de la premenopausia. En los machos, los resultados incluyen la atrofia de los testículos, bajo conteo de espermas, pene pequeño y posiblemente cáncer de próstata.

Para agregar insulto a la injuria, una vez que comienza el ciclo anovulatorio, el insidioso proceso de la osteoporosis lo sigue. La progesterona, la hormona que construye huesos, falta. Una dieta pobre y la falta de ejercicio sacan el calcio del hueso más rápido de lo que se recupera. Muchas mujeres llegan a la menopausia con una avanzada osteoporosis, habiendo perdido ya del 25 al 30% de la masa ósea.

El "quemado" del folículo

Es difícil decir si el agotamiento suprarrenal o los ciclos anovulatorios llegan primero. Los ciclos anovulatorios son aquellos en los cuales las mujeres no ovulan. No se libera un óvulo dentro de la trompa de Falopio para su viaje hacia el útero y no se libera ninguna progesterona. La mujer anovulatoria aún menstruará porque el estrógeno aún está presente, pero los niveles de progesterona estarán bajos debido a que no hay un corpus lúteo presente para producirlo. Los ciclos anovulatorios se están haciendo comunes en las mujeres alrededor de los 30 años de edad, mucho antes de la menopausia. La Dra. Jerilynn Prior, profesora de endocrinología en la Universidad de la Columbia británica en Vancouver, Columbia británica, Canadá, descubrió que era muy común que las mujeres atletas (quienes desarrollaron osteoporosis a pesar de los niveles normales de estrógeno) tuvieran períodos anovulatorios. Sí estuvieron entrenando lo suficiente, hasta sus períodos se detendrían. Sin embargo, cuando Prior descubrió un grupo de control de mujeres "normales" para sus estudios, ella descubrió que los ciclos anovulatorios entre mujeres de 30 a 40 años eran muy comunes. Cuando los Dres. Ben C. Campbell y Peter T. Ellison analizaron la variación menstrual de testosterona salivaria entre mujeres con ciclos regulares de entre 24 a 42 años de edad (edad promedio 29 años), también analizaron la progesterona salivaria durante la fase lútea y descubrieron que siete de las 18 mujeres no estaban ovulando. Más y más mujeres son verdaderamente deficientes de progesterona antes de la menopausia.

La constelación de estrés, dieta pobre, exposición a xenoestrogenos y la deficiencia de progesterona, probablemente causen el espectro de problemas de salud sufridos por muchas mujeres premenopáusicas. Además, los xenoestrogenos muy probablemente contribuyen al cáncer endometrial, de mama y de ovarios.

El exceso de estrógeno

No sólo la deficiencia de progesterona es común durante los años de la premenopausia, sino los niveles de estrógeno que tienden a fluctuar y a hacerse excesivos. Dos causas para esto, son los altos niveles de FSH y un asunto de energéticos. Cuando las mujeres con síntomas del síndrome de premenopausia llegan a la oficina del médico, frecuentemente se ordena una prueba de laboratorio de estradiol, FSH, y LH. Debido a que los niveles de progesterona están bajos, los niveles de FSH podrían estar altos. Los elevados niveles de FSH resultan en un aumento en la producción de estrógeno por los ovarios pero no de progesterona, debido al agotamiento de los folículos. El intento del hipotálamo para restaurar el balance hormonal es subvertido por el agotamiento del folículo y lleva en su lugar a la elevada dominancia del estrógeno. La mayoría de médicos, sin embargo, no se dan cuenta del agotamiento del folículo e interpretan el análisis como que la paciente no es verdaderamente menopáusica aún.

Otros investigadores como el Dr. Ellison indican otro posible mecanismo para este exceso de estrógeno que caracteriza a las mujeres premenopáusicas en los países industrializados. Se ha encontrado que cuando la ingesta de energía es baja (insuficiencia de calorías en la dieta) y los requerimientos de energía son altos (mas trabajo físico), los niveles de estrógeno de las mujeres caen, frecuentemente a niveles tan bajos que la fertilidad se ve afectadas. Esto es, durante los períodos de hambre, los índices de nacimiento caen. A la inversa, cuando la ingesta de energía es alta y los requerimientos de energía son bajos, los niveles de estrógeno aumentan. Este exceso de estrógeno frecuentemente produce un sangrado menstrual irregular y pesado así otros síntomas que reflejan los efectos secundarios del estrógeno sin oposición.

En mi práctica a través de los años, descubrí que los niveles de estrógeno en suero, tomados durante estos años de premenopausia revelan una gran variabilidad, no sólo de persona a persona sino también en cualquier mujer cuando estas pruebas se hacen aleatoriamente.

Una mujer premenopáusica me llamó para preguntarme lo que su nivel de estrógeno recientemente evaluado podría significar. Cuando le dije acerca de la variabilidad día a día y semana a semana de los niveles de estrógeno durante los años premenopáusicos, le pidió a su doctor que ordenara una serie de niveles semanales de estrógeno durante las semanas entre sus períodos. Después me llamó para reportarme que sus niveles de estrógeno en suero variaron desde una baja de 11 a un alta de 300 picos gramos/mililitro, con niveles intermedios de 60 y 220, ninguno de ellos apropiado para el tiempo de su mes menstrual. También reportó que su doctor estaba perplejo, diciéndole que él no había visto nada como esto antes. Yo le pregunté que si su doctor había hecho alguna vez exámenes seriales a alguien antes.

Así, entre las mujeres premenopáusicas en los países industrializados, existen oleadas de variaciones inapropiadas de estrógeno, un nivel generalmente más alto de lo normal de estrógeno, y una generalmente desconocida epidemia de deficiencia de progesterona. Cada uno de éstos contribuyen a la notable incidencia de síntomas pre menopáusicos que vemos en los Estados Unidos y otros países industrializados.

La siguiente es una lista de síntomas que pudieran ser sufridos por las mujeres premenopáusicas con dominancia de estrógeno:

Fatiga
Depresión
Aumento de peso
Retención de líquido
Dolores de cabeza
Pérdida del deseo sexual
Inestabilidad emocional
Incapacidad para manejar el estrés
Irritabilidad
Mama Fibroquística
Fibromas uterinos
Enodmetriosis
Bajo metabolismo
Síntomas de hipotiroidismo con niveles normales de T3 y T4
Azúcar inestable en la sangre

Deseo de cafeína, dulces y carbohidratos
Lentitud en la mañana.

Las glándulas suprarrenales

Las suprarrenales son dos pequeñas glándulas de más o menos el tamaño y forma de una pasa aplastada que está sentada sobre los riñones. Cada glándula suprarrenal está compuesta de una parte interior y otra exterior: la corteza exterior y la médula interior. Ambas médula y corteza, producen importantes secreciones que son parte de nuestras reacciones al estrés.

La médula suprarrenal juega un papel al regular al sistema nervioso simpático: Acelera el ritmo cardíaco, restringe los vasos sanguíneos y eleva la presión arterial y el azúcar en la sangre al segregar dos hormonas llamadas *epinefrina* (también llamada *adrenalina*) y la *norepinefrina* (noradrenalina). Probablemente reconoce el nombre epinefrina por que se pueden encontrar variaciones de esta hormona en las farmacias como remedio al resfrío y las alergias, que funcionan restringiendo los vasos sanguíneos. La epinefrina es la hormona que se segrega cuando está bajo estrés, induciendo la ahora famosa reacción "pelea o vuela" de Hans Selye en el cuerpo que nuestros ancestros evolucionaron para ayudarse a sobrevivir huyendo o peleando con sus atacantes. Cuando se libera la epinefrina, muchas cosas ocurren simultáneamente y rápidamente en el cuerpo: El corazón se acelera; la sangre se envía inundando al corazón, pulmones, músculos y cerebro, lejos del sistema digestivo; el azúcar es derramada en la sangre en grandes cantidades para proveer rápida energía; y la respiración es más rápida. Este es un gran sistema si necesita correr de, o pelear con un tigre dientes de sable. Si su jefe le está gritando, la respuesta es la misma, pero sus manifestaciones son suprimidas por partes más "altas" de su cerebro diciéndole que huir o pelear es contraproducente en esa situación. Su cuerpo se inunda con mensajes y reacciones contradictorias. Esto en sí es un factor en las enfermedades, la fatiga eventual y la enfermedad física.

Los sucesos que provocan una respuesta de pelea o vuela son llamados *estresantes*. Estrés es una palabra casera en estos días-- todos lo tenemos en un grado u otro. Tenemos los estresantes de los horarios agitados del día a día, embotellamientos del tráfico, resfriados y gripes, presión en el trabajo, problemas mecánicos y relaciones problemáticas. Luego tenemos los grandes estresantes como la muerte o la seria enfermedad de un ser querido, perder o tener un trabajo, un cambio de domicilio, tener un hijo, el matrimonio y el divorcio. Cualquiera de estos tipos de estresantes puede poner en acción a la médula suprarrenal con la epinefrina.

Regresando a la metáfora del Ying y el Yang, la epinefrina es una hormona muy Yang. Cuando somos estimulados por ella tendremos a estar muy alerta, enfocados y energéticos. Este tipo de energía es particularmente valiosa en el mundo de los negocios. Algunas personas se dejarán llevar por la respuesta a la ira o el miedo sólo para obtener un "golpe" de epinefrina. La mala noticia es que la epinefrina no es un hormona que deba usarse todo el tiempo-- está diseñada para ser usadas en emergencias en cortos períodos de tiempo de intensa energía. Si siempre estamos llamando a nuestra epinefrina para que nos levante, eventualmente caeremos presas de un desequilibrio y nuestra médula suprarrenal se agotará.

La corteza suprarrenal

La corteza suprarrenal segrega tres clases de hormonas-- glucocorticoides, mineral corticoides y andrógenos-- que juegan literalmente docenas de papeles al regular funciones corporales. Mientras que las secreciones de la médula suprarrenal proveen respuestas rápidas y a corto plazo al estrés inmediato, las hormonas de la corteza suprarrenal proveen respuestas a largo plazo para el estrés y la homeostasis, el mantenimiento del balance en las funciones corporales. Las hormonas de la corteza suprarrenal son frecuentemente consideradas esenciales para la vida. Cuando a los animales se les remueve su glándula suprarrenal sobreviven por largo tiempo si se mantienen en un ambiente de una nutrición apropiada y libre del estrés. Sin embargo, si se les pone bajo estrés significativo como la infección, trauma, hambre o fatiga, morirán rápidamente. Las hormonas suprarrenales corticales son esenciales para la vida porque la vida como la conocemos es estresante. Echemos un vistazo más de cerca a las tres hormonas de la corteza suprarrenal.

Los glucocorticoides más importantes son el cortisol y la hidrocortisona, que juegan un papel al regular el azúcar en la sangre; cómo se mueven los carbohidratos, proteínas y grasas dentro y fuera de las células; inflamación y función muscular. Si están presentes demasiados cortisoles (como de tumores suprarrenales corticales o dosis farmacéuticas del medicamento de cortisol), los síntomas son aumento de peso (especialmente alrededor de la cintura), desequilibrios en el azúcar de la sangre, adelgazamiento de la piel, músculo atrofiado y otras señales de envejecimiento. Las mujeres cuyos caminos glucocorticoides no están funcionando apropiadamente o quienes tienen deficiencia en las cortisoles (como del agotamiento suprarrenal por la falta de reserva suprarrenal después de un estrés prolongado, la nutrición), pueden tener fatiga, baja azúcar en la sangre, y a veces pérdida de peso y disfunción menstrual.

Los mineral corticoides, especialmente la aldosterona, regulan el balance de minerales en las células, principalmente el sodio y el potasio, pero el magnesio también es afectado. El estrés dispara la liberación de la aldosterona, la cual aumenta la presión arterial por su acción en las células del cuerpo de mantener el sodio y perder el potasio y el magnesio. La liberación a largo plazo a nivel estrés de mineral corticoides puede causar una deficiencia de potasio y un desequilibrio en el magnesio así como retención de líquidos crónica y alta presión arterial. La pérdida del magnesio es un factor exageradamente importante en nuestra salud en general, siendo el cofactor más común para la función óptima de las enzimas, pero la deficiencia de magnesio no es reconocida comúnmente por los exámenes de sangre estándar. Ya que es predominantemente un mineral intracelular, los exámenes estándar de suero (la parte líquida no celular de la sangre) no miden adecuadamente el magnesio. Una prueba de nivel de magnesio en los glóbulos rojos es mejor.

La corteza suprarrenal también hace a las hormonas sexuales, pero en muy pequeñas cantidades. Una hormona cortical, la DHEA, que es débilmente androgénica se hace en relativamente grandes cantidades en mujeres y hombres; su rango completo de funciones aún no es completamente entendido. Las hormonas sexuales, como ha descubierto al leer acerca del estrógeno y progesterona, juegan una parte importante al regular muchas funciones corporales y se unen intrínsecamente con el balance de las hormonas suprarrenales.

Como puede ver en la figura 9, el colesterol es un precursor de todas las hormonas sexuales y de la corteza suprarrenal y la progesterona es un precursor de la aldosterona, el mineralcorticoide que regula los fluidos en sus células y el cortisol. Esto significa que la aldosterona y el cortisol son hechos de la progesterona. Ahora que sabe que tan importante son la aldosterona y el cortisol para las funciones corporales, usted puede imaginarse el desorden que puede causar la deficiencia de progesterona en el balance hormonal y las funciones corporales. No cabe duda de que la mujer deficiente en progesterona sufre de muchas enfermedades.

Ahora también puede entender que el estrés crónico puede causar desequilibrios hormonales y hasta podría contribuir a la deficiencia de progesterona, ya que se usa para la "supervivencia," queriendo decir, la producción de hormonas suprarrenales, más que contribuir a todos los caminos hormonales, en particular a balancear y oponerse al estrógeno.

Apoyo Nutricional suprarrenal

No es sorprendente que la nutrición es tan importante para las glándulas suprarrenales como lo es para todos los tejidos del cuerpo. Pero en el caso de las glándulas suprarrenales, la vitamina C es singularmente importante: Las células de las glándulas suprarrenales usan la vitamina C a un ritmo mayor que cualquier otra célula. Su uso de la vitamina C varía en función de su necesidad, y su necesidad da lugar cuando el cuerpo está obligado a responder al estrés de cualquier especie. De ello se deduce que la deficiencia de vitamina C afecta negativamente el rendimiento de la glándula suprarrenal. El estrés crónico es más probable que conduzca al agotamiento suprarrenal o a la falta de reserva (función de la glándula suprarrenal "perezosa"), si los niveles de vitamina C son inferiores a los óptimos. La CDR (cantidad diaria recomendada) de 60 miligramos por día para la ingesta de vitamina C se basa en la necesidad de vitamina C en la salud de los adultos jóvenes sin estrés metabólico, la CDR no es apropiada para personas con estrés como enfermedad, infección, cirugía, traumatismos, fatiga o cualquier estrés metabólico, incluso el estrés psicológico.

La gran mayoría de los animales producen su propia vitamina C, según sea necesario. Cuando se ponen bajo tensión, su vitamina C aumenta su producción. Los seres humanos son uno de los pocos animales (junto con los monos Rhesus, conejillos de Indias, murciélagos come-corteza de la India, cerdos de Guinea y los pericos) que no producen su propia vitamina C, por lo que debe obtenerla de la dieta o suplementos. El animal típico con una tasa metabólica similar a los seres humanos hace unos 4 gramos (1 / 8 de onza o 4,000 mg) al día por cada 100 libras de peso corporal. Durante el estrés, su producción puede aumentar a 12 gramos al día por cada 100 libras de peso corporal. Ya que los humanos son parte del reino animal, es probable que la ingesta de vitamina C deba aproximarse al menos a 4 gramos por día para evitar el estrés inducido por el agotamiento de las glándulas suprarrenales. Incluso sin tensión excesiva, la ingesta de vitamina C debe ser 1 a 2 gr. por día para mantener los niveles óptimos. Esto no es fácil de hacer a través de la dieta solamente. Una naranja proporciona 60 miligramos de vitamina C. Para lograr un consumo de 1 gramo (1,000 mg) de vitamina C, uno tendría que comer aproximadamente 18 naranjas, por lo tanto la necesidad de suplementos de vitamina C.

El estrés metabólico de las reacciones a la oxidación es inevitable. Numerosos estudios muestran los beneficios de los antioxidantes naturales. Nuestra selección de dieta debe incluir antioxidantes óptimos tal como los que se encuentran en las frutas y hortalizas frescas de todo tipo.

Una mujer de mediana edad vino a mí con un problema de osteoporosis avanzada causada por 10 años o más de medicamentos de cortisona adoptados para el asma crónico. Ella había reducido alrededor de ocho pulgadas de altura. Todo intento de destetar a su cortisona, había dado lugar a los síntomas de la enfermedad de Addison, la debilidad severa como resultado de la insuficiencia suprarrenal y un retorno de su asma. Su corteza suprarrenal fue tan reprimida por el uso de la medicación a largo plazo con cortisona OPF que no podía volver a funcionar por sí misma. Le habían dicho que la causa de su asma alérgica fue la aspirina (acetil-salicilatos), que ella había evitado estrictamente. Nadie le había dicho que los salicilatos se encuentran naturalmente en los alimentos, yo le proporcioné una lista de alimentos que contienen salicilatos para evitar y recomendé la vitamina C en dosis divididas a 4 gramos por día, además de la crema de progesterona por su importante papel como precursor en la síntesis de la cortisona. Entonces le dije que redujera lentamente la dosis del medicamento con cortisona. Dos meses más tarde regresó sintiéndose bien y sin medicación, por primera vez en 10 años. Con el uso continuo de la progesterona, su pérdida ósea inducida por la cortisona había disminuido y, finalmente, sus huesos se hicieron más fuertes una vez más, reduciendo el riesgo de una fractura.

Varias lecciones se pueden aprender de ejemplos como este. El tratamiento de la causa de la enfermedad es mejor que el tratamiento de sus síntomas. El conocimiento y la aplicación de la nutrición es importante para la salud de todas las células. Ayudar a los mecanismos que dan la salud es mejor que la supresión de las funciones normales. Nuestra habilidad natural para sanar y estar bien es un activo demasiado grande como para ignorarlo (o inhibirlo).

Entrevista

¿Cómo afectan los niveles de cortisol en la función de la tiroides, el equilibrio hormonal y el envejecimiento?

Dr. David Zava, es bioquímico, investigador del cáncer de mama, un autor muy publicado de trabajos de investigación profesional, y director del laboratorio ZRT en Portland, Oregon, que hace modernos ensayos de hormonas en la saliva y pruebas de mancha de sangre. También es el coautor de Lo qué su médico podría no informarle sobre el cáncer de mama, *y un orador reconocido sobre el tema de las hormonas y los exámenes hormonales de saliva. Esta fue una entrevista con el Dr. Zava publicado en la edición de Marzo de 2003 de* La carta médica del Dr. John R. Lee.

JLML: El cortisol es necesario para casi todos los procesos dinámicos en el cuerpo, de la regulación de la presión arterial y la función renal, los niveles de glucosa y la creación de la grasa, la creación de músculo, la síntesis de proteínas, y la función inmune. Usted ha estudiado específicamente los efectos del cortisol sobre la función tiroidea.

DTZ: Sí, una de las funciones más importantes del cortisol es actuar en concierto o sinergia con la hormona tiroidea en el receptor a nivel de genes. El cortisol hace que la tiroides funcione más eficientemente. Una cantidad fisiológica de cortisol - ni demasiado alta ni demasiado baja, es muy importante para la función normal de la tiroides, por lo que una gran cantidad de personas que tienen un desequilibrio en los niveles de cortisol suprarrenal por lo general tienen síntomas similares a los de la tiroides, pero niveles normales de hormona tiroidea.

JLML: ¿Podría usted explicar la relación tiroides-cortisol en detalle?

DTZ: Una manera de entender la sinergia del cortisol y de la tiroides es pensar en tratar de dar vuelta a una gran válvula redonda con una mano, en lugar de dos manos, donde se puede realmente tomar firmemente y darle vuelta. Tanto la tiroides y el cortisol tienen que estar allí en las células, unidos a sus respectivos receptores a niveles normales, para de manera eficiente darle vuelta a la válvula y conseguir la expresión génica. Así que, cuando los niveles de cortisol están bajos, debido al agotamiento suprarrenal, la tiroides es menos eficiente al hacer su trabajo de aumentar la energía y la actividad metabólica. Cada célula del cuerpo tiene receptores para ambos cortisol y tiroides y casi todos los procesos celulares requieren el funcionamiento óptimo de la tiroides.

JLML: Y ¿qué es lo que sucede cuando los niveles de cortisol se elevan demasiado?

DTZ: Demasiado cortisol, una vez más, causado por la respuesta de la glándula suprarrenal a los factores de estrés excesivo, hace que los tejidos ya no respondan a la señal de la hormona tiroidea. Se crea un estado de resistencia de la tiroides, lo que significa que los niveles de la hormona tiroidea pueden ser normales, pero los tejidos no responden de manera eficiente a la señal de la tiroides. Esta resistencia a la a la señal de la hormona tiroidea causada por el cortisol alto no se restringe sólo a la hormona tiroidea, se aplica a todas las otras hormonas como la insulina, la progesterona, estrógenos, testosterona, e incluso el mismo cortisol. Cuando el cortisol es muy alto, comienza a recibir la resistencia de los receptores de hormonas, y requiere más hormonas para crear el mismo efecto. Es por eso que el estrés crónico, lo que eleva los niveles de cortisol, le hace sentir tan mal--ninguna de las hormonas están autorizados para funcionar en niveles óptimos.

La resistencia a la insulina es un ejemplo clásico. Se necesita más insulina para llevar glucosa a las células cuando el cortisol esta alto. Alta insulina y alto cortisol, resultando en resistencia a la insulina, le causará que gane peso alrededor de la cintura, porque su cuerpo almacena la grasa allí en lugar de quemarla.

JLML: Esto sería ciertamente un efecto significativo cuando se trata de crear niveles hormonales balanceados.

DTZ: Cuando el cortisol es elevado, el cerebro también es menos sensible a los estrógenos. Es por eso que usted puede tener una mujer posmenopáusica con cantidades razonables de estrógeno, pero cuando es puesta bajo un factor de estrés y su cortisol sube, a ella le darán los bochornos, que son los síntomas de la deficiencia de estrógeno. Ella realmente no tiene una deficiencia de estrógenos, los sensores del cerebro han sido alterados. Si a continuación, usted sube los niveles de estrógeno con los suplementos para el tratamiento de los bochornos, ella empezará a sentir los síntomas de la dominancia del estrógeno, como el sobrepeso en las caderas, retención de líquido, y mal humor. Y los bochornos generalmente no desaparecen.

Es por eso que a menudo no pueden tratar con eficacia a alguien con los síntomas de un desequilibrio hormonal, como los bochornos añadiendo simplemente lo que parece ser la hormona que falta, llámese tiroides, progesterona, estrógeno o testosterona. Si su cortisol está crónicamente alto, tendrá una resistencia total a las hormonas.

JLML: ¿Qué porcentaje de la prueba de saliva para cortisol es alto?

DTZ: Yo diría que es tan alto como diez al veinte por ciento, pero hay que recordar que la población que está enviando pruebas de hormona en la saliva tiende a tener problemas de salud. También depende de la época del año y lo que está sucediendo en el mundo. Vi un montón de cortisol elevado en las muestras de saliva que llegaron después del 9 / 11. Alrededor de las vacaciones de invierno, el cortisol se eleva como un cohete, y luego después de las vacaciones cae en picado. Las suprarrenales fueron a la par con los factores de estrés de las vacaciones y luego se colapsaron debido a que se agotaron. Esa es un patrón muy común. No es diferente a otros factores de estrés como los exámenes o la guerra. La mayoría de nosotros podemos recordar cómo pasamos a través del estrés de los exámenes, sólo se enfermar poco después. Los niveles adecuados de cortisol son sumamente necesarios para activar el sistema inmunológico cuando estamos expuestos a viruses, y cuando las glándulas suprarrenales están demasiado cansadas como para hacer más cortisol somos vulnerables a las infecciones virales.

El estrés es lo que ambos altos y bajos de cortisol tienen en común. El estrés golpea las glándulas suprarrenales y en respuesta, ya sea se colapsan por la fatiga y no producen las suficientes hormonas del estrés, resultando en una deficiencia funcional tiroidea, o pueden ir en la otra dirección donde están sacando cortisol y están causando la resistencia hormonal en general, incluida la resistencia de la tiroides. De cualquier manera, cortisol alto o bajo, y las hormonas tiroideas se vuelven ineficaces.

JLML: Vamos a hablar más acerca de los aspectos positivos y negativos de cortisol.

DTZ: La mayoría de las personas con problemas de cortisol, alto o bajo, se encuentran en la zona gris, lo que significa que están fuera de un rango fisiológico normal necesario para la salud óptima. El cortisol ayuda a mantener los niveles de glucosa en la sangre por la activación de la gluconeogénesis, la descomposición de las proteínas del tejido a los aminoácidos y luego a la glucosa. Esa es una buena cosa, pero no en exceso. Demasiado cortisol, causado por factores de estrés, durante un período prolongado de tiempo, resulta en la degradación excesiva de los tejidos estructurales del cuerpo, incluyendo músculos, huesos, piel y cerebro, causando el envejecimiento acelerado.

En los huesos, el cortisol elevado activa casi todas las vías bioquímicas implicadas en la reabsorción ósea. El cortisol inhibe específicamente la actividad de los osteoblastos, o la construcción de hueso, que suprime la producción de andrógenos [hormonas masculinas] en las gónadas [los andrógenos forman hueso], sino que disminuye la absorción de minerales en el intestino, por lo que no se absorbe el calcio y el magnesio que se necesita para construir los huesos y aumenta el derramado de calcio por el túbulo renal. Los suplementos de calcio y los medicamentos tipo alendronato utilizado para inhibir la reabsorción ósea, tales como Fosamax, siempre lucharán en una batalla perdida contra el cortisol alto. Veo con frecuencia mujeres que reportan la pérdida de hueso continua, a pesar del uso de los inhibidores de la reabsorción ósea farmacéutica, cuando los niveles salivales de cortisol son muy altos.

Con las pruebas de saliva, vemos que cuando la gente tiene muy elevado el cortisol y andrógenos bajos, tienden a tener pérdida de masa ósea, aun cuando su progesterona y estrógeno son normales. He visto mayor pérdida de hueso en las mujeres que han tenido una histerectomía total.

JLML: ¿Cuál es la relación entre el cortisol y la melatonina, una hormona más?

DTZ: El cortisol es liberado por las glándulas suprarrenales en un patrón rítmico a través del día. Es alto en la mañana, lo que da energía. Si usted no tiene suficiente cortisol en la mañana, tendrá problemas para salir de la cama. Es en sus niveles más bajos a las 2 A. M., cuando la melatonina es alta. La melatonina y el cortisol son inversamente proporcionales, de modo que cuando el cortisol esta bajo y la melatonina esta alta, usted esta regenerando su cuerpo.

Cuando el cortisol también se mantiene alto, no producirá suficiente hormona de crecimiento u hormona estimulante de la tiroides, que son importantes hormonas anabólicas (que construyen tejidos). Es por esto que un buen sueño es tan importante. Las personas con altos niveles de cortisol salival por la noche, por lo general se quejan de problemas de sueño.

JLML: ¿Cuáles son los niveles normales de cortisol en la saliva de una mujer perimenopáusica?

DTZ: En el laboratorio ZRT un nivel normal de cortisol en la saliva por la mañana para una mujer perimenopáusica es de 3 a 8 ng/ml, y a las 10 de la noche es de 0,5 a 1,5 ng/ml, lo que es una gran caída. Muy temprano en la mañana, cuando usted esta en un sueño profundo, va incluso más bajo, así que si usted no descansa ni duerme bien, sus ritmos de cortisol estarán fuera de balance. Aquí es donde la progesterona juega un papel importante porque es la única hormona natural que compite con el cortisol por los receptores de glucocorticoides. Puede contrarrestar los efectos estimulantes de cortisol en la noche cuando usted necesita estar durmiendo.

La progesterona y la hormona tiroidea.

Aunque cada hormona es única, el equilibrio hormonal consiste en una armoniosa mezcla compleja de todas las hormonas. Tiendo a pensar que las hormonas son como instrumentos en una orquesta—la armonía que buscamos es la apropiada contribución de todos los instrumentos juntos no sólo en tono sino también en volumen y ritmo. Lo mismo es cierto con las hormonas sexuales y las hormonas tiroideas. Echemos un rápido vistazo a la interacción de la tiroides con la progesterona.

En mi práctica médica, quedé impresionado con el número mucho mayor de mujeres que toman suplementos de tiroides para el hipotiroidismo (tiroides baja), que el de hombres. La tiroides es la hormona que regula la tasa metabólica. Una baja de la tiroides tiende a producir bajos niveles de energía, intolerancia al frío, y un aumento de peso. El exceso de la tiroides provoca niveles más altos de energía, sensación de mucho calor, y la pérdida de peso.

¿Qué diferencia debe hacer el género en la incidencia de hipotiroidismo? En cuanto me di cuenta de la dominancia de estrógeno, me di cuenta de que la toma de suplementos de tiroides es especialmente común en las mujeres con esta condición. Cuando he tratado de corregir su posición dominante mediante la adición de progesterona, era común ver la disminución de su necesidad de suplementos de tiroides, que con frecuencia podría ser eliminada con éxito. Así, me di cuenta de que el estrógeno, progesterona y hormonas tiroideas están relacionados entre sí.

Muchas de estas mujeres habían venido a mí de las oficinas de otro médico para la prevención y/o tratamiento del SPM o la osteoporosis. En la revisión de los estudios de laboratorio que habían llevado a su diagnóstico de hipotiroidismo, a menudo encontré que su T3 y T4 había sido normal y sus niveles de TSH sólo ligeramente elevados. El suplemento de la tiroides se había prescrito sobre la base de síntomas parecidos a los de hipotiroidismo tales como cansancio o lentitud, un poco de intolerancia al frío, y el adelgazamiento del cabello, por ejemplo. Si bien la medicación de la tiroides había mejorado un poco el cansancio, no corregía los síntomas que yo había aprendido a asociar con la dominancia de estrógeno, como la retención de grasas y líquidos, hinchazón de los senos, dolores de cabeza y pérdida de la libido. Cuando sus hormonas fueron equilibradas, es decir, la deficiencia de progesterona fue tratada adecuadamente, no sólo sus síntomas de la dominación del estrógeno disminuyeron o desaparecieron, sino ¡también lo hizo su presunto hipotiroidismo!

Otra disfunción tiroidea común es la tiroiditis de Hashimoto, que es un proceso inflamatorio autoinmune de la glándula tiroides. Eso significa que el cuerpo crea anticuerpos contra las células que componen la glándula tiroides. La causa exacta de esta enfermedad es desconocida. Sin embargo, los anticuerpos inhibidores se unen a receptores de TSH, desplazando al TSH, y esto puede ser al menos uno de los mecanismos por los cuales este desorden resulta en la ineficiente producción de la hormona tiroidea. A medida que la enfermedad progresa, las células de la glándula tiroides se destruyen y se produce una inflamación, junto con el deterioro fibroso de toda la glándula.

Se cree que los trastornos autoinmunes, en general, son disparados por virus transitorios en personas susceptibles; el virus desencadena anticuerpos contra algunos componentes de las proteínas del virus. Por alguna casualidad, los anticuerpos atacan las proteínas similares en ciertos tejidos del cuerpo, en este caso la tiroides. Los corticosteroides bloquean este ataque de los propios anticuerpos. El diagnóstico se realiza mediante la detección de la presencia de niveles séricos del anticuerpo en particular. En algunas personas, la tiroiditis de Hashimoto también causa la fuga del exceso de T3 y T4 en el suero, resultando en un estado de hipertiroidismo (thyroidtoxicosis) por lo general de corta duración. El tratamiento habitual de la tiroiditis de Hashimoto es la supresión de la función de la glándula con dosis completas de medicamento para la tiroides, tales como la tiroxina y / o triyodotironina.

Ha sido mi experiencia en la práctica que cuando a una mujer con la tiroiditis de Hashimoto se le da progesterona para la osteoporosis, por ejemplo, se produce una disminución gradual en la gravedad y, a veces una solución completa del problema de tiroiditis. Uno puede hipotetizar que la dominación del estrógeno puede haber tenido algo que ver en el desencadenamiento de los anticuerpos equivocados, corrigiendo así la dominación del estrógeno lo que lleva a la corrección gradual del problema. La progesterona es también el principal precursor de corticosteoroides y progesterona en mujeres con deficiencia, la restauración de los niveles normales de progesterona puede aumentar la producción de corticosteroides normal, lo que suprime el ataque autoinmune.

CAPITULO 13

BALANCE HORMONAL
NUTRICION Y OSTEOPOROSIS

Así como mi práctica familiar envejeció, también lo hicieron mis pacientes. Después de 30 años, mis pacientes de 30 años tenían 60 y mis pacientes de 50 años tenían 80. Las mujeres que vienen a mi oficina debilitadas por la osteoporosis fue una de mis más grandes inspiraciones para empezar a investigar las maneras de prevenir y revertir esta enfermedad. Me di cuenta de que mientras los suplementos de calcio, estrógeno, y el ejercicio parecían hacer a esta enfermedad menos severa, no la previnieron o revirtieron. Mi investigación confirmó esta observación.

Traté mujeres que rompieron su brazo al levantar una bolsa de mandado y otras que rompieron una de sus costillas al toser. Observé impotente como las columnas vertebrales alguna vez rectas, se hicieron jorobadas, y las mujeres que antes eran activas, caminaban con bastones. Vi evidencia en rayos X de las vértebras en las espinas dorsales desmoronándose, y asistí a funerales de mujeres que habían muerto por la inactividad forzada debido a la fractura de cadera.

La osteoporosis es una enfermedad que las mujeres americanas probablemente desarrollarán al envejecer. Es la enfermedad metabólica ósea más común en los Estados Unidos: cerca del 45% de las mujeres blancas de 50 años o más tienen una densidad mineral ósea de dos desviaciones estándar (SD por sus siglas en inglés) por debajo de la media de las mujeres jóvenes normales. El riesgo de toda una vida de fracturarse la cadera, la espina o el antebrazo es de 40% para la mujer blanca en los Estados Unidos. La osteoporosis causa anualmente cerca de un millón y medio de fracturas con un costo estimado de más de 10 billones. El costo personal en calidad y cantidad de vida es incalculable. 20% de las mujeres que se fracturan la cadera mueren en un año. Desafortunadamente, el tratamiento apropiado de esta peligrosa y fácil de prevenir enfermedad, se ha ahogado en una inundación de desinformación traída a ustedes por sus amigables compañías farmacéuticas. Desacreditemos tres mitos acerca de la osteoporosis ahora mismo, y las explicaré en detalle más adelante en este capítulo.

Desenmascarar los mitos de la osteoporosis

Mito de Osteoporosis 1

LA OSTEOPOROSIS ES UNA ENFERMEDAD DE DÉFICIT DE CALCIO

La mayoría de las mujeres con osteoporosis están obteniendo bastante calcio en su dieta. Es muy fácil obtener el requerimiento mínimo diario de calcio aún con una dieta relativamente pobre. La verdad es que la osteoporosis es una enfermedad de exceso de *pérdida* de calcio, causada por muchos factores. En la osteoporosis, el calcio se pierde de los huesos más rápido de lo que se agrega, independientemente de cuánto calcio consume una mujer.

Mito de Osteoporosis 2

LA OSTEOPROSIS ES UNA ENFERMEDAD DE DEFICIENCIA DE ESTRÓGENO

Ni siquiera los textos médicos básicos están de acuerdo con esto-- es una fabricación de la industria farmacéutica sin evidencia científica que la apoye. La osteoporosis comienza mucho antes de que los niveles de estrógeno caigan y se acelera unos cuantos años en la menopausia.

Tomar estrógeno puede retardar la pérdida ósea en esos pocos años, pero su efecto pasa unos pocos años después de la menopausia. El estrógeno no puede hacer hueso nuevo.

Mito de Osteoporosis 3

LA OSTEOPOROSIS ES UNA ENFERMEDAD DE LA MENOPAUSIA

Esto está al menos una década por debajo de la verdad. La osteoporosis comienza de entre cinco a 20 años antes de la menopausia, cuando los niveles de estrógeno aún son altos. La osteoporosis se acelera en la menopausia, o cuando los ovarios son removidos quirúrgicamente o dejan de funcionar, como puede ocurrir después de una histerectomía. Me estremezco al pensar cuántos miles o hasta millones de mujeres han sido destinadas a vivir lisiadas en la vejez y tener una muerte prematura debido a que sus úteros y/o ovarios fueron removidos sin necesidad antes de la menopausia y el reemplazo de la progesterona fue ignorado.

¿Que es la osteoporosis?

La osteoporosis es una enfermedad progresiva con muchos factores que contribuyen a su causa. Es una enfermedad de pérdida ósea, excediendo la formación de hueso nuevo, dando como resultado una disminución en la densidad ósea. Esto es, con el tiempo hay menos hueso, y lo que queda es más ligero y más poroso. El peligro en la osteoporosis es un riesgo en el aumento de fracturas, que pueden ser dolorosas y debilitantes tanto como para llevar a la muerte prematura.

Las fracturas más comunes que ocurren como resultado de la osteoporosis son las vértebras espinales, el antebrazo, la cadera, el hombro (húmero), y las costillas, siendo la fractura de cadera la más costosa y que más probablemente sea inhabilitante. La osteoporosis ocurre más temprano y con más severidad en las mujeres blancas de extracción norte europea, quienes son relativamente delgadas. También es más común entre aquellas quienes fuman, no hacen ejercicio, deficientes en vitamina D, calcio o magnesio, y en aquellas cuyas dietas contienen exceso de azúcar y carne y no suficientes vegetales y granos integrales. El alcoholismo es también un potente factor de riesgo.

Un poco acerca de cómo se construyen los huesos

Los huesos son tejido vivo y a diferencia de los dientes, pueden crecer mientras crece el cuerpo, curarse cuando se rompen y continuamente se renuevan a sí mismos a través de la vida. El hueso puede imaginarse como un cartílago mineralizado. El esqueleto comienza a desarrollarse a principios de la vida fetal y crece bajo la influencia de la hormona pituitaria del crecimiento hasta la pubertad, cuando las hormonas gonadales (sexuales) entran al juego. Nuestros huesos permiten que operemos en la gravedad soportando nuestro peso. Los músculos en el hueso permiten el movimiento imponiendo la fuerza de torsión cuando cargamos objetos pesados o nos movemos contra resistencia. Por lo tanto, los huesos están diseñados para la fuerza de compresión (peso/fuerza) y la fuerza de tensión (presión y fuerza longitudinal).

Existen dos tipos de células óseas importantes en el proceso de la osteoporosis: los *osteoclastos* y los *osteoblastos*. La célula osteoclastos continuamente viaja a través del tejido óseo buscando el hueso más viejo que necesite de renovación. Disuelven (reabsorben) el hueso viejo dejando atrás pequeños espacios vacíos. Los osteoblastos se mueven hacia estos espacios y producen hueso nuevo. Este asombroso proceso de reabsorción continua (por los osteoclastos) y formación de hueso nuevo (por los osteoblastos), se llama *remodelación*, es el mecanismo de las notorias habilidades de reparación y continua fuerza de nuestros huesos.

En cualquier fase de nuestra vida, el estado de nuestros huesos es un producto del balance entre estas dos funciones de reabsorción ósea y nueva formación ósea. Si los dos procesos están en balance, la masa ósea y su fuerza permanecen constantes. Durante los años de nuestro importante crecimiento esqueletal, domina la formación del hueso nuevo. Después de la pubertad los procesos están usualmente balanceados.

La osteoporosis es la pérdida ósea como resultado de una relativa dominancia de osteoclastos: Se reabsorbe más hueso del que se forma. La disminución de la masa ósea puede también resultar de una deficiencia de una variedad de otros factores esenciales, como el calcio, la vitamina D, y el magnesio y se les da el nombre genérico de *osteopenia* o, en el caso de la deficiencia de la vitamina D en los jóvenes, raquitismo.

El índice en el cual los tejidos óseos se renuevan a sí mismos es muy notable. Nuestros huesos largos, como los de los brazos y las piernas, y su estructura, da una gran fuerza de tensión para actividades como el correr, brincar, martillar, y empujar. El tiempo de rotación para un 100% de renovación en estos largos y de sus huesos (llamados huesos córticos) es de cerca de 10 a 12 años.

Otros huesos menos densos (llamados *trabeculares*, que significa "pequeñas vigas"), que necesitan sólo fuerza de compresión, es construido como una malla abierta de pequeños puntales, y se encuentra mayormente en los extremos de los huesos largos, en el hueso del talón y en los huesos de las vértebras. El tiempo de rotación para un 100% de renovación puede ser de sólo dos a tres años. Así, la osteoporosis se mostrará a sí misma más rápido en el hueso trabecular que en el cortical. Asimismo, el progreso (o recuperación) de la osteoporosis será realizado más rápido en el hueso trabecular. Es por esto que yo sugiero que se hagan pruebas de densidad ósea en el hueso trabecular.

La osteoporosis y el estrógeno

La masa ósea en las mujeres es más alta durante o a mediados de los 30 años de edad, después de lo cual ocurre una declinación gradual hasta la menopausia, cuando el índice de de pérdida se acelera por tres a cuatro años y luego continúa típicamente a un ritmo de 1.0 a 1.5 por ciento por año. La aceleración menopáusica de la pérdida ósea sugiere que la disminución de hormonas sexuales es un factor causal. A mediados de los 1970, se descubrió que el reemplazo de estrógenos después de una ooforectomía (remoción de los ovarios) disminuiría la pérdida de masa ósea cuando se comparó con pacientes de control con ooforectomía sin tratar. El papel del estrógeno en la osteoporosis fue apoyado después por estudios de la población que demostraban que las mujeres tratadas con estrógeno tuvieron menos fracturas que las mujeres sin tratar, estos estudios apuntan al papel del estrógeno en la pérdida ósea, pero, como han indicado algunos científicos, los primeros estudios sufren de un gran número de defectos, incluyendo el tamaño inadecuado de las muestras, duración insuficiente, y la falta de tecnología para la medición precisa de la densidad ósea. Además, estos estudios tendían a incluir aún número desproporcionado de mujeres que habían tenido una ooforectomía (lo que también significa la pérdida de progesterona y testosterona) o habían experimentado bochornos. Ahora es aceptado generalmente, sin embargo, que la terapia del estrógeno retarda temporalmente el progreso de la osteoporosis, pero no la previene ni la revierte.

Al mismo tiempo que los estudios mostraban que el estrógeno podía retardar temporalmente la pérdida ósea en las mujeres con osteoporosis, se hizo evidente que la terapia de reemplazo de estrógenos no era sin riesgo. Se descubrió que el estrógeno sin oposición de la progesterona, causaba retención de líquido y sal, aumento en los coágulos, promueve la síntesis de las grasas, se opone a la tiroxina (una hormona tiroidal), promueve los fibroides uterinos, promueve la mastodinia (dolor en los pechos) y pechos fibroquísticos, aumento en el riesgo de cálculos biliares y la disfunción del hígado y más ominosamente, el aumento en el riesgo del cáncer endometrial, tumores en la pituitaria (prolactinoma), y probablemente el cáncer de mama. Luego se descubrió que los beneficios del reemplazo de estrógeno después de la menopausia desaparecían después de tres a cinco años.

Extrañamente, la medicina persiste en la creencia de que el estrógeno es el pilar del tratamiento de la osteoporosis para las mujeres. Esto es extremadamente extraño porque ni los más autoritarios textos médicos lo apoyan, como ilustran los siguientes ejemplos:

- *Cecil's Textbook of Medicine, 18ava edición, 1988:* "El estrógeno es más eficaz que el calcio, pero tiene efectos secundarios significativos."

- *Harrison's Principles of Internal Medicine, 12ava edición, 1991:* "El estrógeno puede reducir la tasa de reabsorción ósea, pero la formación de hueso por lo general no aumenta y, eventualmente, disminuye" y "los estrógenos retrasan la pérdida de hueso... aunque la restauración de la masa ósea es mínima".

- *Scientific American's* texto médico actualizado, 1991: "El estrógeno disminuye la reabsorción ósea", pero "asociado con la disminución de la reabsorción ósea, hay una disminución en la formación de hueso. Por lo tanto, no se debe esperar que los estrógenos aumenten la masa ósea". Los autores también discuten los efectos secundarios del estrógeno, incluyendo el riesgo de cáncer de endometrio, que "es seis veces mayor en las mujeres que reciben terapia de estrógeno por hasta cinco años; el riesgo aumenta 15 veces en los usuarios a largo plazo".

Si uno busca las referencias de apoyo para este tibio respaldo de la terapia de reemplazo de estrógenos, la evidencia que favorece estos supuestos beneficios óseos se hace aún más turbia. Ninguno de los estudios que usaron estrógeno mostró cualquier incremento en la masa ósea. El modesto aumento de la masa ósea reportado por Claus Christiansen et al en la *lancetaa* ocurrió en mujeres post menopáusicas administradas con estrógeno y una progestina (acetato de nortindrona). Esta particular progestina tiende a tener más propiedades androgénicas (hormona masculina) que las otras.

Hace unos cuantos años, asistí a un simposio de la National Osteoporosis Foundation (NOF, fundación nacional de la osteoporosis) en Seattle, donde el profesor Christiansen presentó su material acerca del estrógeno y la osteoporosis, incluyendo el papel al que se hace referencia arriba. Durante el periodo de preguntas después de su plática, le señalé que había dado a sus pacientes ambos estrógenos y progestinas y le pregunté cómo había concluido el beneficio observado resultado solamente del estrógeno. Después de observar una vez más su tabla reflexionó un poco y luego dijo según recuerdo, "Oh, sí, veo lo que quiere decir. Eso no era parte del protocolo de concesión. Pero si alguien me diera una concesión para realizar el estudio, creo que podría encontrar la respuesta." Le recordé que yo había hecho tal estudio, dando a las pacientes con osteoporosis progesterona sin estrógeno, y descubrí mejores resultados que los suyos. La lección que aprendí de este pequeño intercambio fue que los protocolos para mucha de la investigación que vemos publicada, y de la cual se enfatizan y publican los resultados también, son determinados por quien otorga el dinero para la investigación.

Desde mediados de 1970, cuando fue notada la liga estrógeno/cáncer endometrial, sólo un par de estudios de suplementación de hormonas en mujeres post menopáusicas para la osteoporosis ha incluido una progestina junto con el estrógeno. El potencial efecto confuso de las progestinas simplemente nunca ha sido considerado.

La presente evidencia sugiere que las acciones del estrógeno con respecto a los huesos, sólo se relacionan con la reabsorción ósea. Un estudio hecho por Stavros C. Manolegas et al en *Science*, reportó que la falta de estrógeno estimula la producción de una sustancia llamada interleukin-6, que estimula el crecimiento de los osteoclastos, aumentando así la pérdida ósea. Este efecto de la falta de estrógeno causando una mayor pérdida ósea es más notable en los cinco años siguientes inmediatos de la menopausia. Después de este periodo, el uso del estrógeno es relativamente inefectivo, con la pérdida ósea procediendo al mismo ritmo que sin estrógeno. Yo tomaría esto como un indicativo de que, después de un periodo de cinco años, el cuerpo se ajusta a los niveles más bajos de estrógeno. En las culturas donde los niveles de el estrógeno total es mucho más bajo, y por lo tanto la caída en la menopausia es mucho menor, las mujeres tienen menos probabilidad de sufrir osteoporosis.

Una publicación en 1995 de *The New England Journal of Medicine* reportó un importante estudio, "los factores de riesgo para la fractura de cadera en las mujeres blancas," el cual era apoyado por no menos de cinco diferentes concesiones del servicio público de salud, involucrando cerca de 9,500 mujeres en varias áreas de los Estados Unidos, y tomó ocho años hacerlo. Uno de sus mayores descubrimientos fue que el uso del estrógeno por estas mujeres de más de 65 años de edad, encontró no tener ningún beneficio al prevenir la fractura de cadera. Los autores, sin embargo, argumentan que las mujeres que habían usado el estrógeno más temprano durante su vida tuvieron menos fracturas cuando llegaron a la edad de 65 años, y por lo tanto ellos apoyan que el estrógeno protege contra la fractura. Esto más bien refleja las diferencias socioeconómicas entre aquellas que fueron prescritas con estrógeno y aquellas que no lo fueron, y el beneficio admitido de que el uso de estrógeno durante intervalos de tres a cinco años alrededor del tiempo de la menopausia, cuando la aceleración de la reabsorción ósea *puede* ser retardada en las mujeres de los Estados Unidos con la suplementación de estrógeno. No hacen comentario alguno del hecho de que la reabsorción ósea después de este periodo de tiempo en particular ya no es afectada por el estrógeno. Este estudio mostró que tras siete años después de la menopausia, la disminución en curso de la densidad mineral ósea (DMO por sus siglas en inglés) era la misma en las mujeres tratadas con estrógeno y las mujeres no tratadas. Esto no muestra que el tratamiento con estrógeno tiene un beneficio óseo solamente durante unos cuantos años alrededor de la menopausia. Sin embargo, ya que las mujeres tratadas con estrógeno perdieron menos hueso durante esos siete años menopáusicos, tuvieron una alta DMO en los años subsecuentes, cuando su pérdida ósea anual no fue afectada por continuar con el tratamiento de estrógeno. La última oración del extracto de este estudio (el cual fue curiosamente ignorado por los periódicos y revistas) dice: "las mujeres deberían tomar estrógenos por al menos siete años después de la menopausia. Aún esta duración de la terapia, puede tener pequeños efectos residuales en la DMO entre las mujeres de 75 o más años, quienes tienen el más alto riesgo de fractura."

Estos estudios no toman en cuenta la posibilidad de nueva formación ósea suficiente para balancear la actual pérdida. Que es donde entra la progesterona. A pesar de la aceleración menopáusica de pérdida ósea debido a la disminución del estrógeno, la formación de hueso nuevo inducido por la progesterona, es suficiente para prevenir la pérdida de DMO. De hecho, las mujeres con más de siete años de post menopausia, obtendrán hueso nuevo y una DMO más alta con la terapia de la progesterona, tomen o no estrógenos.

La línea de fondo

La mayoría de las mujeres no necesitan suplemento de estrógeno para tener huesos más fuertes. Las mujeres que son delgadas (y no tienen muchas células grasas que hagan estrógeno en la menopausia), y las mujeres que han tenido una histerectomía (y por lo tanto no tienen ovarios), podrían muy bien necesitar un poco de estrógeno para alcanzar el balance hormonal total y mantener la densidad ósea. Vea el capítulo 20 para algunas recomendaciones al usar suplemento de estrógeno.

La osteoporosis y la progesterona

Por décadas, los fabricantes del Premarin y otros fabricantes de estrógeno nos habían hecho creer que la pérdida de estrógeno es el mayor factor hormonal en la osteoporosis en las mujeres. Afortunadamente, este mito comienza a cambiar. Sabemos que la pérdida ósea significativa ocurre durante los 10 a 15 años antes de la menopausia, cuando los niveles de estrógeno aún son normales. En los Estados Unidos, el pico de la masa ósea en las mujeres ocurre a mediados de los 30 años, y un buen porcentaje de mujeres llega a la menopausia con osteoporosis. El factor más importante en la osteoporosis es la falta de progesterona, lo que causa una disminución en la formación de hueso nuevo. En las mujeres con baja densidad ósea, el agregar progesterona puede aumentar activamente la masa ósea y la densidad, y puede *revertir* la osteoporosis.

Algunos ejemplos que ilustran los beneficios óseos de la progesterona. En 1982, una mujer de 72 años vino a verme después de que se había fracturado su brazo levantando a su marido enfermo, y se le había encontrado una severa osteoporosis. Hasta entonces ella había seguido una buena dieta y se consideraba en buena salud. Su doctor le había recomendado un tratamiento con fluoruro, pero ella se rehusó y vino a mí para probar la terapia de la crema de progesterona. Después de los primeros seis meses, sus exámenes óseos no mostraron ninguna mejoría. Ella había estado usando Tagamet (un medicamento que suprime la secreción de ácido gástrico) y antiácidos líquidos para su indigestión crónica. Sospechando que su indigestión se debía a la falta de ácido gástrico y sabiendo que el ácido gástrico es esencial para la absorción de calcio, le pedí que descontinuara su medicamento y que continuara con la progesterona. Poco después, ella notó que su indigestión se había ido (el Tagamet y los antiácidos ya no estaban suprimiendo la secreción de ácido gástrico) y el persistente dolor en su fractura "curada" había desaparecido. Los resultados subsecuentes de la densidad mineral ósea se muestran en la figura 10.

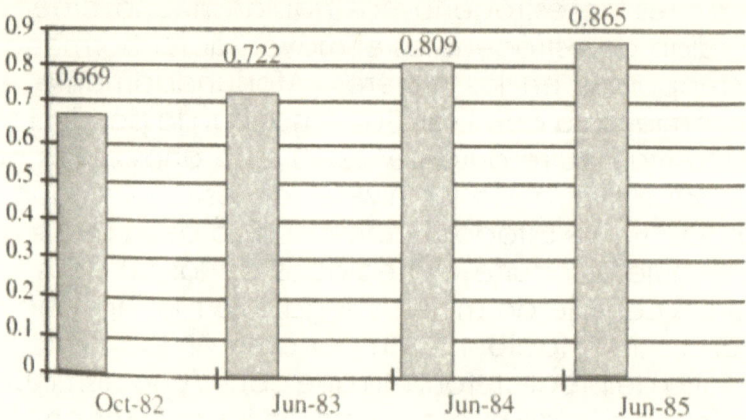

Figura 10: DMO Serial lumbar (gm/cm²) de paciente de 72 años de edad, tratada con progesterona transdermal.

Esto representa un 29% de aumento en la densidad mineral ósea (DMO) en menos de tres años de terapia de progesterona. Esto no es para nada inusual. Cuando escribí originalmente acerca de esto en mi primer libro, esta mujer tenía 85 años de edad y continuaba muy bien usando la crema de progesterona. Ella murió recientemente en su hogar en la mitad de sus noventas.

Mas recientemente, recibí una llamada de una mujer de 72 años de Pennsylvania que había desarrollado una espalda muy dolorosa debido a una fractura espinal. Las medidas de densidad ósea mostraron que tenía una osteoporosis avanzada. Yo había conocido a esta mujer en una ocasión previa en una conferencia de la salud y estaba muy orgullosa de que se veía muy joven, su buena dieta y otras prácticas de buena salud. Ella estaba asombrada de que a pesar de todos sus buenos hábitos había desarrollado una osteoporosis tan severa. Ella había escuchado de mi trabajo con la progesterona natural y buscaba mi consejo. Su esposo y su hijo eran doctores. Ellos y su propio doctor le había dicho que mis ideas acerca de la progesterona y la construcción de hueso eran totalmente insostenibles. Le envíe una copia de mi protocolo de tratamiento y le sugerí que lo intentara, bajo el cuidado de su médico. 16 meses después me envió copias de sus pruebas de densidad mineral ósea, realizadas inicialmente después de ocho meses y una vez más después de 16 meses. Mostraban un aumento progresivo de la DMO del 23% en 16 meses. Claro, ella estaba muy satisfecha y muy contenta de reportarme que su esposo, su hijo y su propio doctor, y el radiólogo estaban asombrados, y ahora todos ellos estaban usando la progesterona natural en sus propias prácticas.

La figura 11 muestra los resultados de su prueba serial de densidad mineral ósea.

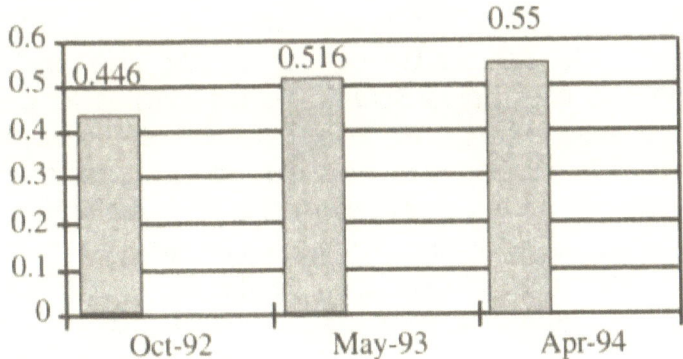

Figura 11: DMO Serial lumbar (gm/cm^2) de paciente de 71 años de edad, tratada con progesterona transdermal.

En la prevención de la pérdida de hueso, tenemos que mirar atrás hasta la mujer de los años 30. La Dra.

Jerilynn Prior en la Universidad de Columbia Británica en Vancouver, Columbia Británica, Canadá, midió los niveles de estrógeno y progesterona en corredoras de maratón quienes estaban desarrollando osteoporosis. Ella descubrió que desarrollaron osteoporosis cuando su estrógeno aún estaba alto. Pero habían dejado de ovular, un síndrome común en las atletas femeninas, y sus niveles de progesterona habían caído. Era la falta de progesterona lo que había traído la osteoporosis. Estas mujeres eran dominantes en estrógeno y deficientes en progesterona. La Dra. Prior luego examinó mujeres no atletas y descubrió un síndrome similar: A mediados de sus 30, sus niveles de progesterona habían caído. Esta caída en los niveles de progesterona debido a los ciclos anovulatorios, ocurre en todos los países industrializados y es una epidemia en Norteamérica y en Europa occidental, donde no hay duda de que contribuye al alarmante aumento de la infertilidad entre mujeres en los 30 años. Como se anotó arriba, la osteoporosis en las mujeres comienza típicamente a mediados de sus años 30, frecuentemente 15 años antes de la menopausia, con un índice de pérdida ósea de cerca del 1.0 al 1.5 por ciento por año. Con la menopausia, la pérdida ósea se acelera de 3.0 a 5.0 por ciento por año, por cinco años más o menos, después de los cuales la pérdida ósea continúa a un ritmo de alrededor de 1.5 por ciento por año. Si la hipótesis del estrógeno de la osteoporosis fuera verdad, no habría razón para la pérdida de masa ósea premenopáusica, cuando los niveles de estrógeno aún permanecen altos. Claramente, hay algo mal con la hipótesis del estrógeno. La hormona más importante es la progesterona. Es durante los años anteriores a la menopausia que los niveles de *progesterona* caen, debido a los períodos anovulatorios.

La pérdida acelerada de hueso como consecuencia de la menopausia, sugiere el efecto adicional de la pérdida de estrógeno. Recuerde, sin embargo, que esta fase de pérdida acelerada dura solamente de cuatro a cinco años, y luego regresa a una tasa típica de 1.0 a 1.5

por ciento por año, sugiriendo que el efecto del estrógeno está sujeto a ajustes de adaptación de las células óseas. La figura 12 muestra densidades minerales óseas típicas, en relación a la edad de la mujer.

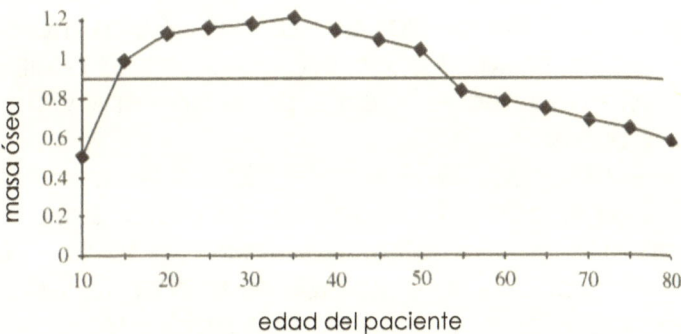

Figura 12: Gráfica esquemática de la masa ósea en relación a la edad, con menopausia a la edad de 50 años. La masa ósea debajo de la línea horizontal representa el nivel de riesgo de fractura. Note la más rápida disminución en la masa ósea durante los años alrededor de los 50 -el promedio de edad de la menopausia. Note también que la pérdida de masa ósea comienza varios años antes de la menopausia.

Por otro lado, la Dra. Jerilynn Prior, ha presentado evidencia de que la progesterona tiene receptores en los osteoblastos, y por lo tanto es más probable que afecte la formación de hueso nuevo. Varios pequeños estudios han mostrado un modesto beneficio óseo (aunque menor que el de la progesterona natural) con el uso de las progestinas sintéticas. Con la evidencia disponible, algunas deducciones pueden hacerse:

- El estrógeno retarda la reabsorción ósea mediada por osteoclastos.
- La progesterona natural estimula la formación de nuevos huesos mediada por osteoblastos.
- Algunas progestinas pueden estimular también la formación de hueso nuevo en un menor grado.

Ya que está claro que el estrógeno puede retardar pero no revertir la osteoporosis y que el estrógeno no puede proteger contra la osteoporosis cuando la progesterona está ausente, la adición de progesterona natural debería ser usada para prevenir o tratar la osteoporosis post menopáusica. Además, ya que algunos estrógenos son producidos por las células grasas, las células musculares y la piel en las mujeres por menopáusicas, es posible que la progesterona sea suficiente para prevenir y/o revertir la osteoporosis.

Entre 1980 y 1989, traté la osteoporosis post menopáusica con un programa de dieta, suplementos de vitaminas y minerales, ejercicio modesto y crema de progesterona natural, lo que resultó en la verdadera reversión de la osteoporosis aún en pacientes quienes no usaron suplementos de estrógeno. (Ver a la figura 13).

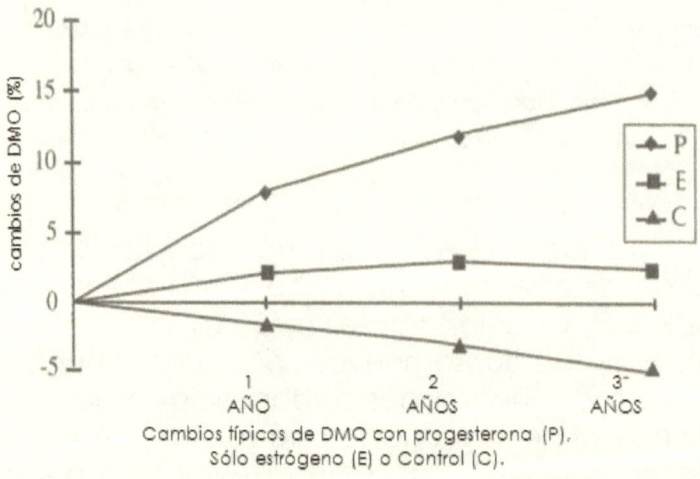

Cambios típicos de DMO con progesterona (P).
Sólo estrógeno (E) o Control (C).

Figura 13: Cambios típicos de la densidad mineral ósea (DMO) en pacientes que usan progesterona, estrógeno y control (p.ej. sin la terapia de hormonas). En esta gráfica, puede observarse que las pacientes post menopáusicas no tratadas, con osteoporosis, perderán 1.5 % de masa ósea por año. La suplementación de estrógenos tenderá a mantener la masa ósea, pero sólo la adición de progesterona natural la aumentará, revirtiendo de esta manera el proceso de la osteoporosis.

Una minoría de pacientes que usaban progesterona natural transdermal fue administrada con bajas dosis de estrógeno para el tratamiento de la resequedad vaginal, mientras que la mayoría no usó estrógeno. Aproximadamente el 40% de las pacientes tratadas con progesterona en mi estudio han estado en suplemento de estrógeno antes de comenzar con la progesterona, y muchas descontinuaron el estrógeno si no se necesitaba para la resequedad vaginal. Aquellas con las lecturas más bajas de densidad ósea al principio mostraron una gran respuesta a la progesterona. Además, en comparación con las pacientes menores de 70 años de edad con aquellas arriba de los 70, no mostraron ninguna diferencia en su respuesta ósea a la progesterona. Además, las pacientes que están ahora en sus 80 años continúan disfrutando de huesos fuertes sin la evidente pérdida ósea mientras continúan con el uso de la progesterona natural. Regularmente me llegan cartas y llamadas telefónicas de estas mujeres diciéndome que tan bien se sienten.

Por ejemplo, Mary era una mujer delgada, activa de 70 años de edad cuando me contactó acerca de su osteoporosis. Una de sus grandes alegrías en la vida era ir a esquiar en las sierras con un grupo de la Universidad en el cual ella disfrutaba ser una de las miembros más antiguas. Su doctor había medido su densidad ósea y al descubrir que era baja en su espina, le dijo que no debería ir a esquiar más. Ella dejó de esquiar prudentemente y comenzó mi programa de osteoporosis, incluyendo el uso de la crema de progesterona natural. En dos años su densidad mineral ósea había mejorado significativamente (0.800 a 0864 gm/cm), y decidió que era tiempo de comenzar a esquiar una vez más. La última vez que escuché de ella, había disfrutado de tres temporadas de esquí sin accidentes. La edad no es la causa de la osteoporosis; la nutrición pobre, falta de ejercicio y deficiencia de progesterona, son los factores principales.

En 1989, cuando me retire de la práctica activa, tomé la oportunidad para revisar las tablas de 100 pacientes que usaban progesterona transdermal en el presente bajo mi cuidado y/o tratamiento de prevención de la osteoporosis. De éstos, 63 había seguido a través de un examen serial de densidad mineral ósea (DMO), y 62 de ellas habían estado con la progesterona natural por al menos tres años. Una paciente que había ganado 15% de DMO en menos de dos años fue excluida por que aún no había completado tres años en el programa. A partir estos registros, yo pude registrar sus resultados del primer DMO lumbar y los resultados después de tres años de progesterona natural. Alrededor de 40% de ellas también estaban usando dosis bajas de estrógeno oral (Premarin, 0.3 a 0625 mg por día, tres semanas al mes) o intra vaginalmente para la resequedad vaginal. Se ha encontrado en numerosos estudios, que esta dosificación, nunca revierte la osteoporosis. Las edades en las cuales empezaron con la progesterona natural variaba desde los 38 hasta los 83 años, con promedio de edad al entrar al programa de progesterona de 65.2 años. El tiempo promedio desde la menopausia era 16 años. La mayoría ya había experimentado pérdidas de altura, algunas hasta cinco pulgadas. La tabla 3 muestra los resultados de dicha recopilación de datos.

Tabla 3: Resultados de tres años de tratamiento con relación al DMO lumbar inicial (en gm/cm²).

DMO Lumbar gm/cm²	Inicialf	3-añosf	Gan. Neta	% de gan.
0.5 - 0.8 12*	0.745	0.911	0.166	23.4
0.8 - 0.9 12*	0.838	0.992	0.154	18.1
0.9 - 1.0 18*	0.957	1.122	0.165	17.1
1.0 - 1.1 9*	1.026	1.134	0.108	10.5
1.1 - 1.2 8*	1.152	1.215	0.063	5.5
1.2 - 1.3 3*	1.256	1.289	0.033	2.6

* indica el número de pacientes

f indica la media aritmética (promedio)

Como puede ver en la figura 14, las mujeres con las densidades óseas más bajas, experimentaron la más grande mejoría relativa. Aquellas con una buena DMO inicial, o mantuvieron sus buenos niveles, o mejoraron ligeramente. En estas mujeres, ni la edad ni la menopausia fueron un factor aparentemente. La mejoría de las pacientes de alrededor de 70 años de edad fue igual a aquellas que tenían menos de 70.

Como el lector podría anticipar, con experiencias como estas en pacientes tras pacientes después de un periodo de 10 años, no puedo dudar que la progesterona natural, junto con un programa de dieta, unos cuantos suplementos de vitaminas y minerales y modesto ejercicio revertirá efectivamente, seguramente y económicamente la osteoporosis en las mujeres. Ya que las células óseas no son inherentemente diferentes entre los sexos, podría predecir que los mismos beneficios podrían ocurrir en los hombres con falta de testosterona. En los hombres con falta de testosterona, por ejemplo los hombres castrados ya sea quirúrgicamente o químicamente, experimentarán osteoporosis acelerada dentro de dos a tres años. Esta condición ocurre, por ejemplo, en el tratamiento del cáncer de próstata. Ya que no existe evidencia de que la progesterona sea un riesgo para los hombres con cáncer de próstata, tendría la esperanza de que un ensayo clínico de progesterona se ofreciera para proteger los huesos en condiciones de deficiencia de testosterona.

Ganancia de 3 años con relación al DMO inicial

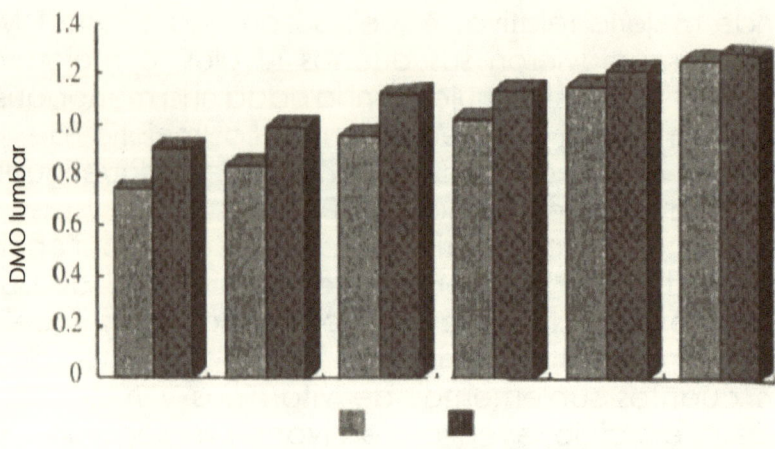

Figura 14: Esta gráfica representa la mejoría de tres años relativa al DMO inicial de los pacientes en la Tabla 3.

Una crema de progesterona y el estudio de densidad ósea

Se realizó un estudio a corto plazo sobre los efectos de la progesterona en crema en la densidad ósea, y no mostró efectos de construcción ósea. ¿Por qué mi estudio mostró efectos de construcción de hueso y éste no lo hizo? En mi estudio las pacientes tenían, en promedio, 65 años de edad, 15 años más o menos después de la menopausia, y yo le di seguimiento a su densidad mineral ósea (DMO) por tres años. La Dra. Leonetti, quien dirigió el otro estudio, escogió sujetos que estaban perimenopáusicas (justo entrando a la menopausia) y le dio seguimiento por sólo un año.

Durante los tres a cinco años alrededor de la menopausia, la DMO usualmente disminuye tanto como 15% por año, una pérdida que no es fácilmente sobrellevada por la formación de hueso nuevo. No espero que la progesterona cambie eso en sólo un año, o quizás dos. De tres a cinco años después de la menopausia, la pérdida ósea se retarda considerablemente, tiempo en el que el efecto de la progesterona de construir hueso puede emparejarse y mostrar un aumento en la DMO. Dado el ritmo tan bajo en el que los huesos se renuevan a sí mismos, no esperaría ver un beneficio de la progesterona en las mujeres de esta edad hasta después de al menos dos a cuatro años. De hecho, es muy notable que ninguna de las mujeres en el estudio perdiera cantidades significativas de hueso, y esto probablemente se deba al programa de la Dra. Leonetti de dieta, ejercicio y suplementos nutricionales.

El segundo punto es que si su densidad ósea es normal, la progesterona no la aumentará. Ninguna de las mujeres en el estudio comenzó con una densidad ósea significativamente baja.

Tengo cientos de cartas y reportes de DMO de mujeres que mostraron cómo su densidad ósea aumentaba después de que comenzaron a usar la crema de progesterona, y regularmente oigo lo mismo de muchos médicos alrededor del mundo. El estudio de la Dra. Leonetti es bueno, pero como todo lo demás en la vida, debe tomarse en contexto.

Otros tratamientos para la osteoporosis

La industria farmacéutica ha creado una variedad de medicamentos para tratar la osteoporosis, que predeciblemente tienen efectividad limitada y efectos secundarios desagradables.

Los fosfonatos (Fosamax, etc.)

Fosamax (alendronato), Actonel (risedronato), Didronel (etidronato) y otros bi- (o di-) fosfonatos son medicamentos que retardan la pérdida ósea, llevando a una gradual (en dos años más o menos de uso) retención del hueso viejo y un aparente aumento modesto en la masa ósea. El hueso viejo acumulado no es, sin embargo, buen hueso, y resulta en un incremento en la incidencia de la fractura de la cadera en el tercer o cuarto año de uso. La reabsorción ósea y la formación de hueso nuevo están ligadas, en el sentido de que una disminución de reabsorción ósea está asociada con una disminución en la formación de hueso nuevo. El Fosamax y sus primos, en mi opinión, tienen un valor bastante cuestionable y tienen efectos secundarios potencialmente peligrosos. El Fosamax es conocido como el único medicamento no hormonal aprobado para tratar la osteoporosis, pero los estudios de este medicamento fueron detenidos de cuatro a seis años. Éste es justo el punto en el que el índice de fracturas para las mujeres que están tomando medicamentos similares como el Didronel comienza a aumentar. Estos tipos de medicamentos temporalmente crean huesos aparentemente más densos en las pruebas de DMO por que bloquean la reabsorción de hueso viejo. Pero el hueso viejo es constantemente reabsorbido y reemplazado por que está débil y necesita ser reemplazado, y no puede ser reemplazado si no está siendo reabsorbido. En las personas que toman Fosamax, el hueso viejo puede permanecer en su lugar y con el tiempo empezar a desmoronarse, y eventualmente, esta es probablemente la causa de que el índice de fractura aumente rápidamente. Hasta allí están los estudios de Fosamax que siguen por al menos ocho años y muestran un índice reducido de fractura, yo recomiendo evitar este medicamento y otros como él.

De acuerdo a estudios recientes, el Fosamax también puede causar daño severo y permanente al esófago y al estómago, que pueden requerir hospitalización, especialmente si se recuesta después de tomar lo. Este medicamento también puede dar problemas a los riñones, y puede causar diarrea, flatulencia, comezón, dolor de cabeza y dolor muscular. Algunas ratas administradas con altas dosis de estos medicamentos han desarrollado tumores en la tiroides y las suprarrenales. El Fosamax también puede causar deficiencias de calcio, magnesio y vitamina D, todo lo esencial para el proceso de construcción de hueso.

Además, los di-fosfonatos son complicados para usar, caros y su toxicidad a largo plazo se desconoce. A pesar de varias requisiciones por intereses farmacéuticos, la

FDA no ha dado la aprobación para el etidronato para la osteoporosis.

Calcitonin-salmon (Calcimar) es otro medicamento para la osteoporosis. En humanos, la calcitonina es una hormona hecha por la glándula tiroides. Sin embargo, la osteoporosis no es una enfermedad de deficiencia de calcitonina. El medicamento Calcimar se extrae de la glándula pituitaria de los salmones. Cuando se inyecta en los humanos, hay un corto período de formación de hueso nuevo. Con algunas infecciones más, la respuesta ósea se hace progresivamente menor. Cuando se descontinúa, los beneficios adquiridos se pierden rápidamente.

SERM (Evista)

Evista (raloxifene) es un SERM (modulador selectivo del receptor de estrógeno) similar al tamoxifén. Es un estrógeno sintético prescrito a mujeres con osteoporosis. Aún antes de la aprobación por la FDA, los medios bombardearon con publicidad de raloxifene para el tratamiento de la osteoporosis, clamando una mejoría en la densidad mineral ósea (DMO) y prevención de fracturas sin el riesgo usual del estrógeno de cáncer endometrial y de mama. Los beneficios óseos del raloxifene decían ser superiores a cualquier otro tratamiento y no aumentaba el riesgo de cáncer endometrial como lo hace el tamoxifén.

La publicidad para el raloxifene clamaba que reducía las fracturas por compresión en la espina (fracturas vertebrales) en un 55%. Pocas fracturas por compresión pueden ser dolorosas, pero en la espina, no ponen frecuentemente a los pacientes en un asilo. El anuncio no menciona las fracturas de cadera, que son por mucho, más serias, porque el estudio de tres años al que hacía referencia no mostraba ningún efecto en la incidencia de fracturas de cadera comparada al placebo. Los efectos del raloxifene en los huesos ciertamente no son tan buenos como los del Premarin, por ejemplo.

Si usted usa su lupa, y lee las letras pequeñitas en la información para el paciente en este medicamento, descubrirá que aumenta el riesgo de coágulos (como en los pulmones y el cerebro) en un 300% comparado al placebo. Se refiere a éstos como eventos tromboembólicos venosos (VTEs). También, la incidencia de bochornos fue considerablemente más alta (27.8 por ciento), comparado a la terapia de reemplazo hormonal regular (TRH) (3.1%). Bajo la "infección" como una reacción secundaria, la incidencia para Evista fue de 11% comparada a 0 por ciento de la TRH regular.

Otro largo estudio del medicamento, publicado en el *Journal of the American Medical Association* (JAMA) (agosto 18, 1999) mostró que para el segundo año de estar tomando el medicamento, la densidad mineral ósea del cuello femoral (donde el hueso del muslo se encuentra con el de la cadera) entre los usuarios del raloxifene aumentó un poco más del 2 por ciento comparado al placebo. A los tres años, la DMO del cuello femoral disminuyó 1 por ciento en los usuarios de raloxifene y los controles. La DMO vertebral a los tres años aumentó 3 por ciento comparado con los controles de placebo. Un resultado más importante de las mediciones es la incidencia de nuevas fracturas. En tres años, la incidencia de nuevas fracturas no vertebrales entre los usuarios de raloxifene no era diferente de los controles de placebo. El único descubrimiento de prevención de fracturas involucraba la incidencia de nuevas fracturas vertebrales por compresión, que era alrededor del 5% menor entre los usuarios de raloxifene que en el grupo de placebo. Estudios más nuevos y más largos han demostrado modestos beneficios en comparación.

Una vez más, mientras el raloxifene no era asociado con el engrandecimiento del útero o con el cáncer, era asociado con una estadísticamente más alta incidencia de síndrome de influenza, bochornos, calambres en las piernas, edema periferial fluido en la cavidad endometrial, así como un riesgo mucho más alto de coágulos venosos.

Como con el estrógeno, la ganancia de DMO con el raloxifene representa una modesta acumulación de hueso viejo que puede retardar la fractura menor por compresión vertebral pero tiene poco o ningún beneficio en los huesos sujetos al estrés de torsión, como las fracturas del cuello femoral, que son clínicamente mucho más importantes. Aparentemente, el raloxifene comparte con estrógenos naturales su ya conocida proclividad a causar trombo embolia venosa (coágulos en las venas). Este efecto secundario del estrógeno sin oposición no debe tomarse a la ligera: la embolia pulmonar puede amenazar la vida.

Manteniendo sus huesos fuertes

La progesterona no es una bola mágica para curar la osteoporosis. Para prevenir con éxito y tratar esta enfermedad, se requiere una dieta apropiada, ejercicio con pesas, y algunos suplementos de vitaminas y minerales como un factor de seguridad. Algunas mujeres, especialmente aquellas que han tenido una histerectomía, podrían necesitar un poco de estrógeno y testosterona. La construcción de hueso podría ser considerada como una cadena de factores ligados, cada uno de los cuales debe ser fuerte para que la cadena sea fuerte.

Debido a que el calcio es el mineral predominante en la construcción de hueso, es útil seguir la cadena de eventos que facilitan su uso por el hueso, desde la ingestión hasta la incorporación dentro del hueso:

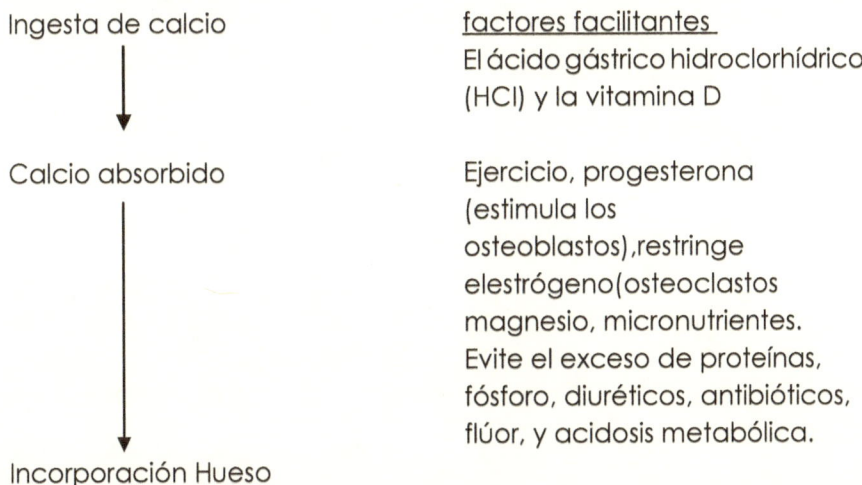

Ingesta de calcio

factores facilitantes
El ácido gástrico hidroclorhídrico (HCl) y la vitamina D

Calcio absorbido

Ejercicio, progesterona (estimula los osteoblastos),restringe elestrógeno(osteoclastos magnesio, micronutrientes. Evite el exceso de proteínas, fósforo, diuréticos, antibióticos, flúor, y acidosis metabólica.

Incorporación Hueso

Testosterona

La testosterona es una hormona anabólica o constructora de tejidos, y juega un papel en la construcción de huesos en las mujeres. En la mayoría de mujeres menopáusicas los ovarios aún están haciendo cantidades pequeñas de andrógenos (hormonas masculinas), y las glándulas suprarrenales contribuyen a la producción de andrógenos también. Algunos de los andrógenos son convertidos en estrógenos en las células grasas, mientras algunos permanecen andrógenos y contribuyen con sus efectos anabólicos, incluyendo la construcción de hueso.

Las mujeres que ha tenido una histerectomía, frecuentemente se benefician de algún suplemento de testosterona para la construcción de hueso, músculo y un mayor metabolismo. Solamente 0.5 a 1.0 mg de testosterona por día es necesario. Para detalles acerca de la suplementación de la testosterona, por favor vea el capítulo 20.

Calcio

El papel del calcio en la construcción de huesos es ampliamente conocido. Aproximadamente el 98 al 91% del calcio en el cuerpo está en los huesos, donde se usa para la mineralización del hueso y como reserva de donde puede tomarse el calcio para satisfacer otras demandas, como en los niveles de calcio en suero, un proceso primariamente facilitado por la hormona paratiroides. Cuando la salud y la nutrición están en equilibrio, la ingesta total diaria de calcio debería ser alrededor de 0.6 a 0.8 gramos o de 600 a 800 miligramos. No es difícil consumir una dieta que de esta cantidad de calcio. Por lo tanto, muchas personas no necesitan suplemento de calcio. Si su dieta está baja en calcio, es posible que deba tomar beneficio de 300 mg adicionales por día. No puedo encontrar un estudio que apoye la noción de que de 1200 a 1500 mg de suplemento de calcio promueva huesos más fuertes.

La fuente de todo el calcio está en la tierra o el mar (las conchas y el coral), y nuestra mejor fuente comestible son las plantas que incorporan calcio en su estructura, junto con otros minerales, vitaminas y compuestos ricos de energía que facilitan su absorción. Para ser absorbido, el calcio requiere a ambos ácidos estomacales y vitamina D. Los tipos más viejos (usualmente de más de 70) frecuentemente no tienen el suficiente ácido gástrico para una buena absorción. Esto puede ser corregido tomando un suplemento de betaína hidrocloride con los alimentos. La percepción común, patrocinada por la asociación de lácteos, es que los productos lácteos son la fuente primaria de calcio. En esta divertida percepción, falta el hecho de que el 70% de las personas en la tierra viven en la zona ecuatorial (entre el trópico de cáncer y el trópico de Capricornio), donde los alimentos vegetales crecen todo el año y no se usa la leche de vaca. Estas personas tienen mejores huesos que nosotros en las áreas más industrializadas. También faltante en la percepción láctea está el hecho de que las vacas obtienen el calcio para sus huesos y la leche, de las plantas que comen. La leche contiene muy poco magnesio, que es tan importante para los huesos como lo es el calcio. (Vea la sección magnesio que sigue después de la sección fósforo aquí abajo).

Los vegetarianos uniformemente, tienen huesos mejor mineralizados que las personas que incluyen carne en su dieta. Esto no sólo es debido a que los vegetarianos obtienen mucho calcio de alta calidad en sus dietas. La carne es alta en proteínas, y demasiadas proteínas en la dieta crean un exceso de acidez en el cuerpo. Los riñones necesitan amortiguar los productos de desperdicio de la proteína ácida antes de que puedan ser excretados en la orina. Este amortiguamiento se lleva a cabo con el calcio, y si no hay suficiente en el torrente sanguíneo para amortiguar los productos de desperdicio de la proteína ácida, será obtenido del hueso. Esta pérdida excesiva de calcio crea un balance negativo. Es verdad que algunas personas pueden adaptarse a dietas altas en carne ingiriendo y absorbiendo más calcio para balancear esta pérdida urinaria de calcio, pero esta estrategia es innecesaria si su dieta es primordialmente vegetariana. En los Estados Unidos, la medicina contemporánea recomienda suplementar de 1200 a 1500 mg de calcio por día para la prevención de la osteoporosis.

Para incorporarse al hueso, el calcio requiere enzimas, que requieren magnesio y vitamina B6 como catalizadores. Si el magnesio y la vitamina B6 son insuficientes, es menos probable que el calcio se convierta en hueso y es más probable que aparezca como calcificación en tejidos y articulaciones, llevándole a la tendonitis, bursitis, artritis y espolones. Por lo tanto, una buena construcción de huesos requiere no solamente calcio sino niveles adecuados de magnesio y vitamina B6, lo cual es deficiente en nuestra dieta.

Fósforo

Después del calcio, el fósforo es el segundo mineral más prevaleciente en los huesos. Los expertos en los huesos consideran un índice de ingesta ideal de fósforo/calcio por debajo de 1.5:1. El exceso en la ingesta de fósforo causa un desequilibrio en este índice, llevándole a la disminución del calcio en el hueso.

La hormona paratiroides (PTH) controla primordialmente los niveles de calcio en la sangre. Los bajos niveles de calcio disparan la liberación de PTH, el cual actúa de una manera compleja en tres órganos principales (intestino, hueso y riñón) para restaurar los niveles de calcio. La PTH causa la liberación del calcio del hueso, inhibe la absorción del fósforo inorgánico por los riñones, y, con vitamina D, aumenta la absorción de calcio.

En la formación de huesos, el índice apropiado de fósforo y calcio es importante. Si el fósforo está alto con relación al calcio, la PTH hace que los osteoclastos aumenten de tamaño, número y actividad, provocando una actividad de osteoclastos y reabsorción ósea mejorada (p.ej. usted pierde hueso). Esta acción es dependiente de los osteoblastos cercanos, que son los objetivos primarios de la PTH, ya que los osteoclastos no contienen receptores de la PTH. La PTH hace que los osteoblastos liberen efectores locales (posiblemente interleukin 1 o una prostaglandina), lo cual sirve para estimular a los osteoclastos para reabsorber hueso. Así, aunque el fósforo se necesite por los huesos, un exceso de fósforo en relación al calcio puede llevar a la pérdida ósea. Ya que la dieta típica norteamericana es alta en fósforo, su suplementación no está indicada. Las sodas-- cualquier bebida artificial carbonatada-- son altas en fósforo, como la carne roja, y ambos deberían ser restringidos.

Magnesio

El magnesio, el tercer mineral más prevaleciente en los huesos, no sólo aumenta la absorción del calcio sino que facilita su papel en la mineralización del hueso. La deficiencia de magnesio es común en los Estados Unidos, debido a nuestra manera de cultivar los alimentos, nuestro procesamiento y nuestras dietas. De hecho, yo creo que la deficiencia de magnesio es un problema nutricional mucho mayor que la deficiencia de calcio. El papel del magnesio en el metabolismo es primordialmente como una enzima intracelular. Su nivel en el suero (la prueba de sangre acostumbrada) no es un indicador confiable de la suficiencia o deficiencia de magnesio, ya que no indica el nivel de magnesio dentro de las células. Su doctor puede ordenar un nivel de magnesio celular en la sangre; este es un indicador mucho mejor del nivel de magnesio.

Este importante mineral es normalmente abundante en las nueces, semillas, granos integrales y vegetales de todo tipo. Nuestros granos, originalmente altos en magnesio, son refinados, un proceso que quita la fibra exterior junto con su magnesio, zinc y otros minerales. Comemos más carne (baja en magnesio) y productos lácteos (con un índice pobre de magnesio y calcio). Nuestro uso de fertilizantes que contienen nitrógeno, fósforo y grandes cantidades de potasio, un antagonista del magnesio, resulta en alimentos bajos en magnesio como nunca antes. Además, el consumo de azúcar y alcohol aumentarán la excreción urinaria de magnesio, llevando a la deficiencia de magnesio. Interesantemente, el chocolate es alto en magnesio. El antojo de chocolate puede significar una deficiencia de magnesio, y este antojo frecuentemente se irá cuando la ingesta de magnesio aumente a los niveles adecuados.

La deficiencia de magnesio deshabilita la utilización del calcio para la construcción de huesos y resulta en depósitos de calcio en tejidos suaves en lugar del hueso. Cuando se provee el magnesio adecuado, los niveles de calcio también aumentan, aún sin suplementación de calcio. Por lo tanto, una buena dieta y una adecuada suplementación de magnesio son vitales para huesos saludables. Un suplemento de magnesio de 400 a 1000 mg diarios puede incrementar su densidad ósea en un 11% en un año. Una dosis de mantenimiento de 300 a 400 mg diarios. Una dosis de suplemento común de magnesio es de 300 a 400 mg por día. El magnesio debería tomarse en una forma amortiguada, como gluconato o citrato de magnesio, para prevenir el efecto secundario de diarrea, y frecuentemente está combinado con calcio en una tableta.

Otros Minerales que construyen el hueso

El zinc es esencial como catalizador de numerosas enzimas, incluyendo aquellas que convierten el beta caroteno en vitamina A dentro de las células. Esto es especialmente importante al construir la matriz de cartílago y hueso. Como el magnesio, el zinc es uno de los minerales que se pierden al refinar los granos. Como resultado, la dieta típica norteamericana es deficiente en zinc y se recomienda una modesta suplementación de 15 a 30 mg por día.

El manganeso, el boro, el estonio, el silicón y el cobre también están involucrados en la construcción de huesos saludables. Una dieta de alimentos integrales sin procesar, es usualmente suficiente para proveer estos minerales.

Vitamina D

La vitamina D es esencial para la construcción de huesos. Facilita el transporte de calcio y el fósforo desde el intestino hasta el plasma sanguíneo; disminuye la excreción de calcio y fosfato desde los riñones, y facilita la mineralización de los huesos. El suplemento de vitamina D ha demostrado reducir el riesgo de fractura de cadera entre las mujeres mayores, cuando lo combinan con suplemento de calcio. En un estudio de 3,270 mujeres saludables, edad promedio de 84, 1,634 recibieron 1.2 g de calcio y 800 unidades internacionales (UI) de vitamina D3, mientras las otras 1,636 recibieron placebo. Durante el estudio de 18 meses, el grupo con suplementos que experimentó un 43% menos fracturas de cadera, 32% menos fracturas no vertebrales, y 2.7 por ciento en el aumento de la densidad ósea en el fémur próximo vs. el 4.6 por ciento de disminución en la densidad ósea visto en el grupo del placebo.

Si la vitamina D es deficiente en niños jóvenes, los huesos están mineralizados incompletamente, dando por resultado muñecas y tobillos alargados y piernas arqueadas-- una condición llamada raquitismo. Aunque el raquitismo fue descrito primero en 1650 por el profesor Glisson de Cambridge, no fue hasta la primera parte de este siglo que el raquitismo fue limitado a poblaciones que tenían falta ya sea de aceite de pescado, o bastante exposición a la luz solar.

El factor perdido vino a ser llamado vitamina D, la cuarta vitamina en ser descubierta. La misma enfermedad en los adultos se llama osteomalacia (huesos suaves), o incluida en un término más genérico, osteopenia (deficiencia ósea).

Si la vitamina D fuera descubierta, probablemente sería llamada una hormona esencial. Es inusual que su síntesis en la piel requiera luz ultravioleta, una buena razón para aplicarse un poco de filtro solar todos los días.

La deficiencia de vitamina D es común durante los meses de invierno (cuando la piel está cubierta por la ropa) y es común entre la gente mayor. Aunque la vitamina D no se encuentra en cantidades en muchos alimentos, se adquiere en pequeñas cantidades de alimentos como la yema del huevo, mantequilla, el aceite de hígado de bacalao y de los pescados de agua dulce como el salmón.

En una extensa investigación y evaluación de la vitamina D publicado en el *American Journal of Clinical Nutrition* por el investigador de la Universidad de Toronto, Reinhold Vieth, mantiene que las dosis recomendadas y las dosis tóxicas de la vitamina D fueron creadas arbitrariamente y son imprecisas. De acuerdo con su investigación, la exposición total del cuerpo a la luz del sol fácilmente provee el equivalente a 10,000 UI por día. Toma cerca de 20 minutos de exposición solar para producir esta cantidad, aún que en la gente mayor la piel es menos capaz de crear vitamina D. Vieth sostiene que, la gente mayor que no tiene mucha exposición a la luz solar se beneficiaría de tanto como 1,000 UI diarias en forma de suplemento, especialmente durante los meses de invierno. Esta es la dosis que se recomienda para prevenir la osteoporosis para aquellos en riesgo. La vitamina D puede acumularse en el cuerpo y hacerse tóxica, creando depósitos de calcio en los tejidos blandos como las membranas sinoviales (provocando la artritis), los riñones, el miocardio, el páncreas y el útero. Sin embargo, Vieth señala que los estudios que muestran estos efectos estuvieron usando el equivalente a 40,000 UI por día. Si usted tiene bastante luz solar y tiene una densidad ósea normal, 400 UI de vitamina D3 deberían ser suficientes. Si usted es mayor y no tiene mucha luz solar, tome hasta 1,000 UI diariamente; si usted está entre estas condiciones, seleccione una dosis acorde.

Vitamina A

La vitamina A es importante en la síntesis de tejido conectivo y la matriz del colágeno del cartílago y del hueso. Se produce normalmente dentro de las células por medio de su precursor, beta caroteno, que se encuentra en los vegetales amarillos y verdes oscuros como las zanahorias, pimientos, llames, patatas dulces, frijoles, verduras de hojas verdes y muchos otros vegetales y frutas. La conversión metabólica del beta caroteno es ineficiente si no hay suficiente zinc presente para servir como una enzima catalizadora. La dieta típica norteamericana es deficiente en zinc, debido primariamente al uso común de granos refinados. Por lo tanto, es prudente recomendar una combinación de beta caroteno y zinc: 15,000 a 25,000 UI de beta caroteno y cinco a 15 mg de zinc.

Vitamina C (ácido ascórbico)

Esta vitamina es esencial para la síntesis y reparación de todos los colágenos, incluyendo el cartílago y la matriz de hueso. A través del reino animal, la vitamina C es sintetizada por casi todas las especies-- en un índice diario de alrededor de 4 g (4,000 mg) por cada 100 libras de animal. La mayoría de los animales que no producen vitamina C escogen (si pueden hacerlo), una dieta que les de esa cantidad de vitamina C. la dieta típica norteamericana provee solamente cerca de 60 mg de vitamina C, o 1/70 del estándar animal. Generalmente un suplemento adecuado de vitamina C debería ser de 1 a 2 gramos por día.

Vitamina K

Esta valiosa vitamina, necesaria para una coagulación normal, también es un factor benéfico en la construcción de huesos. Los estudios indican que la vitamina K reducirá la excreción del calcio y facilitará la unión del osteocalcín (una importante proteína ósea) con el cristal de hidroxipatita. Afortunadamente para muchos de nosotros, nuestra bacteria en el colon sintetiza suficientes cantidades diarias bajo circunstancias normales. El uso prolongado de antibióticos de amplio espectro, sin embargo, pueden reducir la flora intestinal haciendo de esa manera la producción de vitamina K deficiente. Estas personas pueden necesitar vitamina K de suplemento, no sólo para mantener la ovulación normal, sino también como beneficio para los huesos y la prevención de la osteoporosis.

Vitamina B6 (piridoxina)

Pyridoxal-5'-fosfato, la forma activa de la vitamina B6, es un catalizador junto con el magnesio para un gran número de enzimas. Así, es un facilitador en la producción de progesterona y reduce las reacciones inflamatorias en tejido conectivo y la reparación de colágeno. Varios estudios han descubierto bajos niveles de vitamina B6 en pacientes con osteoporosis en relación a los controles de la misma edad. Ya que esta vitamina es económica y notablemente segura en niveles efectivos (50 mg una o dos veces por día), es prudente suplementarla.

Ejercicio

La construcción de hueso responde al ejercicio. Inmovilizar un brazo en un cabestrillo por un largo periodo de tiempo resultará en pérdida de masa ósea en ese brazo. La inmovilización en la cama también resultará en pérdida de hueso a través de todo el esqueleto. Los astronautas en un ambiente libre de gravedad (actualmente, gravedad balanceada por fuerza centrífuga) comenzarán a perder calcio en un par de días. El hueso mineralizado (hidroxipatita) es una estructura cristalina y responderá al estrés físico como lo hacen otras estructuras cristalinas. En particular, cualquier fuerza que tienda a distorsionar el arreglo cristalino, genera un voltaje eléctrico, llamado efecto piezo-eléctrico, produciendo una pequeña corriente eléctrica (descubierta por Pierre Curie en 1883). Esto también sucede en el hueso mineralizado, y puede explicar la maravillosa habilidad de acción del osteoclasto y del osteoblasto para construir y reforzar huesos trabeculares en líneas mejor preparadas para una máxima fuerza y eficiencia física. Cuando se observan microscópicamente, los trabeculos nos recuerdan a las cúpulas y los pilares de las mejores catedrales góticas.

Nuestros tiempos modernos, los dispositivos que ahorran trabajo y los desplazamientos motorizados, han reducido en gran medida el ejercicio experimentado antes en la vida cotidiana. Esta falta de ejercicio disminuye los estímulos que promueven la resistencia ósea. Esto, junto con las deficiencias nutricionales, es probablemente la principal razón de la disminución de la mineralización ósea ahora evidente. Cuando la densidad mineral ósea se compara entre los esqueletos de hoy en día y los enterrados hace dos siglos, como se informó recientemente en *The Lanceta*, los huesos de la antigüedad mostraron mejores resultados que la DMO "moderna".

La forma específica de ejercicio en beneficio del hueso es relativamente poco importante mientras que imponga un poco de ejercicio contra la resistencia. El ejercicio, como caminar, montar en bicicleta, tenis, y el levantamiento de pesas funciona bien para construir hueso. La piscina no es un ejercicio que forma hueso, si se hace de una forma "perezosa"; da lugar a la formación de hueso si se hace con fuerza. En las mujeres posmenopáusicas sanas, con 22 meses de ejercicios con pesas, aumentó la densidad de la columna lumbar en un 6,1 por ciento, mientras que las mujeres que no ejercitaron, perdieron hueso. La formación de hueso, simplemente no se produce en ausencia de estrés físico de los huesos. En la osteoporosis avanzada, sin embargo, algún tipo de atención se debe dar para evitar la fuerza excesiva que podría aumentar el riesgo de fractura.

La falta de ejercicio y una dieta de comida chatarra son las principales razones por las que las adolescentes pierden hueso. Las chicas que hacen ejercicio en exceso o que tienen anorexia / bulimia también sufren pérdida de hueso debido a que sus ovarios se han apagado, sus períodos se han detenido, por lo que no están haciendo ningún tipo de hormonas de construcción de hueso.

¿Cómo se agotan los huesos?

Así como se debe prestar atención a los factores que promueven buenos huesos, se debe prestar atención a los factores que tienen efectos nocivos para el hueso.

El exceso de proteína

Las proteínas son esenciales para el crecimiento y la reparación tisular, y para la síntesis de enzimas, ácidos nucleicos, los neurotransmisores, y algunas hormonas (insulina). Durante muchos años, la ciencia hizo suyo el concepto de comer grandes cantidades (120 a 185 gramos al día) de proteínas, sobre la base de la teoría de Liebig en el siglo 19, de que la proteína muscular es realmente consumida por la actividad y deben ser reemplazadas constantemente. El hecho de que un consumo elevado de proteínas es innecesario, fue sugerido por Chittenden en 1905. Sin embargo, es sólo recientemente que la ciencia ha acordado que los requerimientos de proteína para los adultos son por lo general sólo alrededor de 40 a 60 gramos (o 1,5 a 2,0 onzas) por día. La carne roja, por ejemplo, es aproximadamente un 25 por ciento de proteína. Así, una hamburguesa de 6 onzas, baja en grasa, aporta 1,5 onzas de proteína, su ingesta diaria recomendada. Cualquier proteína adicional comida ese día puede resultar en la pérdida de calcio. Comer carne a diario en grandes cantidades es seguro que resultará en la pérdida de calcio de los huesos y el riesgo de un aumento de la osteoporosis.

Si uno come más proteínas que las necesarias para fines de nutrición, no se almacenan en el cuerpo (como la grasa, por ejemplo), sino que deben ser excretadas. El exceso de proteínas de los productos de desecho son excretados en la orina. Como hemos comentado anteriormente, la excreción de los residuos de proteínas a través de los riñones aumenta la excreción urinaria de calcio. La relación entre el calcio ingerido y el calcio que se pierde en la orina se llama equilibrio de calcio. Una alta ingesta de proteína crea un balance negativo de calcio (es decir, se pierde más de lo que se ingiere). Un balance negativo hará que el calcio sea obtenido de los huesos.

En el cálculo de la ingesta de proteínas, es importante considerar el contenido de proteínas de diversos componentes de la dieta. La siguiente lista puede ser útil:

La mayoría de las carnes: aproximadamente el 25 por ciento de proteína

Pollo, pavo, queso y pescado: 25 a 30 por ciento de proteína

Frijoles, guisantes y frutos secos: aproximadamente 10 a 12 por ciento de proteína

Las demás hortalizas: rango de 3,5 a 10 por ciento de proteína

Un huevo (clara de huevo): 0,22 oz. de proteína; como una rosquilla.

Diuréticos

Los diuréticos aumentan el volumen de orina y se utilizan ampliamente en la medicina para tratar el edema, cardiopatía congestiva, hipertensión arterial, y retención de agua por cualquier causa. El uso de diuréticos se relaciona con el aumento del riesgo de fractura. Algunos de los diuréticos provocan un aumento en la excreción urinaria de minerales. La Furosemida (Lasix), promueve la mayor pérdida de calcio, y por lo tanto es una causa potencial de osteoporosis. Otros diuréticos (por ejemplo, tiazidas) retienen el calcio, pero también tienden a aumentar el riesgo de fractura, causando la micción nocturna, que entre los ancianos, aumenta el riesgo de caídas accidentales en el cuarto de baño en la noche.

Un mejor enfoque a los problemas de retención de agua es por la dieta (evitar alimentos salados y bicarbonato de sodio), si es posible. Si los diuréticos deben ser utilizados, es conveniente elegir aquellas que no aumentan la pérdida de calcio.

Antibióticos

Los antibióticos de amplio espectro matan a las bacterias intestinales que hacen la vitamina K para nosotros. La vitamina K es un factor de construcción de hueso. El uso a largo plazo o el uso frecuente de antibióticos resulta en niveles bajos de vitamina K, y de ese modo interfieren con la formación de hueso. Dado que las reservas corporales de vitamina K son pequeñas, un déficit se puede desarrollar en tan sólo una semana. Si los antibióticos deben ser utilizados a largo plazo, o con frecuencia, es conveniente complementar la vitamina K y reponer las bacterias del colon amistosas como la *L.acidophilus*. Tome ambas mientras está tomando antibióticos y de dos a cuatro semanas después.

Fluoruro

Desde hace algunos años, los entusiastas de fluoruro afirman que el fluoruro es bueno para los huesos. El hecho es que el fluoruro puede aumentar ligeramente el aspecto radiológico de la masa ósea, pero el hueso resultante es de inferior calidad y el riesgo de fractura de cadera aumenta. Esta se encuentra no sólo en dosis utilizadas en la "terapia" de la osteoporosis (es decir, 15 a 20 miligramos al día), pero también en dosis obtenidas en comunidades con flúor (es decir, de 3 a 5 miligramos al día). El fluoruro es un potente inhibidor de la enzima y produce cambios patológicos en los huesos, conduciendo a un mayor riesgo de fractura.

Las investigaciones más recientes nos muestran que el fluoruro es también tóxico para el colágeno óseo (la matriz no-mineralizada del hueso). Colágeno óseo pobre a reduce la resistencia ósea, pero no es medida por la DMO. El fluoruro afecta no sólo la cantidad sino también la calidad del colágeno. En la presencia de flúor, la micro-arquitectura de las fibras de colágeno es desordenada, dando lugar a una falta de resistencia a la tracción. Después de más de 30 años de estudiar los efectos del flúor sobre los seres humanos, creo que esta es la causa principal del aumento de la incidencia de la fractura de cadera en las comunidades con agua fluorada. El colágeno, debido a la fragmentación de flúor, también conduce a la inflamación y posible destrucción de cartílago, y la pérdida del efecto "amortiguador" en las caídas.

El nivel de concentración en la que el agua fluorada aumenta el riesgo de fractura de cadera, es de gran preocupación, porque el sistema público de Salud de E. U. sigue presionando para que la fluoración del agua potable sea de un nivel de alrededor de 1 mg / l (ppm). Esta ambición del sistema público de Salud de E. U. no sólo es anticuada, sino mal aconsejada, en todos los sentidos de la palabra. En la actualidad hay ocho buenos estudios (y también no muy buenos contrarios), que muestran que la fluoración se asocia con una mayor incidencia de fracturas de cadera. Un reciente informe en JAMA encontró que la incidencia de fracturas de cadera entre las mujeres blancas mayores de 65 años aumentó significativamente en las comunidades en Francia con los niveles de flúor del agua en 0,11 mg / l (ppm). En todo el mundo, los niveles de flúor en el agua son generalmente menos de 0,10 mg/L a menos que se eleven artificialmente. Parece que los seres humanos pueden tolerar este bajo nivel de fluoruro.

Curiosamente, es ahora generalmente reconocido por los científicos que los supuestos beneficios dentales de los niveles altos de fluoruro en los dientes de los niños ha sido una ilusión fomentada por incompetentes estudios anteriores y el celo equivocado de los promotores de fluoruro. La disminución general en el índice de caries en los niños es la misma en las comunidades sin fluoruro como lo es en comunidades con flúor, lo que indica que el cambio se debe probablemente a una mayor higiene y la nutrición. El flúor utilizado en la fluoración del agua es un tóxico subproducto de la industria, especialmente la de fertilizantes de fosfato de aluminio y las industrias que desean disponer de ella por goteo a la basura en nuestros suministros de agua potable.

El fluoruro en todas sus formas, incluida la pasta de dientes, se debe evitar.

Acidosis metabólica

La acidosis metabólica se refiere a un aumento de la acidez (pH) de la sangre. Es necesario para el cuerpo mantener el pH en la sangre dentro de límites muy estrechos. Como vimos en el ejemplo de proteínas excesivas en la dieta, cuando la acidez es muy alta, el cuerpo usa el calcio para que vuelva al equilibrio. Los fumadores de cigarrillos, por ejemplo, desarrollan enfisema o enfermedad pulmonar obstructiva crónica, lo que mantiene el dióxido de carbono en el pulmón y mayor ácido carbónico sérico. Una de las respuestas del organismo a la amenaza de la acidosis es amortiguar el exceso de ácido con el calcio, generalmente se toma de los huesos para este fin.

Abuso de Alcohol

Ya sea por la toxicidad del alcohol específica para los huesos, la pérdida de magnesio, o la deficiencia nutritiva, la osteoporosis es rampante entre los alcohólicos. Un historial de consumo de alcohol más-que-moderado, es un potente factor de riesgo para la osteoporosis.

Hipertiroidismo

El hipertiroidismo (exceso de hormona de la tiroides), especialmente el resultado del exceso de suplementos de L-tiroxina, acelera la reabsorción ósea y por lo tanto promueve la osteoporosis, probablemente por estimular la actividad de los osteoclastos. Las personas que reciben suplementos de L-tiroxina de forma rutinaria se deben hacer la prueba de tiroides para evitar el riesgo de pérdida ósea.

Cortisona

Desde un punto de vista molecular todos los glucocorticoides son notablemente similares a la progesterona por lo que no es de extrañar que compartan los mismos sitios receptores comunes. De hecho, la progesterona y glucocorticoides compiten por los receptores en los osteoblastos, las moléculas que crean hueso. El "mensaje" de la molécula por cada una de las dos hormonas, sin embargo, es muy diferente. El mensaje de la progesterona a los osteoblastos es estimular la formación de hueso nuevo, mientras que el mensaje de la glucocorticoides es la de suprimir la acción. Cuando la glucocorticoides supera la producción normal, como en la enfermedad de Cushing, el resultado es la osteoporosis. Además, las personas con uso a largo plazo de grandes dosis (farmacológicas) de glucocorticoides, desarrollarán osteoporosis. En su libro "El uso seguro de la cortisona", el Dr. William Jeffries no informó de la osteoporosis como un riesgo cuando la dosis fisiológica (las pequeñas cantidades que el cuerpo necesita para el funcionamiento normal) de cortisol o hidrocortisona se les dio a los pacientes durante más de veinte años. Los análogos sintéticos de la cortisona patentable en boga (por ejemplo, prednisona, prednisolona, triamcinolona, prednisolona de metilo, y dexametasona) son mucho más potentes y utilizados generalmente en dosis farmacológicas: La gente que usa estos fármacos durante un largo período de tiempo, desarrollan osteoporosis. Sería interesante ver si mayores dosis de progesterona pueden prevenir o revertir la osteoporosis causada por estos medicamentos.

El estrés puede causar deficiencia de progesterona (como en los ciclos anovulatorios), pero también eleva los niveles de cortisol, y ambos factores dan lugar a la osteoporosis.

Los inhaladores para el asma que contienen esteroides

La incidencia de asma está aumentando de manera exponencial en los E. U., y los glucocorticoides inhalados son los medicamentos más comúnmente utilizados para ello. Un estudio de tres años publicado en el NEJM demuestra que incluso pequeñas dosis de los glucocorticoides sintéticos inhalados pueden agotar los huesos. La acetonolone triamcinolona inhalada por las mujeres premenopáusicas entre 18 y 45 años, causó una disminución de la densidad ósea relacionada con la dosis, especialmente en la cadera y la cabeza del hueso del muslo. Los marcadores de suero y orina de la rotación ósea o la función suprarrenal, no predijeron el grado de pérdida ósea.

Depo Provera

A pesar de la pérdida ósea causada por la Depo Provera (un anticonceptivo inyectable con un progestágeno), no es probable que sea un problema para una mujer en la menopausia, ¡puede ser un problema para las hijas y nietas de las mujeres menopáusicas! Varios estudios muestran que la Depo Provera puede causar pérdida de masa ósea en adolescentes. Un estudio, publicado en la revista Obstetrics and Gynecology en 1999 demostró que las mujeres jóvenes que usan Depo Provera pierden masa ósea en un momento de su vida cuando aún se construye. La pérdida ósea fue especialmente pronunciada (alrededor del 10 por ciento) en las mujeres jóvenes de entre 18 y 21 años.

Según un estudio publicado en el Journal Epidemiology, los investigadores de la Universidad de Seattle, Washington, en comparación con la densidad ósea en las mujeres que habían estado expuestas a Depo Provera con los que no. Las mujeres que usan Depo Provera experimentaron 0,87 por ciento de pérdida de densidad ósea en la columna vertebral y un 1,12 por ciento en la cadera, en comparación con una ganancia de 0,4 por ciento y 0,05 por ciento, respectivamente, entre los que no usaron Depo Provera.

La buena noticia es que cuando la inyección Depo Provera se disipó, la densidad ósea aumentó rápidamente. Otros efectos secundarios de Depo Provera incluyen un mayor riesgo de coágulos de sangre (algunos que conducen a accidentes cerebrovasculares), aumento de peso, dolores de cabeza, mareos, dolor abdominal, náuseas, nerviosismo, fatiga y dolor de espalda.

Espero que esta información ponga fin a la práctica común, pero equivocada de la prescripción de píldoras anticonceptivas para ayudar a las adolescentes a formar hueso. No hay pruebas de que las píldoras anticonceptivas ayuden a las adolescentes a formar hueso. No hay pruebas de que las píldoras anticonceptivas de cualquier tipo formen hueso, lo cual tiene sentido ya que la progestina podría bloquear la acción de la progesterona de fomentar hueso normal. No recomiendo el uso de cualquiera de las progestinas basadas en los anticonceptivos, especialmente Depo Provera.

En pocas palabras

Habiendo resumido los diversos factores necesarios para huesos sanos, huesos fuertes y los factores perjudiciales para los huesos, es importante que la tesis central de este capítulo se reitere: la osteoporosis posmenopáusica es una enfermedad de pérdida de hueso excesiva en relación con la nueva formación ósea, causada por una deficiencia de progesterona, y, en segundo lugar, una mala dieta, la deficiencia de estrógenos, y la falta de ejercicio. La progesterona restablece la masa ósea. La hormona progesterona natural es un factor esencial en la prevención y el tratamiento adecuado de la osteoporosis.

Cuando todos los factores correctos están presentes, la formación de hueso continúa durante toda la vida. Cada vez que veo a una mujer que se agacha por la osteoporosis, me gustaría que hubiera podido recibir el beneficio de la progesterona natural. Recibo con regularidad cartas de mujeres con historias de éxito. Las siguientes cartas fueron escritas para mí en tres tarjetas de Navidad consecutivas, por una mujer que tenía 81 años de edad en el momento de escribir la primera carta:

Estimado Dr. Lee,

Desde que le escribí por primera vez [cerca de 2 1/2 años], he estado usando la crema de progesterona todos los días. He descubierto que los beneficios no hicieron pico en cuatro meses de uso de la crema, pero continuaron en forma acumulada.

Puedo entrar y salir de la cama sin tomar unas cuantas respiraciones para reestablecerme y sentirme cómoda, me siento cómoda de inmediato. En la mañana, no tengo que sentarme en el borde de la cama para ajustarme, ya estoy ajustada. Puedo cambiar mi posición en la cama sin apoyarme en mis caderas.

Puedo caminar sin sentir que mi espalda se derrumba, y ¡puedo caminar a buen ritmo! En la conducción ya no necesito mantenerme rígida para evitar la sensación de que mi columna está cayendo en una vuelta, y ya no temo cualquier irregularidad normal en la superficie de la carretera.

Yo soy capaz de mantener ollas de sopa y llevarlas a través de la cocina. (Previamente, tenía que llevar una cacerola vacía a la estufa y luego llenarla taza por taza). Puedo llenar una botella de litro y llevarla fácilmente a través de la habitación. Puedo pararme libre y tomar una foto con mi cámara, yo tenía que recargarme contra la pared. Solía tener que aferrarme a mi buró para vestirme y desvestirme, ahora sólo tengo que sostenerme para la ropa en la que tengo que entrar. Con la ropa que se pone desde la cabeza puedo estar libre. Puedo lavarme los dientes sin tener que apoyarme en el mostrador.

Me siento tan maravillosa y estoy muy agradecida por su consideración respecto a mí.

Uno año después:

Estimado Dr. Lee:

Continúo mejorando cada vez más. Ahora puedo volver la cabeza para atrás en un estacionamiento. Desde la última vez que le que escribí, mi espalda ha mejorado en la conducción en las curvas, pero ahora es aún más sólida y ni siquiera lo pienso más.

En julio pasado volé a Boston para estar con mi familia en cinco lugares diferentes, con muchos viajes largos en coche con mi hija y nieta. ¡No tuve ningún problema con mi espalda y dormí cómodamente en cinco camas!

Es maravilloso tener una espalda sólida. La imagen adjunta es de mi hermana y yo, a quien yo cuido. Ella tiene una considerable demencia y afasia, pero estamos haciéndolo muy bien. La mantengo lo más activa posible.

Por cierto, ahora puedo recoger cosas del suelo, aunque soy muy cuidadosa al hacerlo.

Sinceramente y con gratitud,

Un año más tarde:

Estimado Dr. Lee:
Todas las mejoras de las que le he hablado continúan más y más. Yo puedo levantar un sartén de hierro de diez pulgadas con una mano desde el fondo del estante, y cargar y descargar fácilmente el lavavajillas. ¡Es maravilloso ser fuerte y no tener dolor!

¡Gracias! ¡Gracias! ¡Gracias!

Lo qué su médico podría no saber acerca la medición de la densidad mineral ósea (DMO)

Contrariamente a lo que se espera, no se ha descubierto que la DMO sea un buen vaticinador de futuras fracturas. Esto se muestra claramente en un estudio de nueve años realizado en Francia, con 7,575 mujeres de 75 años de edad, sin antecedentes de fractura de cadera. Los resultados del estudio muestran que el equilibrio, la disminución de la visión, la falta de fuerza muscular, y la falta de coordinación son tan importantes como la densidad ósea en la predicción de fracturas de cadera. Un estudio similar realizado en los E. U. y publicado en el New England Journal of Medicine (NEJM) en 1995, tuvo resultados muy similares. Esto significa que incluso si la densidad de los huesos es buena, necesita la protección adicional de permanecer fuerte y coordinada, y si esta fuerte y coordinada, el riesgo de fractura reducirá, incluso si la densidad ósea es baja.

Otras causas importantes de fractura en las mujeres incluyen:

• Tomar medicamentos que causan mareo, tales como pastillas para dormir.
• Tomar medicamentos que disminuyen la presión arterial.
• Tomar medicamentos que destruyen los huesos, tales como la cortisona.

Para complicar más las cosas, la DMO no tiene en cuenta las diferencias en el tamaño de los huesos. Así, Ronnie, una pequeña, 105-libras, 45 años de edad, me escribió alarmada después de que su médico le dijo que tenía osteoporosis. En las pruebas de densidad ósea, su lumbar (columna vertebral) había medido bajo, y su médico quería que tomara Fosamax. Le aseguré que, por su tamaño pequeño, su densidad mineral ósea (DMO) estaba muy bien y que podía atenerse a su buena dieta y mucho ejercicio.

Por el contrario, Peggy, una mujer bastante grande, con una DMO de la gama "normal", me preguntaba por qué había tenido varias fracturas de compresión en la columna vertebral. Le habían dicho que no tenía osteoporosis. Este tipo de confusión es creada por las limitaciones de las pruebas de la DMO.

Las técnicas de prueba incluyen absorciometría de energía dual y rayos X (DEXA), la absorciometría fotónica dual (DPA), escaneo cuantificado TC o la atenuación del ultrasonido de banda ancha (BUA), que todavía son experimentales. Cada técnica mide ligeramente diferentes características del hueso y proporciona resultados ligeramente diferentes. Esto significa que si usted quiere comparar los resultados de la DMO con el tiempo (la prueba de serie), debe utilizar la misma técnica cada vez.

Hablemos de DEXA y el DAP, las técnicas más comunes. Una placa de rayos X o fotones (luz) se dirige a un lugar en el cuerpo como la cadera o la columna lumbar, y la energía del rayo al salir del cuerpo se mide. Cuando el haz pasa a través del tejido y se puede medir en su salida. Cuanto más minerales en la trayectoria del haz, mayor será la pérdida de energía del haz. De esta caída en la energía del haz, un ordenador calcula la masa de minerales de los huesos encontrados por el haz en su paso por el cuerpo. Esto es reportado entonces como la densidad mineral ósea (DMO).

¿Qué hace la densidad ósea media de Rally?

El uso de la palabra densidad en la DMO puede crear cierta confusión, ya que se podría pensar que dos mujeres con la misma cantidad de minerales en, por ejemplo una sección de hueso del tamaño de un sello de correos tendrían la misma DMO. Pero esto no es verdad porque los niveles de DMO varían dependiendo del tamaño de los huesos de una mujer, así como en la concentración de minerales en ese hueso. Debido a que una persona mayor generalmente tiene los huesos más grandes que una persona de menor tamaño, el haz de energía que pasa por los huesos de una persona grande encuentra más minerales de lo que sería si atravesara los huesos más pequeños una persona más pequeña de la misma densidad. Esto significa que incluso si la densidad real de ambos huesos son idénticos, el resultado de DEXA o prueba DPA indica una mayor "densidad" en el hueso más grande cuanto mayor sea la persona.

Así, no hay niveles de DMO que sean "altos", "bajos" o "normales" para todos: Lo que es normal para una mujer puede ser alto o bajo para otra, y lo que es bajo para otra mujer puede estar perfectamente bien para una tercera.

Utilizar la medida de DMO para el tratamiento

A pesar de las deficiencias de las pruebas de la DMO, es valiosa como un índice de la eficacia de cualquier terapia de la osteoporosis de la que usted sea receptora: En otras palabras usted puede comparar sus propias lecturas de progreso. La DMO no es exacta, sin embargo, en dos casos. Los medicamentos anti-reabsorción como el bisfosfonato (etidronato/Didronel y alendronato/Fosamax) inhiben la reabsorción de hueso viejo, que conduce a un aumento en la DMO a pesar de que el esqueleto se compone de más edad ósea y menos fuerza de tracción. Además, los niveles elevados de fluoruro en el cuerpo, generalmente debido a agua fluorada, resultan en hueso que es más denso, pero de menor calidad, y que también dará una lectura mayor de DMO.

Excluyendo estas dos excepciones, el aumento de la DMO durante el tratamiento de la osteoporosis, es una señal de la mejoría ósea. He recibido un montón de correo de mujeres que son presa del pánico por un diagnóstico de osteoporosis basado en una lectura de la DMO, y la mayoría de ellos son más bien pequeñas. Por favor, utilice la DMO como una herramienta para analizar la salud ósea, pero por favor no se asuste en una lectura baja. Se puede o no ser totalmente exactos, no necesariamente predictivos de una fractura, y como usted ha descubierto en este capítulo, hay muchas cosas que usted puede hacer para mejorar su densidad ósea. Puede comenzar con un programa de construcción de hueso, y medir los huesos de nuevo en seis meses, lo que le dará una comparación. Obtendrá más información si usted espera un año.

Yo recomiendo que las mujeres tengan un punto de referencia de la DMO a mediados de los 40, y luego medir la DMO cada dos o tres años.

Use la altura como referencia.

Aparte de las mediciones de densidad ósea, uno de los primeros indicadores de la osteoporosis es una pérdida de altura. Las mujeres deben medir con precisión su altura cuando tienen 30 años y luego la tienen que medir cada año subsiguiente. Cualquier disminución en la altura causada por un deterioro de los huesos de la columna vertebral, es el indicador más probable de la osteoporosis.

TÉCNICAS PARA LA MEDICIÓN DE LA DENSIDAD MINERAL ÓSEA

Absorciometría fotónica medidas de la disminución de la energía en un haz de fotones que pasa a través del tejido. Los fotones pasan fácilmente a través de la piel y la grasa, pero son desviados por los minerales en los huesos. Si usted posee una linterna a la mano en una habitación oscura, se puede ver un efecto similar: Sus huesos se hacen una sombra oscura debido a su densidad mineral. Este método funciona bien para el hueso cortical denso encontrado en los brazos y las piernas.

Absorciometría fotónica dual (DPA) utiliza fotones de los espectros de absorción ligeramente diferentes, y es de 96 a 98 por ciento preciso que el hueso trabecular menos denso se encuentran en las caderas y columna vertebral.

Absorciometría de energía dual de rayos-X (DEXA) es del 96 por ciento a 98 exacto, pero utiliza rayos X de baja dosis.

La técnica de QCT, una modificación del escaneo TC o TAC, es también muy precisa, pero utiliza rayos X mucho más y es más caro. Yo no lo recomiendo.

La excreción urinaria de piridina, aunque no es una prueba específica para la osteoporosis, puede indicar una rápida tasa de rotación ósea. Cuando se sufre de reabsorción ósea (pérdida de hueso), tipos muy específicos de pyridinum, llamado piridinolina y desoxipiridinolina, se excretan en la orina, midiendo la proporción de estas sustancias en la orina, la tasa de rotación ósea puede ser medida. Porcentajes más altos indican un mayor volumen de rotación, como ocurre en la reabsorción ósea más rápida, ya que la excreción urinaria de la pyridiniums también es mayor en caso de enfermedad de Paget, hiperparatiroidismo primario, la artritis, la osteomalacia, enfermedad ósea metabólica, como el cáncer de hueso como hipertiroidismo, enfermedad de los huesos alcohólicos, todos estos hay que descartar en primer lugar. Esta prueba podría ser usada para encontrar la osteoporosis en marcha antes de que la prueba de densidad ósea lo indique, y también sería útil para controlar el efecto de tratamiento de la osteoporosis.

Yo prefiero DPA o DEXA porque utilizan rayos X mucho menos y son menos costosos que el QCT.

En pocas palabras

De la discusión anterior en este capítulo, espero que quede claro que las referencias médicas de más autoridad sólo encontraron poco o ningún beneficio del estrógeno, a excepción de los cinco años más o menos alrededor de la menopausia cuando se pueda frenar la pérdida acelerada de masa ósea. Yo creo que los suplementos de estrógeno también pueden ayudar a las mujeres que son delgadas, así como a las mujeres que han tenido una histerectomía. Durante el intervalo de cinco años alrededor de la menopausia, sin embargo, el uso de estrógenos puede ser beneficioso en las mujeres que experimentan una fuerte caída en los niveles hormonales, para evitar la pérdida acelerada de masa ósea, de modo que se conviertan en posmenopáusicas con más hueso. En particular, el estrógeno no hace nada para la formación de hueso nuevo. Esa es una función de la progesterona y/o testosterona.

Puesto que la osteoporosis es una función del equilibrio relativo entre los "huesos viejos" la reabsorción y la formación de hueso nuevo, la acelerada pérdida de hueso de la menopausia puede ser compensada por la formación de hueso nuevo, si la progesterona es suplementada durante la fase premenopáusica, cuando la deficiencia de progesterona es común. Se necesitan más estudios para evaluar el efecto protector completo de tratamiento con progesterona durante los cuatro o cinco años alrededor de la menopausia. Es muy claro que la progesterona puede ser de gran beneficio para las mujeres de edad con pérdida de masa ósea mesurable. En la mayoría de los casos, la progesterona por sí sola formará rápida e impresionantemente el hueso.

Por último, quiero destacar que la osteoporosis es una enfermedad multifactorial y que la progesterona, sin una dieta adecuada, los nutrientes, y el ejercicio, no es suficiente en sí para prevenir o revertir la osteoporosis. Todos los factores entran en juego. Es muy probable que no todos los factores se conozcan en este momento, y que las futuras investigaciones conduzcan a nuevos tratamientos. Pero en el momento actual, en mi opinión, la progesterona es el factor más importante que falta en el enfoque estándar de este importante desorden que enfrentan la mayoría de mujeres en los países industrializados hoy.

CAPITULO 14

LAS MUJERES Y LA ENFERMEDAD CARDIOVASCULAR

La tasa de muerte por cardiopatías en los E. U. ha disminuido gradualmente en los últimos 20 años, pero la disminución ha sido mucho más pronunciada para los hombres que para las mujeres, y desde 1992-1995, las tasas de mortalidad por ataques al corazón en las mujeres aumentó. Hasta hace pocos años, muchos médicos no veían a los síntomas de la cardiopatía en las mujeres muy en serio--uno de cada tres de ellos ni siquiera sabe que es la principal causa de muerte en las mujeres, más que todas las otras causas de muerte combinadas. Finalmente, con la edad, aproximadamente el 50 por ciento de las mujeres mueren de enfermedades del corazón.

Las mujeres tienen más probabilidades de morir de un ataque al corazón en primer lugar, y dos terceras partes de ellas no tienen síntomas previos, comparado con la mitad de los hombres que no tienen síntomas previos. Algunas personas suponen que las mujeres tienen síntomas previos, pero, o bien no van al médico, o el doctor no las toma en serio. También es posible que la causa o el mecanismo de problemas del corazón femenino es diferente de alguna manera a la de los hombres. Un año después de un ataque al corazón, el 44 por ciento de las mujeres han muerto, en comparación con sólo el 27 por ciento de los hombres. Aunque las mujeres tienden a vivir cerca de siete años más que los hombres, pasan dos veces más tiempo con discapacidad durante muchos años antes de morir.

Sabemos que una histerectomía, total o no, aumenta considerablemente el riesgo de ataque cardiaco en una mujer menopáusica, y ahora, gracias a la *Women's Health Initiative*, sabemos que la TRH convencional aumenta el riesgo de enfermedades del corazón, y, en particular derrames cerebrales.

El estrógeno y la cardiopatía

Durante casi 20 años, la medicina convencional pregonó el estrógeno como una gran prevención para la enfermedad cardiovascular en las mujeres. El argumento era que las muertes de corazón en las mujeres eran muy poco comunes antes de la menopausia, que después de la menopausia las muertes por corazón en las mujeres adoptaban el patrón masculino, y que la diferencia se debe a la falta de estrógenos después de la menopausia. Este beneficio del estrógeno, como se aclamaba, resultó de la habilidad del estrógeno para mejorar el perfil de lípidos de la mujer (colesterol sérico total más bajo y más altos niveles de colesterol HDL). El colesterol HDL es conocido por proteger contra la enfermedad coronaria cardiaca. Este argumento tenía a las mujeres clamando por la suplementación de estrógenos... pero no era verdad.

El estrógeno tiene beneficios cardiovasculares. Es necesario mantener los receptores de progesterona, y una verdadera deficiencia de estrógenos puede comprometer la capacidad de los vasos sanguíneos de relajarse y así ayudar a proteger contra un ataque al corazón. Por el contrario, cuando los niveles de estrógeno son demasiado altos, su valor de protección en la enfermedad de corazón se invierte, ya que el riesgo de coágulos de sangre y desequilibrios de fluidos sube. Así pues, la pregunta es, ¿cuánto estradiol es necesario para los beneficios cardiovasculares? y, ¿cómo sabemos que mujeres lo necesitan? Sabemos que el 66 por ciento de las mujeres de 65 a 80 años hacen bastante estradiol para todas las necesidades conocidas, menos la preparación del útero para el embarazo.

Se sabe que la deficiencia de progesterona des-regula los receptores de estrógeno, y que suficiente progesterona los regula, lo que resulta en más acción de estrógeno, sin cambiar la cantidad de estrógeno ya presente. Vemos eso cuando una mujer presenta síntomas temporales de la dominación del estrógeno cuando se agrega la progesterona.

Los suplementos de estrógeno sólo deben administrarse a mujeres en las que las pruebas de saliva demuestran una deficiencia de estradiol biodisponible, que persiste después de darle dosis fisiológicas de progesterona. Las dosis fisiológicas (considerablemente menores que las dosis estándar de TRH) de estradiol son seguras cuando se acompañan de dosis fisiológicas de progesterona.

La progesterona y la cardiopatía

¿Qué hay de la progesterona? Ahora sabemos que los ciclos anovulatorios y los niveles disminuidos de progesterona ocurren antes de la menopausia, y que los niveles de progesterona después de la menopausia están cerca del cero. El estrógeno, en la otra mano, cae solamente del 40 al 60% con la menopausia. El paso de una mujer a través de la menopausia, es el resultado de una pérdida mayor de progesterona que la de estrógeno. Probablemente, el aumento del riesgo de cardiopatía después de la menopausia, se debe más a la deficiencia de progesterona que a la deficiencia de estrógeno. En mi experiencia clínica, los perfiles de lípidos mejoran cuando se suplementa la progesterona. En el estudio PEPI, los perfiles de lípidos en mujeres en TRH combinado, eran considerablemente mejores en las mujeres que recibían progesterona natural, que en las que recibían progestina.

La progesterona aumenta la quema de grasa para energía y, además, tiene efectos antiinflamatorios. Ambas acciones podrían proteger contra la enfermedad coronaria del corazón. La progesterona protege la integridad y función de las membranas celulares, mientras que el estrógeno permite el flujo de sodio y agua, mientras permite la pérdida de potasio y magnesio. La progesterona, un diurético natural, promueve mejores patrones de sueño y ayuda a lidiar con el estrés. Cuando uno evalúa las acciones conocidas de la progesterona, es claro que muchas de sus acciones también son benéficas para el corazón. Ha llegado el momento de estudiar el historial del corazón de muchas mujeres, que ahora están usando hormonas naturales durante sus años post menopáusicos. Creo firmemente, que tendrán menos enfermedades cardiovasculares.

Sólo la mitad de las muertes por ataque al corazón en mujeres es causada por arterias bloqueadas

Sólo el 50% de las muertes por enfermedad coronaria arterial (ECA) en las mujeres está asociada con una enfermedad de oclusión mayor (arterias bloqueadas). Esto es, en la mitad de los casos de muertes por ECA, las arterias coronarias no están obstruidas por placa suficiente para detener el flujo sanguíneo, llevando al ataque al corazón o la muerte. Algo más causa el ataque al corazón en esas instancias.

Esto se hace más claro cuando uno observa las muertes por ataque al corazón en los hombres vs. las mujeres. Está bien reconocido que los hombres son más propensos a la oclusión coronaria arterial. En los hombres norteamericanos, la acumulación de placa en las arterias comienza en sus primeros días (en la pubertad), y se convierte en clínicamente significativa a mediados de la edad adulta. Es común encontrar más del 90% de oclusión en las arterias coronarias en los hombres de sólo 45 años de edad. El tratamiento quirúrgico en esta etapa podría prolongar la vida de aquellos que son afectados por este problema, pero hasta hoy, no ha ayudado mucho para detener la marejada de enfermedad coronaria arterial

(CAD por sus siglas en inglés) que aflige a los hombres mayores americanos.

La mortalidad cardiaca en las mujeres presenta otra perspectiva. Es raro que una mujer premenopáusica muera de un ataque al corazón. La muerte por ataque al corazón en mujeres se da un tiempo después de la menopausia. Eventualmente, la incidencia de muerte entre mujeres mayores iguala o excede a la de los hombres. Por otro lado las autopsias muestran que el grado de obstrucción en las mujeres es considerablemente menor que en los hombres, frecuentemente solo de un 20 a un 30 %, lo cual no es lo suficiente para haber causado sus muertes.

Entonces, ¿que es lo que causa sus ataques cardiacos? Los expertos creen que son espasmos en las arterias y/o el músculo cardiaco. Una obstrucción por placa de un 20 a un 30% puede convertirse en una obstrucción de un 100 % si la arteria pasa por un espasmo serio. El espasmo cardiovascular puede ser el resultado de un número indeterminado de factores, incluyendo desequilibrios de prostaglandina, causados por consumir grasas "malas" y aceites, desequilibrios de electrolitos causados frecuentemente por bajos niveles de magnesio, y altos niveles de estrés. También existe evidencia de que el TRH convencional causa vaso-spasmos en la mujer post-menopáusica, y aparentemente el culpable es el acetato de medroxyprogesterona (Provera).

Los investigadores del Centro de Investigación de Primates de Oregon, dirigidos por Kent Hermsmeyer, estudiaron el efecto de las hormonas en el espasmo de la arteria coronaria. Removieron los ovarios de 12 monos rhesus para estimular la menopausia. Luego, seis de los monos fueron puestos en estradiol y progesterona natural, y 6 fueron puestos en estradiol y progestina sintética, acetato de medroxyprogesterona, o MPA (Provera). Cuatro semanas después, se les inyecto una combinación de serotonina, mas un extracto de plaquetas (thromboxane A_2) conocidas por estimular el espasmo de la arteria coronaria. Los monos con MPA y estrógeno sufrieron un implacable espasmo que podría haberles causado la muerte si no hubieran sido inyectados con un medicamento que revirtió el espasmo. Los monos tratados con estradiol y progesterona natural mostraron muy poco espasmo de la arteria coronaria.

Estos descubrimientos hacen eco en el trabajo realizado en la Escuela de Medicina Bowman de la Universidad de Wake Forest en Winston-Salem, en Carolina del Norte, dirigidos por J. Koudy Williams. Su investigación con monos, ataque al corazón y hormonas, a arrojado que la medroxyprogesterona "puede borrar los efectos benéficos de la terapia de estrógeno en el progreso de la arteriosclerosis de la arteria coronaria," que es la obstrucción de las arterias. En un estudio dirigido por Peter Collins en el Instituto Nacional del Corazón y el Pulmón de Londres, mujeres en distintas combinaciones de terapia hormonal fueron puestas en la caminadora. Una vez más, aquellas que usaban progesterona natural con estrógeno, pudieron ejercitarse más tiempo que aquellas que tomaron medroxyprogesterona.

Mi hipótesis es, que el mayor riesgo de enfermedad cardiovascular, ahora asociado con la menopausia, podría no deberse a una placa de colesterol relativamente menor o a la deficiencia hormonal por si, sino al mayor riesgo de vaso-espasmo coronario causado por progestinas sintéticas como el acetato de medroxyprogesterona usado en TRH.

La conclusión de estos estudios fue que el MPA aumentó considerablemente el riesgo de espasmo de arteria coronaria mientras que la progesterona protegió contra el espasmo. A la luz de esto, uno debe preguntarse porqué las progestinas sintéticas como Povera se siguen recetando, cuando la progesterona es tan superior y mucho más segura. Los medicamentos MPA y el estrógeno son un negocio más lucrativo para la industria farmacéutica. El lucro de sus ventas excede al de cualquier otro medicamento incluyendo los bloqueadores de H-2, tranquilizantes, antibióticos y antidepresivos.

La insulina y la cardiopatía

La obesidad y los altos niveles de insulina son la causa principal de las enfermedades crónicas degenerativas de nuestro tiempo, incluyendo la cardiopatía y la diabetes. Habiendo dicho esto, el aumento normal de peso que todos experimentamos al crecer no causa la cardiopatía. Convertirse en grasa-fóbico y demasiado delgado podría ser tan peligroso para la salud como la obesidad, y sabemos que es un hecho que las dietas "yo-yo" aumentan el riesgo de la cardiopatía.

Demos un vistazo más de cerca al alimento y la obesidad. La grasa le engorda, ¿verdad? Y las calorías, son calorías independientemente de donde vengan. Si solo fuera tan fácil. En realidad su cuerpo hace cosas muy diferentes con las grasas, azucares, otros carbohidratos y proteínas. También responde diferentemente dependiendo de como combine los grupos alimenticios. Por ejemplo, la grasa, los carbohidratos y el azúcar (piense en pastelillos y galletitas), pueden crear un caos en los niveles de azúcar en la sangre, mientras que la grasa, los carbohidratos complejos y las proteínas (piense en carne, y arroz entero) pueden crear estabilidad en los niveles de azúcar en la sangre. La estabilidad del azúcar en la sangre es uno de los fundamentos para mantener un peso y vasos sanguíneos saludables.

No obstante, todo lo que diré, es una gran advertencia: moderación. Si consume cantidades enormes de comida, se volverá enorme sin importar la dieta que lleve. Si consume alimentos primordialmente blancos y pastosos, su cuerpo se volverá blanco y pastoso. Usted puede alimentarse de modo que motive a su cuerpo a engordar, o puede alimentarse de manera que motive a su cuerpo a quemar grasa.

Conceptos básicos de alimentos

Tres tipos básicos de alimentos son convertidos en combustible: las proteínas, las grasas y los carbohidratos. Las proteínas, como los productos lácteos, las carnes rojas, el pescado y los huevos, son convertidos en amino ácidos. Las grasas, como la mantequilla, la crema, el tocino, y los aceites son convertidos en ácidos grasos. Los carbohidratos- ya sean de pasteles, dulces, frutas, papas, granos o vegetales con almidón- son convertidos en simples azúcares. La mayoría de los americanos obtienen su grasa y sus enfermedades crónicas del mal uso y el abuso de los azúcares.

El azúcar entra en el torrente sanguíneo en forma de glucosa, la fuente principal de combustible para el cuerpo, especialmente para el cerebro. A las células que usan la glucosa como combustible no les importa si vienen originalmente de un helado o si los carbohidratos vienen del brócoli. Lo que realmente afecta a su cuerpo es qué tan rápido entra la glucosa en el torrente sanguíneo. El helado causara un rápido incremento de glucosa, mientras que el brócoli causara un aumento ligero. El exceso de glucosa es toxico para los riñones y otros órganos, y es aquí donde entra la insulina. En respuesta al aumento de glucosa, el páncreas segrega la hormona insulina en el torrente sanguíneo. El trabajo de la insulina es transportar la glucosa del torrente sanguíneo a las células, por lo que, un gran aumento de glucosa causa una gran liberación de insulina. Sin embargo, demasiada insulina también es tóxica, de manera que su cuerpo trabaja duro para mantener el balance. Los investigadores estiman que existen como 20,000 receptores de insulina o más en cada célula.

Mientras su nivel de glucosa cae después de un alimento o snack, la cantidad de insulina en la sangre cae también. En cualquier momento la sangre puede llevar el suministro de glucosa de una hora. La glucosa que no se necesita para energía inmediata, se transforma en glucógeno y se almacena en el hígado y los músculos.

Cuando se necesita energía, el hígado convierte el glucógeno en glucosa. El cuerpo sólo puede almacenar glucógeno suficiente para varias horas de actividad moderada.

Por último, cuando el glucógeno se consume, el cuerpo se vuelve a la grasa almacenada y la convierte en combustible. Cuando los niveles de glucosa aumentan, su cuerpo deja de utilizar la grasa almacenada. Así, usted podrá entender por qué alguien que bebe refrescos durante todo el día no pierde peso, no tiene necesidad de quemar la grasa, ya que constantemente se alimenta de glucosa instantánea.

Resistencia a la Insulina

En el interior del receptor de insulina hay una enzima llamada tirosina kinasa (TK). Una vez activada por la insulina, esta enzima desencadena una cascada de eventos que abren canales a través de los cuales la glucosa puede entrar en las células para ser almacenadas o ser utilizadas como energía. Cuando las células se vuelven resistentes a la insulina, los canales no se abren y la glucosa no puede entrar en las células. La resistencia a la insulina hace que la glucosa se acumule en el torrente sanguíneo, lo que a su vez indica al páncreas que produzca más insulina.

El resultado final son niveles de insulina y glucosa en la sangre más altos de lo normal, lo cual promueve la formación de grasas, colesterol anormal, triglicéridos altos, presión arterial alta, y -finalmente- arterias obstruidas. De hecho, cuando se es resistente a la insulina, las únicas células que se benefician del exceso de azúcar son las células cancerígenas, que felizmente lo usan como energía para su crecimiento.

Los investigadores del Estudio Farmingham estiman que, tanto como un 60 por ciento de las enfermedades del corazón en las mujeres, es causado por la resistencia a la insulina. La constelación de síntomas causados por la resistencia a la insulina, se conoce como el Síndrome de X, un término acuñado por Gerald Reaven, MD, un investigador de la Universidad de Stanford. Con el tiempo, la resistencia a la insulina hace que las células musculares se debiliten debido a la falta de combustible, y así, comienza un círculo vicioso de menor actividad física, aumento de peso, y más resistencia a la insulina. A medida que aumenta la grasa y disminuye el músculo, el cuerpo pierde más y más su capacidad para quemar combustible de manera eficiente y el metabolismo se desacelera a un paso de tortuga. La resistencia a la insulina es a menudo el precursor de la diabetes tipo 2. Evidentemente, comer azúcares y carbohidratos simples cuando se es resistente a la insulina sólo empeorará las cosas.

No comprendemos los mecanismos exactos que causan resistencia a la insulina, pero sí sabemos que la resistencia a la insulina, la obesidad abdominal y el estrés y tienden a ir de la mano. Los altos niveles de cortisol causado por el estrés tienden a causar la obesidad abdominal, que a su vez es una de las características de la resistencia a la insulina. Así que si usted tiende hacia los helados, pasteles y galletas cuando está estresado, puede que sea hora de buscar un mecanismo de supervivencia diferente.

Y por cierto, usted puede ser delgado y aún ser resistente a la insulina, con toda la fatiga y otros daños ocurriendo en su cuerpo. Es mi creencia, que el estrés crónico combinado con una predisposición genética y una dieta cargada de azúcares es el principio de la resistencia a la insulina.

Frenando al tren de la glucosa

Las grandes oleadas de glucosa son claramente la base de la obesidad y la cardiopatía. ¿Cómo frenamos al tren de la glucosa? La respuesta más obvia es no consumir azúcar ni carbohidratos refinados. Pero consumir suficiente proteína y algo de grasa también puede ayudar, es por eso que las dietas que evitan las proteínas y las grasas pueden causar aumento de peso y fatiga.

Los granos integrales, la fibra la proteína y la grasa pueden ayudar a frenar las cosas. Los carbohidratos complejos, como los que se encuentran en el grano integral, los vegetales frescos, las nueces, las semillas y los frijoles, tienden a desdoblarse lentamente en el intestino y causan un aumento muy gradual de azúcar en la sangre. Los carbohidratos complejos tienden a ser altos en fibra, lo cual también frena el proceso digestivo. El cuerpo convierte las proteínas en aminoácidos, algunos de los cuales son guardados en el hígado para fabricar glucagón, que es lo que permite la liberación de glucógeno, el cual como usted recordará, es el sistema de reserva del cuerpo cuando los niveles de glucosa comienzan a caer después del consumo de los alimentos. No proteínas, significa no glucógeno, lo cual significa no glucosa de reserva, lo cual significa una intensa necesidad de azúcar/carbohidratos mientras el cuerpo indica que necesita más glucosa-- ¡rápido!

Es por esto que el vegetariano que come una rosquilla de desayuno (un carbohidrato simple que se desdobla rápidamente en glucosa); una banana (azúcar frutal); una ensalada con pan, y así sucesivamente (más carbohidratos simples); una barra de proteína (todas ellas están cargadas de azúcar); o una mezcla caminera (las pasas son muy dulces); y más carbohidratos con la cena, pero muy escasa proteína durante el día, sube de peso y se siente cansado. Sería mejor comer una pieza de tostado de grano integral con mantequilla y un huevo de desayuno; tofu con ensalada a la hora del almuerzo y pescado para la cena, por ejemplo. Cuando hablo de grasas como buen alimento, no hablo de los ácidos grasos trans (aceites hidrogenados), que se encuentran en casi todos los alimentos procesados-- por favor, evite estos últimos.

La grasa frena al tren de la glucosa por muchas razones. Ya que las grasas tocan las papilas gustativas, esto envía señales al resto del sistema gastrointestinal de que vienen combustible y calorías, y esto crea señales de saciedad o de "estoy satisfecho". Las grasas - y especialmente las grasas saturadas - son fáciles de digerir, son quemadas como combustible rápida y eficientemente y tienden a acelerar el metabolismo en general al mismo tiempo que frenan la digestión de los azúcares. Mientras su consumo de grasas sea moderado, su cuerpo se deshará fácilmente por sí mismo del exceso de grasa, incluyendo el colesterol.

Siempre tenga en cuenta que todos somos diferentes en nuestra composición genética y bioquímica, y lo que trabaja bien para una persona puede no hacerlo para otra. Una persona puede desarrollarse bien con carne y vegetales, mientras otra puede desarrollarse bien con pescado y arroz, y aún otra podría necesitar un mínimo de proteína y más carbohidratos. Si usted tiene en cuenta los principios arriba mencionados, usted puede alimentarse de una manera muy satisfactoria sin aumentar de peso. Si tiene problemas para encontrar la correcta "sintonía alimentaria" para su cuerpo, yo le recomendaría que busque el libro del Dr. Harlod Kristal, *The nutrition solution: A guide to your metabolic type*.

¿Qué hay del colesterol?

Uno nunca lo sabrá viendo la publicidad en televisión, pero la mayoría de los investigadores de cardiología están de acuerdo en que los niveles de colesterol en suero después de 65 años de edad no predicen la enfermedad de las arterias coronarias o la muerte. De hecho, la investigación muestra claramente que la reducción forzada del colesterol con fármacos después de la edad de 65 años hace más daño que bien. ¿Que tal el colesterol elevado antes de los 65 años?

Como usted ha aprendido en un capítulo anterior, el colesterol es un esteroide soluble en la grasa del que todas las hormonas esteroides están hechas. El colesterol es también muy importante para la función cerebral, al ser un componente de la cubierta de mielina que protege los nervios y la propagación del impulso nervioso. Tanto el equilibrio hormonal y la función del cerebro, sufren cuando el colesterol está demasiado bajo.

Comer alimentos con colesterol, no es en sí causa de niveles crónicamente altos de colesterol. En los seres humanos, del 80 al 85 porciento de nuestro colesterol se sintetiza en el hígado a partir de azúcares, y sólo del

15 al 20 por ciento es sintetizado a partir de grasas en la dieta. Cualquier exceso que venga a través de la dieta se excreta.

El colesterol en la sangre se une a una de varias moléculas diferentes. Las que han recibido la mayor atención en la medicina occidental, son las lipoproteínas de alta densidad (HDL) y las lipoproteínas de baja densidad (LDL). El problema con el colesterol-LDL no es tanto su mera presencia o la cantidad en la sangre, sino el hecho de que se oxida con facilidad, y esto crea las condiciones para que la placa arterial bloquee las arterias. Una vez que sabemos esto, la pregunta clave es: "¿Que es lo que hace que el colesterol LDL se oxide?"

La respuesta fundamental es que los nutrientes son nuestro primer cerco contra la oxidación. Los antioxidantes como las vitaminas C, A, E, los carotenos y los bioflavonoides, nos protegen contra la oxidación. Todos estos se encuentran en las frutas y hortalizas frescas - el único grupo de alimentos más escaso en la dieta estadounidense. El colesterol HDL ayuda a proteger que el LDL se oxide una y otra vez, lo que mantiene alto al HDL, en primer lugar, es una buena dieta sana. Las vitaminas B, y en particular la niacina, que se encuentra en abundancia en proteínas de alta calidad, tales como la carne, el pescado y los huevos, bajan los niveles de LDL y elevan los niveles de HDL.

Los alimentos que pueden ayudar significativamente a la curación de la enfermedad del corazón y la mejora de los perfiles de colesterol son el ajo, la cebolla y los alimentos ricos en fibra como las verduras. Un vaso de vino tinto con la cena también ha demostrado mantener el colesterol saludable, pero esto es cierto sólo si se bebe con moderación.

Presión arterial alta

La hipertensión, o presión arterial alta, sin duda, tiene muchas causas. La dominacia del estrógeno es una de ellas. Los estrógenos y progestinas afectan negativamente a las membranas celulares, resultando en el flujo de sodio y agua en las células (lo que causa edema intracelular o la retención de líquidos) y la pérdida de potasio y magnesio. El resultado neto es a menudo la hipertensión. El Dr. Milton G. Crane ha estudiado ampliamente los efectos de los estrógenos, progestágenos y la progesterona en las membranas celulares, la actividad de la renina plasmática, la presión arterial alta y las tasas de excreción de aldosterona. Se ha concluido que la dominacia del estrógeno y los anticonceptivos orales son una causa importante de la hipertensión en las mujeres.

Esto fue confirmado en mi práctica. La retención de agua, causada por el estrógeno, es la culpable. Dado que el exceso de agua está contenido dentro de las células del cuerpo y no se libera en el espacio extracelular, no se reduce con diuréticos. En las mujeres que no toman píldoras anticonceptivas, la dominacia del estrógeno es sinónimo de deficiencia de progesterona. Cuando la progesterona es reabastecida, el peso baja (se elimina el exceso de agua) y la presión arterial vuelve a la normalidad. Si usted toma diuréticos u otros fármacos antihipertensivos y usa progesterona, es aconsejable controlar su presión sanguínea y reducir o eliminar sus medicamentos antihipertensivos gradualmente según sea necesario para prevenir la presión arterial baja (hipotensión).

La presión arterial baja puede ser tan problemática como la presión arterial alta, y muchas mujeres la padecen. Lamentablemente, cuando visita el consultorio del médico y su presión arterial es medida, ¡reciben palmaditas en la espalda! La presión arterial baja puede conducir a la fatiga y mareos al ponerse de pie, lo que puede provocar caídas que conducen a huesos rotos. La presión arterial baja en las mujeres es a menudo asociada con el agotamiento suprarrenal. (Véase el capítulo 12 para más información sobre el agotamiento suprarrenal).

La sobrecarga de hierro

En la sabiduría médica convencional, el hierro es una parte importante de las multivitaminas diarias. Ahora sabemos que el exceso de hierro puede ser muy perjudicial, y que muy pocas personas deberían tomarlo: Las mujeres que están embarazadas pudieran necesitarlo, y las mujeres perimenopáusicas que sangran abundantemente mes tras mes pueden padecer anemia y lo necesitan. De hecho, se piensa que las personas que son donantes regulares de sangre - en particular los hombres - se benefician de la pérdida de sangre, porque reduce sus niveles de hierro. Dicho esto, también es cierto que la deficiencia de hierro, es una de las deficiencias nutricionales más comunes en las culturas occidentales, principalmente debido a la mala alimentación entre quienes viven en niveles de pobreza. ¿Qué tiene el hierro que lo hace tan esencial para la salud, y peligroso en exceso?

El hierro es especialmente esencial

Entre los diversos elementos metálicos que son esenciales para los seres humanos, el hierro es especial de muchas maneras. La cantidad total de hierro en el cuerpo humano adulto es muy pequeña, sólo 4 gramos, aproximadamente la cantidad encontrada en las uñas de 3 pulgadas. Su función principal es como un componente de la hemoglobina (en los glóbulos rojos) y la mioglobina (en las células musculares), pero también es esencial en pequeñas cantidades para las proteínas que contienen hierro, como en los citocromos, que son vitales para las funciones celulares normales.

El hierro es un mineral muy reactivo, perpetuamente en un estado dinámico en el cuerpo, moviéndose rápidamente de una molécula a otra. Esta cualidad reactiva es lo que lo hace útil en el transporte de oxígeno, pero también es lo que lo hace peligroso en exceso. El hierro existe en dos formas principales en el cuerpo, ya sea como hierro ferroso o hierro férrico. El hierro ferroso es más activo y disponible para su uso, mientras que el hierro férrico tiende a ser una forma de almacenamiento. La oxidación excesiva (de los radicales libres, por ejemplo) cambia el hierro a la forma férrica, y no funcionará como portador de oxígeno.

La mayor parte del hierro de nuestro cuerpo se encuentra en la hemoglobina, la parte de los glóbulos rojos que transporta el oxígeno para entregarlo a las células. La hemoglobina es una molécula muy compleja que tiene un átomo de hierro en su centro. Este átomo es lo que da a la sangre su color rojo.

Después de que su médula ósea produce glóbulos rojos, estos circulan en la sangre durante unos 120 días, tiempo en el que envejecen y se destruyen. Así, cada día, casi un 1 por ciento de los glóbulos rojos son destruidos y 25 mg de hierro es liberado de su hemoglobina. Sin embargo, la mayor parte de este hierro se conserva y se reutiliza. Esto es un poco extraño, ya que nuestro medio ambiente proporciona abundante hierro, lo que lleva a algunos expertos a la teoría de que en una época anterior de la evolución, el hierro pudo haber sido escaso.

A diferencia de otros minerales esenciales, el hierro no se excreta en la orina, lo que sirve para conservarlo aún más. Sin embargo, el hierro en el cuerpo se pierde por el sangrado, (incluyendo el flujo menstrual), en el tracto gastrointestinal, en la bilis que se elimina en las heces y en el derramamiento de la mucosa y células de la piel, y en el cabello. En hombres y las mujeres que no están menstruando, la pérdida diaria de hierro es aproximadamente de 1.0 mg. La pérdida de hierro en las mujeres que menstrúan va de 1.4 a 3.2 mg por día, dependiendo del volumen de sangre de la menstruación. Para mantener la salud, la pérdida diaria de hierro, por insignificante que parezca, debe estar compensada por una ingesta suficiente en la dieta diaria. Por otra parte, los niveles de hierro pueden acumularse en las mujeres posmenopáusicas como pueden acumularse en los hombres. Esto no significa que usted debe evitar los alimentos que contienen hierro, pero es importante no tomar una vitamina que contenga hierro a menos que esté seguro de que lo necesite.

El hígado y el bazo, son el lugar de almacenamiento normal del exceso de hierro. El exceso de hierro da lugar a una serie de condiciones indeseables tales como: agrandamiento del hígado y cirrosis, diabetes, hipogonadismo y atrofia de los testículos, la degeneración de las articulaciones, cardiopatía, pigmentación de la piel de color marrón y la muerte, normalmente a causa del cáncer del colon o del hígado. El exceso de hierro es tóxico para las células y crea reacciones de oxidación, a menudo estimula el crecimiento de cáncer debido a otras causas.

La capacidad del cuerpo para mantener los niveles de hierro adecuado es bastante sorprendente. La absorción de hierro varía en relación con el hierro en los depósitos del cuerpo. Cuando están bajos, la absorción es mayor que cuando los depósitos de hierro están altos. Este mecanismo de control de absorción de hierro es bastante singular.

En las células de la mucosa del intestino, el hierro se transfiere a una pequeña proteína, que es transferida al plasma (la parte acuosa de la sangre) donde se une a una proteína de transporte llamada transferrina, o una proteína de almacenamiento de hierro, denominada ferritina. Debido a que el tiempo de vida de las células de la mucosa intestinal es de sólo tres a cinco días, el hierro que se une a la ferritina es constantemente perdido con las células degradadas en las heces. Este proceso actúa como un amortiguador para evitar la sobrecarga de hierro. El hierro transportado por la transferrina en la sangre está siempre en la forma férrica. Una vez liberado en los tejidos del organismo, el hierro se ha cambiado (o reducido) a la forma ferrosa más activa. El hierro que se une a la ferritina, en cambio, es transportado principalmente a los principales sitios de almacenamiento, el hígado y el bazo. Esto juega un papel importante como protección contra la ingesta excesiva de hierro y como un depósito para uso futuro en tiempos de carencia de hierro.

La concentración de hierro unido a la transferrina, puede ser utilizada para evaluar el estatus de hierro. Cuando hay anemia, la concentración de hierro de la transferrina es baja, y, en el caso de sobrecarga de hierro, la concentración es alta, hasta el punto de que los sitios de unión de hierro de la transferrina están completamente saturados. Esta concentración se puede probar (ferritina sérica), y es especialmente útil como un indicador de la deficiencia o sobrecarga de hierro.

Es importante comer una dieta saludable que incluya una variedad de alimentos que contengan hierro, de manera que pueda mantener los niveles de hierro de su cuerpo. Es igualmente importante evitar los suplementos de hierro a menos que haya probado ser deficiente y esté segura de que los necesite. Es una buena idea para las mujeres perimenopáusicas o las mujeres que sangran en exceso durante la menstruación, medir sus niveles de hierro al menos una vez al año para detectar la anemia por deficiencia de hierro. Si usted tiene sus niveles de hierro a prueba, asegúrese de que su médico realice las pruebas que determinarán la causa subyacente de la deficiencia.

La homocisteína

Después de comer un filete, el cuerpo descompone el contenido rico en proteína, en sus bloques de construcción, los aminoácidos. Uno de los aminoácidos es la metionina, uno de los 22 aminoácidos que hacen proteínas, los músculos, el tejido conectivo y las enzimas en el organismo. La metionina se metaboliza (químicamente desglosada) en homocisteína, que cambia rápidamente a cisteína para su excreción en la orina. Si la homocisteína no se cambia rápidamente a cisteína para su excreción, es tóxica para los vasos sanguíneos y causa una inflamación en las paredes de las arterias, provocando daños y la aparición de la placa que bloquea las arterias.

Hace más de 30 años, el Dr. Kilmer McCully de Harvard encontró que la adición de vitaminas B6, B12 y ácido fólico a pacientes con niveles elevados de homocisteína reducía el riesgo de enfermedad cardiovascular. Por ello, fue relegado al sótano del laboratorio donde trabajó en Harvard. Desde entonces, el Dr. McCully ha sido reivindicado y mientras escribo esto, todavía esta vivo para disfrutar de este hecho. La medicina convencional (también conocida como las empresas farmacéuticas) ha intentado ignorar este importante tratamiento, ya que utiliza vitaminas de bajo costo en lugar de costosas medicinas de patente.

La conversión de la metionina en cisteína para la excreción, requiere el buen funcionamiento de la enzima. Si esta enzima no está trabajando, los niveles de homocisteína suben, con el consecuente aumento de los ataques cardíacos y los accidentes cerebro vasculares. El cofactor de esta enzima es la vitamina B6. Por lo tanto, está bien el asegurarse una buena ingesta de vitamina B6 (50mg/al día está bien).

Otra enzima convierte la homocisteína en metionina otra vez para hacerla segura. El cofactor de esta enzima es la vitamina B12. Por lo tanto, es bueno asegurarse buenos niveles de vitamina B12 (de 1,000 a 2,000 mcg diarios).

El ácido fólico (una vitamina B) añade grupos de metilo (-CH3) a la molécula de homocisteína para que sea inocua para nosotros. Por lo tanto, también es conveniente asegurarse una buena ingesta de ácido fólico (también llamado folato) para proteger contra el daño de la homocisteína (400 mcg diarios).

En los últimos años, el interés en la homocisteína se ha disparado, y la investigación pone de manifiesto que los niveles elevados de este aminoácido, son un factor de riesgo importante para el ataque al corazón, provocando un estimado 30 por ciento de los ataques al corazón.

Aunque la carne roja es rica en metionina, un cuerpo bien alimentado no debería tener problemas para excretarla. Un cuerpo deficiente en vitaminas B6, B12 y ácido fólico, acumula homocisteína. Por lo tanto, comer carne roja no es, por sí, la causa de la obstrucción de las arterias, es la falta de otras vitaminas.

La homocisteína también parece desempeñar un papel en causar la enfermedad de Alzheimer. Un estudio en la Revista de Medicina de Nueva Inglaterra (NEJM por sus siglas en Inglés) confirmó que un nivel elevado de homocisteína en el plasma, es un predictor independiente del desarrollo de la enfermedad de Alzheimer. En este estudio de la Universidad de Medicina de Boston y de la Universidad de Tufts en Boston, se midieron los niveles de homocisteína en 1,902 mujeres y hombres sanos (hombres mayores de 76). Durante los próximos 8 años, 111 personas desarrollaron la enfermedad de Alzheimer. Se descubrió que un nivel elevado de homocisteína (14 micromol/L) al inicio del estudio, casi duplicó el riesgo de demencia y enfermedad de Alzheimer durante esos años. El mecanismo real de la acción de la homocisteína en el riesgo de un aumento de la enfermedad de Alzheimer es todavía desconocido.

Curiosamente, los niveles séricos de vitamina B6, B12 y ácido fólico no se correlacionan con el riesgo de demencia. Esto no quiere decir que el suplemento de vitaminas sería ineficaz. Las personas difieren en sus necesidades de vitaminas, y los científicos pueden estar midiéndolos de una manera, que no muestren alteraciones en su función. También puede ser posible que algunos individuos, particularmente los ancianos, no absorban los nutrientes de manera eficaz, en cuyo caso las ayudas digestivas como el clorhidrato de betaína y las enzimas digestivas pueden ser utilizadas.

La Proteína C-Reactiva (CRP)

La proteína C-reactiva (PCR) es una proteína producida en el hígado en respuesta a cualquier tipo de infección o inflamación en el cuerpo. Un PCR elevado puede indicar un episodio agudo, como un resfriado o un esguince de tobillo. Lecturas repetidamente altas, sin embargo, son indicio de que hay una inflamación crónica en el cuerpo, con más probabilidades de ser específicamente en las arterias. Los altos niveles de PCR son un excelente predictor de un ataque al corazón, especialmente cuando se combinan en una relación de colesterol pobre LDL ("malo") y HDL ("bueno"). Dado que más de la mitad de los pacientes de ataque cardiaco tienen niveles normales de colesterol y presión arterial, la prueba de PCR es aún más significativa.

Alrededor del 80% de los ataques al corazón repentinos y los accidentes cerebro vasculares mortales, se deben a la ruptura de las placas arteriales vulnerables no calcificadas y la posterior formación de coágulos. Lo que esto significa en Español claro, es que las arterias se inflaman o dañan, y en respuesta, el cuerpo crea la placa para arreglar las cosas. Sin embargo, la placa "vulnerable", que es invisible a la angiografía convencional, tiene el potencial de romperse de repente, arrojando su contenido en la sangre, creando una cascada de coágulos de sangre, trozos de placa y sangre espesa, que puede bloquear una arteria . Esto puede iniciar un ataque al corazón, y en el cerebro puede iniciar una apoplejía.

La inflamación crónica que puede conducir a un daño arterial puede ser causada por una infección crónica, una enfermedad auto inmune y bajos niveles de cortisol. Vale la pena tener los niveles de PCR a prueba cuando se tiene un examen físico.

Nutrición y estilo de vida

Sabemos mucho sobre cómo prevenir la enfermedad cardiovascular con la nutrición y los cambios de estilo de vida. Aunque este tema se tratará en detalle al final del libro, vamos a repasar brevemente lo que sabemos: Debemos comer cantidades moderadas de carnes rojas y productos lácteos, y más pescado, debemos elegir una dieta rica en alimentos frescos y vegetales sin transformar de todo tipo (legumbres, cereales integrales, verduras y frutas), y debemos restringir nuestros aceites vegetales a los que tienen menos procesamiento y más ácido linoléico y ácido alfa-linoléico (como el aceite de oliva) y evitar aquellos con aceite hidrogenado (como la mayoría de los otros dispuestos en los estantes del supermercado). Contrariamente a la percepción común, los huevos no están relacionados con un elevado riesgo de cardiopatía y de hecho son bastante nutritivos.

Hacer ejercicio regular, moderado y agradable, y dormir tranquilo en una habitación oscura son fundamentos de una salud cardiaca óptima.

Vitaminas

Sería conveniente complementar nuestra dieta con más antioxidantes, como la vitamina E, la vitamina A, la vitamina C, beta-caroteno, zinc, selenio, bioflavonoides y magnesio. Está bien establecido que el nivel de protección de estos nutrientes, excede lo que puede obtenerse a través de una ingesta normal solamente. Estos suplementos son seguros para tomar y ofrecen tanto beneficio como lo que se publica del estrógeno.

En el cuestionario del Nurses Health Study y el estudio de Harvard de los hombres, aquellos cuya ingesta de vitamina E, igualaba al menos 100 UI, experimentaron de un 35 a un 50 por ciento menos ataques cardíacos, y un estudio más reciente de Gran Bretaña, mostró un riesgo reducido del 70 por ciento. La vitamina E es especialmente eficaz porque es soluble en grasas y por lo tanto mejor para la protección contra la oxidación de los compuestos grasos, como el colesterol. Al considerar el beneficio potencial de las vitaminas solubles en agua, y los antioxidantes minerales, es probable que sea acertado incluir la vitamina C y el selenio, también. Para obtener más detalles sobre la suplementación con vitaminas, por favor diríjase al capítulo 21.

Una deficiencia del magnesio mineral puede aumentar la posibilidad de un vaso-espasmo coronario, y también está implicada en el prolapso de la válvula mitral. La deficiencia de magnesio es común, pero generalmente no se reconoce en los Estados Unidos y, sin embargo la supervivencia cardiovascular se correlaciona con las concentraciones de magnesio, y una mayor mortalidad por enfermedades cardiovasculares se relaciona con factores de agotamiento de magnesio como el uso de diuréticos, la diabetes, el tratamiento con digoxina, el alcohol, la edad, la insuficiencia cardiaca congestiva, la diarrea y deficiencia en la alimentación.

Un suplemento diario de 300 a 400 mg de magnesio es buena medicina preventiva. Se debe tomar con no más de dos veces la cantidad de calcio para una óptima absorción.

La homocisteína es un producto de desecho de la metionina, que normalmente se convierte en un compuesto más seguro para su excreción en la orina. Si no se transforma, se acumula y contribuye a enfermedades del corazón. Las vitaminas B, B6, B12 y el ácido fólico juegan un papel clave en la conversión de la homocisteína y su deficiencia, puede causar altos niveles de homocisteína. Un multivitamínico diario contiene 50 mg de vitamina B6, 400 mcg de ácido fólico y 1,000 mcg de vitamina B12.

¿Qué pasa con la aspirina?

Hace cerca de 20 años que me convertí en participante del cuestionario del estudio de médicos de Harvard, en el cual la aspirina fue una de las principales variables en estudio. La mitad de los 22,000 participantes recibió aspirina y la otra mitad recibió placebo. Al cabo de cuatro años de estudio, se nos hizo saber que el grupo de placebo sería eliminado y que los 22,000 recibiríamos aspirina pues los usuarios de aspirina habían demostrado haber tenido menos ataque cardiacos. Poco después se nos hicieron llegar los datos acerca de la aspirina. Los datos mostraban que habían ocurrido 18 muertes por ataque al corazón en el grupo con placebo, contra 12 en el grupo con la aspirina. Sin embargo, las muertes por accidente cerebro vascular hemorrágico sumaron 44 en el grupo con aspirina contra 38 en el grupo con placebo.

Le escribí al director del estudio señalando que el número de víctimas tanto de accidente cerebro vascular como de ataque al corazón habían sido iguales en los dos grupos- las 6 muertes que no ocurrieron "gracias" a la aspirina, ocurrieron por accidente cerebro vascular. No pude notar que la aspirina haya salvado una vida. Además, una diferencia de 6 muertes por corazón entre los 11,000 médicos que usaron aspirina en un periodo de 4 años (1.5 muertes por año entre 11,000 hombres = 0.014 % de diferencia) no me parecía significativa. Él contestó diciendo que las seis muertes por corazón, comparadas con las 18 es un 33% de diferencia, y que eso era estadísticamente significativo, mientras que 6 de 44 muertes por accidente cerebro vascular, no era considerado estadísticamente significativo.

Una vez más le conteste sugiriéndole que la estadística significativa no era igual a la estadística clínica, agregando que continuaría participando en el estudio, pero me rehusaba a tomar la aspirina. El director me agradeció mi franqueza y por continuar en el estudio que aun esta vigente.

A través de los años, la hipótesis de la aspirina ha sido generalmente aceptada, siendo la hipótesis operativa la inhibición de la agregación de plaquetas (coágulos). Con el advenimiento de los medicamentos antiinflamatorios no esteroidales (NSAIDs por sus siglas en inglés), se ha dicho que algunos de estos medicamentos (como el naproxeno y el ibuprofeno), también protegen contra los ataques al corazón ya que éstos también inhiben al tromboxano, una acción que supone prevenir la agregación de plaquetas, y por lo tanto previene lo que se llama "eventos cardiovasculares", el nuevo eufemismo para el ataque al corazón. Sin embargo, la investigación no ha probado esto y, como la aspirina, los NSAIDs causan enfermedades considerables y la muerte debido a sus efectos secundarios de dispepsia (indigestión), hemorragia gastrointestinal (sangrado intestinal), disfunción renal, problemas de hipertensión y la precipitación de la falla cardiaca. Recientemente los inhibidores de la ciclooxigenasa-1 (inhibidores COX-1) son pregonados como protectores cardiovasculares por las mismas razones que la aspirina y los NSAIDs. Los inhibidores de la ciclooxigenasa-2 (inhibidores COX-2) se han tratado igual pues inhiben la prostaciclina en las paredes vasculares. Pero estos no inhiben la producción de plaquetas de tromboxano, y por lo tanto, no tienen efecto en la agregación de plaquetas. Además, estos medicamentos tienen peligrosos efectos secundarios.

Debido a mi experiencia con el estudio del Cuestionario Médico de Harvard, soy un poco escéptico acerca de esto. Un artículo en la *Lancetaa* reforzó mi escepticismo. Un estudio mayor del escuela de medicina de la Universidad de Vanderbilt y el centro médico para asuntos de veteranos de Nashville, comparó el riesgo de serios eventos de la enfermedad coronaria del corazón (ataque al corazón o la muerte) entre los usuarios de medicamentos NSAIDs no aspirina, y los no usuarios, en un período de cinco años. Descubrieron que no había diferencia en la incidencia de cardiopatía seria y concluyeron que los NSAIDs no tenían un efecto protector contra el ataque al corazón o la muerte de corazón.

Acompañado de una editorial, el doctor John G. F. Cleland, cardiólogo de la Universidad de Hull en Inglaterra, no sólo evaluó este estudio sino también todos los meta análisis disponibles acerca del efecto cardio protector de la aspirina, los NSAIDs y los medicamentos inhibidores COX-1 y 2. Estuvo de acuerdo en que la aspirina "podría" ser un agente efectivo para el manejo del infarto agudo al miocardio, pero existe muy poca evidencia para apoyar su uso más allá de las primeras seis semanas después del ataque al corazón. Descubrió que la evidencia del beneficio cardio protector del uso a largo plazo de la aspirina, los NSAIDs y los inhibidores COX-1 y 2, es escasa, mientras que la evidencia de los indeseables efectos secundarios de estos medicamentos es bastante sólida. Advierte que la dependencia en estas inefectivas modalidades, pueden retrasar la investigación para encontrar nuevas maneras para prevenir los ataques al corazón. Claro que uno de los factores primarios que causan coágulos en las mujeres menopáusicas, ha sido el exceso de estrógeno. Afortunadamente la tendencia de la medicina es hacia dosis bajas de estrógeno, y una vez más, como con los ataques al corazón en mujeres causados por espasmo arterial, sospecho que los ataques al corazón causados por coágulos bajaran dramáticamente, mientras cada vez menos mujeres optan por regímenes de altas dosis de estrógeno.

Accidente cerebrovascular y balance hormonal

Los accidentes cerebrovasculares no obtienen la misma atención que los ataques al corazón, así que quiero darle más estadísticas que espero le motiven a poner más atención al riesgo de accidente cerebrovascular. Estos eventos son la segunda causa de muerte después de los ataques al corazón en las mujeres, y la tercera causa de muerte después de los ataques al corazón en los hombres. Aunque los hombres tienden más a tener un accidente cerebrovascular, las mujeres tienden más a morir por uno de estos. Las mujeres tienen una probabilidad de uno a cinco de morir por un accidente cerebrovascular, y tienden más a sufrir este accidente, que un ataque al corazón antes de los 45 años.

¿Qué es exactamente un accidente cerebrovascular?
Los accidentes cerebrovasculares son eventos repentinos, frecuentemente catastróficos, que dañan al cerebro debido al repentino bloqueo o ruptura de un vaso sanguíneo en el cerebro. Un accidente cerebrovascular isquémico (paro del flujo sanguíneo) ocurre cuando un coágulo bloquea un vaso sanguíneo. Puede originarse en el cerebro (una trombosis) o llegar ahí desde cualquier lugar en el sistema vascular, como desde las piernas (una embolia). Los eventos isquémicos representan el 80% de los accidentes cerebrovasculares.

Los accidentes cerebrovasculares hemorrágicos se originan de una ruptura de un vaso sanguíneo en el cerebro, frecuentemente en el lugar de un aneurisma preexistente. En cualquier caso, el flujo sanguíneo hacia el tejido cerebral se interrumpe corriente abajo hacia el coágulo por la hemorragia. Cuando la sangre es impulsada afuera del vaso sanguíneo en cualquier parte dentro o adyacente al cerebro, se inflama y causa la hinchazón que aumenta el daño. Si el paciente sobrevive la fase aguda del evento, gran parte de este daño eventualmente se resuelve y la función cerebral se recupera. Los accidentes hemorrágicos representan un 20% de todos los accidentes cerebrovasculares, pero causan un alto porcentaje de muertes.

¿Qué causa un accidente cerebrovascular?
La causa fundamental de los accidentes cerebrovasculares son la hipertensión (alta presión arterial), la arterioesclerosis (taponamiento de las arterias), desórdenes de sangrado (especialmente iatrogénicos-causados por el medico al recetar anticoagulantes), trauma en la cabeza, malformaciones de las venas o arterias y el deterioro de los vasos sanguíneos en el cerebro. Un pequeño porcentaje de estos accidentes se debe a una ruptura impredecible de aneurismas sin diagnosticar, usualmente en personas de 40 a 50 años, y usualmente con consecuencias desastrosas.

El daño cerebral causado por estos eventos, depende del tamaño del vaso sanguíneo involucrado y su localización en el cerebro, los accidentes cerebrovasculares pueden ser menores, mayores o letalmente instantáneos. Algunos accidentes isquémicos menores son tan pequeños que cansan sólo un desmayo, o un mareo repentino de duración relativamente corta. Esto es, el defecto neurológico es corto y reversible. Esto es llamado un ataque isquémico transitorio (TIA por sus siglas en inglés), lo cual podría predecir un accidente cerebrovascular: un tercio de los que sufren uno de estos, sufrirán un accidente cerebrovascular mayor.

La interrupción del flujo sanguíneo en un vaso más grande, causará un accidente más grande, claro. Algunos vasos sanguíneos alimentan áreas más "importantes" del cerebro que otros accidentes. Cuando estos vasos sangran o son obstruidos, el defecto cerebral resultante puede ser devastador: se puede perder el habla o la visión, paralizar un brazo o una pierna, incapacitar la memoria o el pensamiento y la personalidad puede cambiar. Estos accidentes frecuentemente llevan hacia déficits neurológicos permanentes. La naturaleza del déficit neurológico ayuda a identificar la localización del accidente. Los escaneos CAT y MRI son particularmente útiles para visualizar las áreas del accidente (pero no los rayos X del cráneo).

Las causas fundamentales del accidente cerebrovascular
Antes de los años 70, la incidencia y muerte de estos accidentes eran más comunes en los hombres que en las mujeres. En las últimas dos décadas, sin embargo, la incidencia de accidentes fatales en mujeres ha aumentado y ahora excede a la de los hombres, representando aproximadamente el 25% del total de muertes en mujeres. Las muertes por accidente cerebrovascular son relativamente raras en mujeres jóvenes pero la incidencia se triplica entre la edad de 55 a 64 años, y aumenta dramáticamente después de los 65. Aunque se cree que este aumento en la incidencia se debe simplemente a la edad, es un error ignorar el efecto de los cambios hormonales que vienen con la edad.

Debería ser obvio que la salud fundamental de nuestro sistema circulatorio incluya factores de cómo se coagula la sangre, que tan "delgada" y "suave" es, si la placa se ha acumulado en las paredes arteriales, que tan suavemente el corazón bombea y la vitalidad de las células que componen la estructura de los vasos sanguíneos. La alta presión arterial por sí misma, no romperá una arteria saludable; romperá una arteria debilitada por cambios degenerativos.

Como afecta el balance hormonal su riesgo de accidente cerebrovascular

Una de las cosas más importantes que una mujer puede hacer para prevenir los accidentes cerebrovasculares, es mantener niveles fisiológicos normales de progesterona. En lo que respecta en general a efectos de las hormonas esteroides (estrógeno, testosterona, cortisol, androsteneidona, DHEA), el balance es la clave. Se sabe que el exceso de estrógeno, por ejemplo, aumenta el riesgo de coágulos. Un análisis de seis referencias pertinentes por Grady et al. en 1977, concluyó que la terapia de reemplazo de estrógenos (ERT por sus siglas en inglés) aumentaban el riesgo de coágulos de sangre venosa de un 200 a un 360%, comparado con quienes no usaban estrógeno. La más reciente iniciativa de salud de la mujer, mostró un aumento de accidentes cerebrovasculares de un 41% en los usuarios de PremPro.

Un aumento en el riesgo de accidente cerebrovascular es un reconocido efecto secundario de los anticonceptivos orales (píldoras de control natal), las cuales contienen estrógenos sintéticos y progestinas. Alguna vez se creyó que bajando la dosis de estrógeno en los anticonceptivos orales o negándoles varias progestinas sintéticas, disminuiría el riesgo de un accidente cerebrovascular. En estudios recientes reportados en la revista médica *Lancetaa* se ha demostrado que la segunda y tercera generación de anticonceptivos orales podrían causar accidentes cerebrovasculares tanto como las primeras versiones. Yo creo que esto es porque las progestinas sintéticas en los anticonceptivos orales no sólo bloquean la producción de progesterona, sino que también la bloquean a sus receptores a través de todo el cuerpo, y por lo tanto bloqueando sus efectos anti estrógenos.

En los hombres, los bajos niveles de testosterona, aumentan el riesgo de un accidente cerebrovascular.

Previniendo los accidentes cerebrovasculares

Para prevenir los accidentes cerebrovasculares, debería enfocarse en mantener su sangre y sus vasos sanguíneos saludables. Esto, como ya lo sabemos requiere:

- una buena dieta (evitar alimentos que dañen las arterias como los aceites rancios);
- buena hidratación (tome mucha agua);
- ejercicio, lo cual crea un buen flujo sanguíneo y vasos sanguíneos de grueso calibre;
- antioxidantes para prevenir la oxidación del colesterol LDL, que daña las arterias; y
- un balance apropiado entre el estrógeno y la progesterona

La medicina convencional generalmente ignora el factor progesterona. Aún peor, favorece a las progestinas sintéticas cuando se indica la progesterona natural, como en las recetas del TRH.

Hasta que sus doctores aprendan acerca del balance estrógeno/progesterona, las mujeres deben tomar medidas para mantenerlo por sí mismas. En la mujer premenopáusica, usted puede corregir la dominancia del estrógeno con suplementos apropiados de progesterona natural (preferiblemente en crema transdermal). La mujer postmenopáusica con TRH puede tratar mejor la dominancia de estrógeno reduciendo su dosis de suplemento de estrógeno y restaurando sus niveles fisiológicos normales de progesterona.

Similarmente, los bajos niveles de testosterona, que ocurren con la edad, aumentan el riesgo de accidente cerebrovascular en los hombres, así que también es importante que los hombres en edad de 50 años se hagan una prueba de hormonas en la saliva cada y cuando, y suplementar con una dosis baja de testosterona natural si es necesario.

Prevenir un accidente cerebrovascular requiere muchos cambios en el estilo de vida como los que se requieren para evitar un ataque al corazón. Pero para las mujeres, el balance hormonal es igualmente importante. Si las mujeres americanas crearan un balance hormonal con cambios en su estilo de vida y pequeñas dosis fisiológicas de hormonas naturales, el índice de accidentes cerebrovasculares caería considerablemente.

Lo que aumenta el riesgo de accidente cerebrovascular

fumar
diabetes
obesidad
latidos irregulares (fibrilación atrial)
alta presión arterial
estrógeno excesivo/dominancia de estrógeno
(hombres y mujeres)
deficiencia de progesterona
baja testosterona en los hombres
píldoras de control natal
niveles altos de homocisteína
una dieta pobre
falta de ejercicio
falta de antioxidantes
alto consumo de alcohol
aceites hidrogenados

Lo que previene los accidentes cerebrovasculares

balance hormonal (hombres y mujeres)
ejercicio adecuado (sin exceso)
niveles adecuados de magnesio y potasio
fibra en la dieta
comer pescado regularmente
tomar té, especialmente té verde
niveles adecuados de antioxidantes, especialmente
vitaminas A y E
mas frutas y vegetales en la dieta
un vaso de vino en la cena (sólo uno)
bioflavonoides que se encuentran en las frutas para
reforzar los vasos sanguíneos
consumir mucho ajo y cebolla lo cual mantiene a la
sangre "delgada
y resbalosa"

Última línea

Aunque el balance hormonal creado con *hormonas naturales en dosis fisiológicas* es una parte importante para prevenir la cardiopatía, es probable que el TRH convencional con su exceso de estrógeno y progestinas, haya sido responsable de una buena parte de la cardiopatía en las mujeres de los Estados Unidos.

Igualmente y si no más importante es el papel que la obesidad y la insulina alta juegan al crear una enfermedad cardiovascular, y el papel que la buena nutrición y el ejercicio tienen para prevenirla.

CAPITULO 15

BALANCE HORMONAL
Y CÁNCER

La incidencia de cáncer de mama (¡cuántas mujeres lo están padeciendo!) sigue creciendo, y los números son aterradores: en el año 2000, aproximadamente 182,800 mujeres fueron diagnosticadas con cáncer de mama. Desde 1950, la incidencia del cáncer de mama ha aumentado en un 60%. Algunos dirán que esto es debido a la mejor y más temprana detección. Pero aún para las mujeres de más de 80 años, donde este asunto de la detección temprana es dudoso, la incidencia del cáncer de mama ha aumentado en los últimos 30 años de uno cada 30 mujeres a uno cada 8 mujeres. Cerca del 15% de las mujeres que mueren de cáncer, mueren de cáncer de mama. Estas son estadísticas de los Estados Unidos, pero es aún más sobrio darse cuenta que alrededor de 1;670,000 mujeres en el mundo tienen cáncer de mama.

La mortalidad (o índice de la mortalidad) de cáncer de mama también es sorprendente. Si usted combina el índice de mortalidad de los Estados Unidos y Canadá (quienes tienen los índices más altos de cáncer de mama en el mundo), una mujer muere de cáncer de mama cada 12 minutos en Norteamérica.

La incidencia del cáncer de mama aumenta con la edad, pero también está aumentando en las mujeres premenopáusicas más jóvenes. La incidencia aumenta con la edad tanto que el riesgo de cáncer de mama es ahora de uno en cada 10 mujeres después de los 75 años de edad. Los expertos acuerdan que los factores de riesgo ambientales, como la exposición a toxinas y la dieta, contribuyen con el 20%.

Yo creo que el uso de la progesterona natural en las mujeres que lo necesitan, podría reducir la epidemia de cáncer de mama en los países industrializados. El cáncer de mama y el cáncer endometrial (del útero) podría ocurrir en los tejidos sensibles a las hormonas hechas por los ovarios (estrógenos y progesterona). Los estrógenos son unánimemente la única causa conocida para el cáncer endometrial, aunque pudiera haber otros factores involucrados. Se sabe que uno o más estrógenos contribuyen a la incidencia del cáncer de mama. Dada la fuerte asociación entre los estrógenos y estos cánceres, será cada vez más aparente, al avanzar en este capítulo, que la progesterona puede jugar un papel de balance u oposición a los estrógenos en el cáncer. Este capítulo da una mirada general a las hormonas y el cáncer. Si usted quisiera una información mucho más detallada acerca de las hormonas y el cáncer, o más específicamente hormonas y cáncer de mama, por favor lea "Lo que tu doctor podría NO decirte acerca del cáncer de mama" (Warner books, 2002), el cual escribí con David Zava Ph. D. y Virginia Hopkins.

Reestableciendo la comunicación celular

En general, el cáncer es el crecimiento anormal de las células en nuestros cuerpos, capaces de matarnos si no son tratadas. Si observamos la imagen completa, el cáncer viene de un desbalance en el cuerpo. Se corrige el desbalance y frecuentemente el cáncer se va. Cuando nos enfocamos en los mecanismos específicos del cáncer, la imagen se hace borrosa. La verdad es que, aún después de haber gastado billones de dólares en investigación durante muchas décadas, aún no entendemos exactamente qué es el cáncer.

La persona promedio piensa que el cáncer es un crecimiento extraño que tiene que ser cortado, quemado o destruido mediante químicos. Este es un enfoque erróneo. Todos los cánceres se originan como una cambio pequeño en una de sus propias células. Algo se sale de balance y las células se multiplican a un nivel ligeramente elevado; no se diferencía del tipo de célula para la que fue diseñada. Una célula cancerígena aumenta su índice de multiplicación y pierde su habilidad de diferenciar. Las células normalmente se multiplican a sí mismas continuamente cuando es necesario, para repararse y crecer continuamente. Cada célula (a excepción del óvulo y el esperma) contienen un juego completo de cromosomas, y cada uno se desarrolla de una manera específica para su propósito en el cuerpo. Cuando se convierte en una célula cancerígena, se multiplica más rápido de cómo debiera y pierde su diferenciación normal. En este sentido, se convierte en una célula más primitiva, que crece a su propio ritmo "indisciplinado". Estos cambios celulares son síntomas de enfermedad. Síntomas de un desbalance. En un artículo de la *Lancetaa*, el Dr. Alan B. Astrow establece que después de una guerra de 25 años contra el cáncer, con una creciente variedad de medicamentos anti cáncer, y estrategias de tratamiento aún más radicales, avances espectaculares en nuestro entendimiento de su mecanismo molecular y más, en los Estados Unidos más y más personas siguen muriendo de cáncer. Estamos perdiendo la guerra contra el cáncer usando químicos, radiación y cirugía. Astrow dice que tiene que generarse una nueva perspectiva. Lejos de ser extraños invasores, las células cancerígenas son una parte, de nosotros mismos, son esencialmente células normales en las cuales pequeños cambios proporcionales en los genes las han conducido a cambiar su comportamiento. La estrategia de tratamiento debería ser restablecer la comunicación intracelular, restauración de orden que comienza con el establecimiento de mecanismos de comunicación con la célula - un nuevo balance.

Cómo se desarrolla el cáncer

los mecanismos por los cuales el cáncer comienza actualmente son aún especulativos. Existen dos teorías que compiten pero no son mutuamente exclusivas. Una teoría genética propone que el cáncer es el producto del daño del DNA cromosomal inducido por la radiación, viruses o toxinas. El cuerpo combate este daño con mecanismos de reparación cromosomal, pero mientras la vida progresa, los pequeños daños van aumentando con el tiempo. Por lo tanto, la incidencia de cáncer aumenta con la edad. Los factores que interfieren o impiden los mecanismos de reparación, como las toxinas y el estrés, lo predisponen a uno al cáncer.

Una más reciente teoría epigenética (que quiere decir "acción del ambiente") sostiene que los ambientes tóxicos dentro de las células pueden estimular a un cromosoma sin daño, a cambiar a una modalidad más primitiva de supervivencia en respuesta a la amenaza tóxica. Esta modalidad de supervivencia más primitiva incluye un acelerado índice de multiplicación. La teoría epigenética sugieren que mantener un ambiente intracelular saludable prevendría el cáncer, y que corregir el ambiente intracelular tóxico podría llevar al exitoso tratamiento no tóxico del cáncer. La evidencia contra la teoría genética y/o favoreciendo la teoría epigenética incluye lo siguiente:

- Bajo la misma exposición al riesgo, sólo algunas personas desarrollan cáncer.
- Bajo la exposición similar a cancerígenos conocidos, diferentes individuos desarrollan cáncer en diferentes tejidos.
- El cáncer en humanos y otros animales expuestos a carcinógenos conocidos, puede ser prevenido consumiendo alimentos ricos en betacaroteno, vitamina C y otros antioxidantes que auxilian en la reparación y mantenimiento de las células.

- En pruebas de cultivo celular, el cáncer inducido por cancerígenos conocidos, puede ser revertido y eliminado mejorando la calidad de nutrientes del cultivo celular.
- En los humanos con cáncer avanzado, el tiempo de sobrevivencia puede ser aumentado frecuentemente por altas dosis de vitamina C.
- Los cambios en la actitud del paciente parecen extender el tiempo de supervivencia. Ahora sabemos sin duda que un estado de ánimo negativo puede afectar al cuerpo a niveles celulares.
- En los humanos, las remisiones "espontáneas" y las curas aparentes pueden ser el resultado de cambios en la dieta o una combinación de actitud positiva y dieta.

Es común en los círculos de cáncer, separar la causalidad de cáncer en dos fases: iniciadora y promotora. Esta establecido que en condiciones normalmente saludables, los cromosomas (DNA) de las células que se dividen estan bendecidas con segmentos genéticos (genomas) que reparan el daño en el DNA cuando esto ocurre. El daño en el DNA puede ser el resultado de radiaciones ionizantes, un ataque viral, o toxinas químicas o puede ocurrir en el momento de la formación temprana del embrión. Todos estos son iniciadores. El defecto puede permanecer dormido por años. Mientras pasa el tiempo, nuestras células pueden estar expuestas a agentes biológicos o químicos que actúan o promueven la división celular y la proliferación anormal. Estos agentes pueden dañar la membrana celular, activar los receptores celulares, desactivar los receptores que moderan la división celular o pueden afectar cromosomas previamente dañados directamente. Todos estos factores pueden promover la multiplicación celular fuera de sincronía con células similares no afectadas. Estos agentes se llamarían promotores. El riesgo a la exposición a ambos iniciadores y promotores aumenta con la edad. Por lo tanto, la aparición o manifestación del cáncer generalmente aumenta con la edad. Las células que no se multiplican rutinariamente (musculares y nerviosas) raramente se hacen cancerosas.

El escenario DES (dietilestilbestrol) es ilustrativo. Cuando una mujer toma DES durante el embarazo, puede causar daño al DNA del embrión o feto en desarrollo, particularmente los tejidos del tracto urogenital. A temprana edad del embrión, ambos sexos tienen un tracto urogenital común, sin diferencia. Al crecer el embrión, este tracto se desarrolla (se diferencía) en su forma de hombre o mujer, convirtiéndose los ovarios, útero, trompas de Falopio y vagina en la mujer; y los testículos, escroto y pene en el hombre. En esta etapa de diferenciación, las células del tracto urogenital son particularmente sensibles a la potente hormona DES, y puede resultar dañado. Más tarde, este daño puede manifestarse con deformidades del útero y una susceptibilidad al cáncer cervical y vaginal. En los hombres esto puede provocar testículos no descendidos (criptorquidia), bajo conteo de esperma, anormalidades en el pene y/o una mayor susceptibilidad al cáncer de próstata. Algunos de estos efectos podría manifestarse tardíamente en la vida. El daño provocado por el DES (un xenoestrógeno) no se hace evidente hasta una generación después de aquella expuesta a este punto.

Con este ejemplo, observamos que la exposición al iniciador puede ser muy importante, y que los daños podrían no ser evidentes por años o quizás generaciones. A este respecto, es interesante notar que las pruebas de toxicidad observan la toxicidad actual y los defectos congénitos, pero no buscan rutinariamente los efectos tardíos.

El estrógeno estimula el crecimiento celular

Casi no existe ningún debate en la comunidad científica acerca de que si el estrógeno juega un papel primario en la causa del cáncer de mama y endometrial -- lo hace. Pero en lo que la comunidad médica convencional no está totalmente clara aún es si la dosis excesivas de estrógeno y las progestinas en el TRH convencional están entre las posibles causas de muchos cánceres de mama en los Estados Unidos. La iniciativa de salud de la mujer, con su índice más alto de 29 por ciento de cáncer de mama entre las mujeres que usanPremPro, indicó esto claramente, pero es una amarga píldora de tragar para la medicina convencional, y aún existe mucha resistencia a la evidencia. No es el reemplazo hormonal por sí mismo lo que crea la dominancia del estrógeno, si no la manera específica de la medicina convencional al prescribirla.

Echemos un vistazo a algunas de las evidencias que muestran que el exceso o la deficiencia hormonal puede crear cáncer:

- El cáncer de mama puede ocurrir más probablemente en mujeres premenopáusicas con niveles de estrógeno altos o normales y bajos niveles de progesterona. Esta situación puede ocurrir en la temprana edad adulta en algunas mujeres pero es más común después de los 35, cuando tienden a ocurrir los periodos anovulatorios.

- Entre las mujeres premenopáusicas, es más común la recurrencia del cáncer de mama o la metástasis después de la mastectomía cuando se ha hecho cirugía durante la primer mitad del ciclo menstrual (cuando el estrógeno es la hormona dominante) que cuando la cirugía se ha hecho durante la segunda mitad del ciclo menstrual (cuando la progesterona es dominante). La investigación en esto es bastante, y lo hace a uno preguntarse ¿por qué no se realizan todas las cirugías de cáncer de mama durante la segunda fase del ciclo menstrual, cuando la progesterona es alta? O los doctores podrían recetar la aplicación de progesterona transdermal antes de la cirugía.

- El tamoxifén (un débil compuesto estrógenico que compite con los estrógenos naturales en los lugares de recepción) se prescriben comúnmente a las mujeres después de la cirugía de cáncer de mama con el propósito de prevenir la recurrencia.

- Sólo el primer embarazo, llevado a término protege. Las mujeres que se embarazan por primera vez antes de los 18 años, tienen aproximadamente un tercio del riesgo que las mujeres que traen su primer hijo después de los 35. Los embarazos interrumpidos (abortos inducidos o espontáneos) no dan ninguna protección.

- Las mujeres sin hijos tienen un riesgo más alto que aquellas con uno o más hijos.

- Las mujeres que fueron sujetas a la remoción de ambos ovarios (ovariotomía) antes de los 40 años corren un riesgo significativamente reducido de padecer cáncer de mama.

- Los efectos protectores de la ovariotomía temprana son negados por la administración de estrógeno.

- El tratamiento de los hombres con estrógeno (por cáncer de próstata o después de una cirugía transexual) se asocia con un elevado riesgo de cáncer de mama.

- Recientemente, se han reconocido algunos contaminantes industriales que tienen potentes efectos estrogénicos llamados xenoestrógenos, como una amenaza ambiental penetrante, que puede ser un factor en la incidencia del cáncer de mama. Éstas relaciones sugieren que el estrógeno, especialmente si no es opuesto por la progesterona, se relaciona de alguna manera con el desarrollo de cáncer de mama.

- Y por supuesto, el cáncer de mama, de ovarios y endometrial es más probable en las mujeres que se han hecho estrógeno dominantes al recibir "terapia de reemplazo de hormonas", refiriéndose al TRE y al TRH que combina el estrógeno con una progestina sintética.

El trabajo del estrógeno en el útero es causar la proliferación de células. Durante un ciclo menstrual, las células uterinas se multiplican más rápido bajo la influencia del estrógeno, y luego la progesterona normalmente entra en la escena con la ovulación y detiene la multiplicación de las células. La progesterona hace que las células maduren y entren en una fase secretora que causa la maduración de la cubierta uterina, la cual ahora está lista para recibir un posible óvulo fertilizado. Una analogía podría ser el crecimiento de una manzana: cuando termina de crecer, comienza a madurar. El estrógeno es la hormona que estimula la proliferación de células, o la fase de crecimiento. La progesterona es la hormona que detiene el crecimiento y estimula la maduración. Algunos investigadores han dicho que la progesterona estimula el crecimiento de las células en el tejido de las mamas, pero esto es un malentendido de su papel. La progesterona estimula muy temporalmente el crecimiento no del tejido hacia la diferenciación --las células diferenciadas no son cancerosas. El promover la diferenciación es una manera en la que la progesterona protege contra el cáncer.

Tres estudios en particular han demostrado el efecto de la progesterona en las células de las mamas. Uno, hecho por Foidarte et al. y publicado por la revista *Fertilidad y Esterilidad* en 1998 concluyó, "la exposición a la progesterona por 14 días redujo la proliferación inducida por estradiol de células epiteliales de mama in vivo." El otro, realizado por Malet et al. y publicado por el periódico de bioquímica esteroidal y biología molecular, en el año 2000, concluyó, "las células exhibieron una apariencia proliferativa después del tratamiento E2 (estradiol), y regresaron a una apariencia inactiva cuando P (la progesterona) se agregó al E2. P (la progesterona) inhiben predominantemente el crecimiento de la célula, en presencia o ausencia del E2."

Probablemente el estudio más profundo que demuestra la acción del estradiol y la progesterona en la multiplicación de las células (proliferación) en las células mamarias, fue mostrado hermosamente en un importante estudio en 1995 realizado por Chang et al. Probó los efectos de la aplicación de hormonas vía transdermal en las células de los conductos mamarios humanos, de dónde se conoce que el cáncer crece, en jóvenes mujeres que planeaban realizarse una cirugía menor de mama por enfermedad benigna en el pecho.

En este estudio las mujeres fueron divididas en cuatro grupos y comenzaron a usar una de las cremas en sus pechos de 10 a 13 días antes de la cirugía de mama:

- El grupo A se aplicó crema de estradiol (1.5 mg) diarios.
- El grupo B se aplicó crema de progesterona (25 mg) diarios.
- El grupo C se aplicó una combinación de estradiol y progesterona (media dosis de cada una) diaria.
- El grupo D se aplicó una crema placebo.

En la cirugía, se obtuvieron biopsias para medir las concentraciones de estradiol y progesterona, y para pruebas de los índices de proliferación celular. Además, se midieron los niveles de hormonas en el plasma de la sangre. Después de la cirugía del tejido mamario, del tamaño de una canica, se dividió a la mitad y una parte se envió al laboratorio patológico para ser observada bajo el microscopio para determinar cómo afectan las hormonas el crecimiento de las células mamarias. El resto del tejido mamario se envió a un laboratorio endocrinólogo para determinar cuánta hormona había sido tomada por el tejido. (Véase la figura 15).

Los estudios de laboratorio endocrinólogo revelaron que en las mujeres tratadas con estradiol la concentración en el tejido mamario era 200 veces mayor que en aquellas tratadas con la crema placebo. Las concentraciones de progesterona fueron 100 veces mayores en las mujeres que usaron la progesterona. Éstos descubrimientos claramente demostraron que ambas hormonas son bien absorbidas transdérmicamente (a través de la piel) y se acumularon en los tejidos objetivo, de la misma manera que las hormonas endógenas (hechas por el cuerpo). Esto es importante porque es común para los doctores convencionales decir que la progesterona transdermal no es absorbida, como lo descubrirá en el capítulo de progesterona, la aplicación transdermal es preferible.

MARCADORES DE PROLIFERACIÓN CELULAR EN BIOPSIAS DE TEJIDO DE MAMA NORMAL DE MUJERES TRATADAS TÓPICAMENTE CON 1.5 mg DE ESTRADIOL (E2) Y/O 25 mg DE PROGESTERONA (Pg)

Tablas adaptadas de: Chang et al. Fertility and Sterility 63: 785-791, 1995

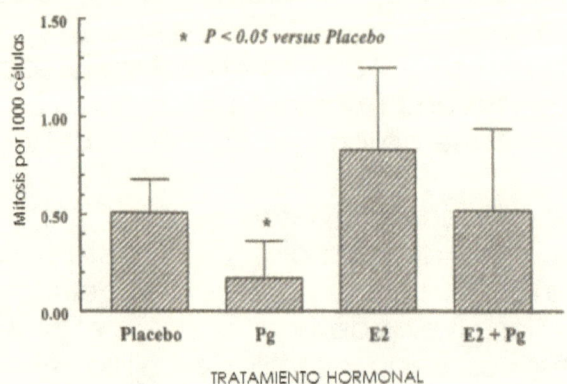

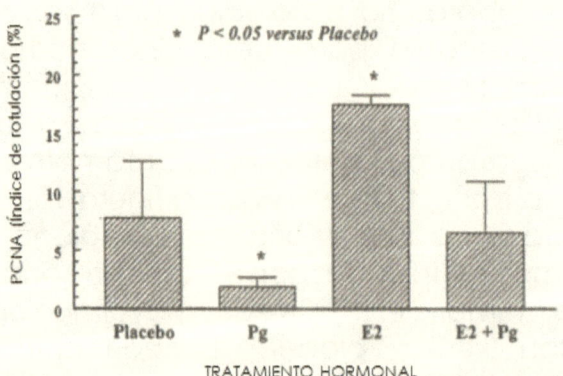

Figura 15: Las mujeres tratadas con progesterona tópica solamente (en la piel de los senos) antes de la cirugía tuvieron mucho menor índice de proliferación (división celular) que las mujeres a quienes no se les dio nada (placebo), que las mujeres tomando estrógeno sólo (E2) o con progesterona (E2 + Pg).

270

El efecto de estas hormonas en la proliferación de células fue igualmente clara. El estradiol aumentó el índice de proliferación de células en un 230%, mientras que la progesterona lo disminuyó por más de 400%. La combinación estradiol/progesterona mantuvo un índice de proliferación normal. Una vez más, ésta es la evidencia de que el estradiol estimula la híper proliferación de células mamarias y la progesterona protege contra esto.

Cuando la progesterona se usa transdérmicamente, los exámenes de sangre no muestran un aumento mesurable, y es por esto que muchos doctores creen que no se absorbe. Es importante notar que los niveles de progesterona se elevaron dramáticamente en las células mamarias de las mujeres que usaron la progesterona transdermal, y esto prueba que la progesterona se absorbe bien cuando se aplica a la piel. Sin embargo, los análisis de sangre no mostraron un aumento mesurable de la concentración de progesterona. Esta es una excelente ilustración del hecho de que los análisis de sangre no son confiables cuando se usan para determinar el nivel de progesterona bio-disponible cuando se envía desde la piel, porque la progesterona bio disponible no se lleva en el plasma sanguíneo, que es lo que se mide en un análisis de sangre estándar.

Los estudios anteriores demuestran que la dominancia del estrógeno en general estimula el tejido mamario: las mujeres pre menstruales que son estrógeno-dominantes frecuentemente sufren de hinchazón y sensibilidad en el pecho. La progesterona es la hormona que trae la maduración; regresa a las células a su balance, y por lo tanto puede eliminar la sensibilidad en el pecho.

Note que no todos los estrógenos son equivalentes en su acción en el tejido mamario. Entre los tres más grandes estrógenos naturales, el estradiol es el más estimulante para el tejido mamario, el segundo es la estrona y el tercero es el estriol. Durante el embarazo, el estriol es el estrógeno dominante, producido en grandes cantidades por la placenta, mientras que la producción de los ovarios de estradiol y estrona es mínima. Ya que todos los estrógenos compiten por los mismos sitios receptores, es probable que suficiente estriol impida los efectos carcinógenos del estradiol y/o la estrona. Lemon et al. reportó en un artículo para JAMA en 1996 que las mujeres con cáncer de mama excretaban de 30 a 60% menos estriol que los controles sin cáncer, y la remisión de cáncer en los pacientes que recibían terapia endocrina ocurría sólo en aquellos cuyo cociente de estriol aumentó. Esto es, en los niveles bajos de estriol relativos al estradiol y la estrona se relacionan con un mayor riesgo de cáncer de mama, y que los niveles altos de estriol por tratamiento endocrino se relacionan con remisiones de cáncer. Además, estudios en roedores muestran que la estrona y el estradiol son carcinógenos para el cáncer de mama en hombres o mujeres castrados mientras que el estriol no lo es.

Los beneficios protectores contra el cáncer de la progesterona

El beneficio protector contra el cáncer de la progesterona está claramente indicado por un hermoso estudio prospectivo realizado por la escuela médica Johns Hopkins y publicado por la revista americana de epidemiología en 1981. ¿Cómo pondría a prueba la protección contra el cáncer de la progesterona? Una buena manera sería evaluar los niveles de estrógeno y progesterona de una mujer y luego dividirlos en dos grupos: uno con niveles normales de progesterona y uno con bajos niveles.

Se toman 20 años para acumular suficientes personas y luego se les da seguimiento por otros 20 años para ver lo que pasa. La clínica privada de ginecología y obstetricia de Johns Hopkins hizo eso, y reportó los resultados en la revista americana de epidemiología. Cuando el grupo de bajo nivel de progesterona fue comparado con el normal, se descubrió que la ocurrencia de cáncer de mama era 5.4 veces mayor en las mujeres en el grupo de bajo nivel de progesterona; esto es, la incidencia de cáncer de mama en el grupo de bajo nivel de progesterona fue más de un 80% más grande que el del grupo de nivel normal. Esta diferencia no fue explicada cuando una mujer comenzó a menstruar, cuando alcanzó la menopausia, su historial de uso de anticonceptivos orales, su historial de enfermedades benignas en el pecho o su edad en el primer alumbramiento: ningún otro factor desprendió este índice de 5.4 veces más cáncer de mama en el grupo con bajo nivel de progesterona. Cuando este estudio observó el grupo de bajo nivel de progesterona para todos los tipos de cáncer, descubrieron que las mujeres en el grupo de bajo nivel de progesterona experimentaron un aumento 10 veces mayor de todos los cánceres malignos, comparado con el grupo de niveles normales de progesterona. Esto sugeriría que el tener un nivel normal de progesterona protegió las mujeres del 90% de todos los cánceres que habrían ocurrido de otro modo. Y claro, este estudio se publicó y desapareció sin mucho ruido-- no hubo dinero para perseguir la implicación obvia de que la deficiencia de progesterona juega un importante papel en el cáncer.

En un estudio publicado en 1995 en la revista *Fertilidad y Esterilidad*, los investigadores realizaron un estudio aleatorio, doble ciego, examinando el uso de la progesterona natural tópica (crema) y/o estrógeno tópico, con respecto al crecimiento del ducto celular mamario. Se estudiaron 40 mujeres premenopáusicas que fueron programadas para realizarles cirugía de mama para remover un tumor presumiblemente benigno. Fueron divididas en cuatro grupos y se les pidió que se aplicaran un gel en sus pechos diariamente por un lapso de 10 a 13 días antes de la cirugía. Un grupo recibió un placebo, un grupo recibió progesterona y un grupo recibió estrógeno (estradiol), y un grupo recibió una combinación de progesterona y estrógenos. Se realizaron pruebas sanguíneas el día de la cirugía y se tomó tejido mamario durante la cirugía el cual fue estudiado para los niveles hormonales y el índice de crecimiento celular. Las mujeres que usaron progesterona redujeron dramáticamente la multiplicación celular comparado con las mujeres que usaron ya sea el placebo o el estrógeno. Las mujeres que usaron solamente estrógeno tuvieron una multiplicación celular significativamente más alta que en cualquier otro de los grupos. Las mujeres que usaron la combinación de progesterona y estrógenos estuvieron cerca del grupo con placebo.

Este estudio dio algunas de las primeras evidencias de que el estradiol y la progesterona se absorbían bien a través de la piel, esos 10 a 13 días de aplicación hormonal transdermal aumentaron significativamente la concentración de niveles de hormonas en las células mamarias, y el estradiol aumentó significativamente el crecimiento celular mamario y la progesterona disminuyó impresionantemente la proliferación celular, aun cuando el estrógeno también fue suplementado.

Desde que la hiperlapsia del ducto celular (un aumentado índice de crecimiento celular en las células del ducto mamario) es reconocida como un importante indicador de riesgo para el cáncer de mama, parece claro que la progesterona, al contrario de las progestinas sintéticas, protege contra el cáncer de mama.

Debido a que las pruebas sanguíneas no reflejaron el aumento en los niveles de progesterona que alcanzaron las células mamarias, este estudio también muestra que el análisis de niveles de progesterona en el plasma sanguíneo no es útil al medir la absorción transdermal de la progesterona. Una prueba hormonal de la saliva daría un reflejo más preciso.

Al final de los años 90, los investigadores B. Formby y T. S. Wiley publicaron un estudio en Los Anales de la Ciencia Clínica y el Laboratorio (1998) mostrando que el estrógeno agregado a cultivos de células de cáncer de mama activaron el oncogen (un gen causante de cáncer) Bcl-2, mientras que la progesterona activó el gen protector contra el cáncer p53. Un estudio de Francia y publicado en la revista Climaterio muestra la primer evidencia clínica real de que son las progestinas en el TRH, no la progesterona, lo que aumenta el riesgo de cáncer de mama. B. de Lignieres et al. comparó las diferentes categorías de TRH, pero esta vez incluyó la progesterona. Descubrieron que el TRH a largo plazo usando gel de estradiol tópico (en dosis mucho más pequeñas que cuando fue tomado oralmente) y progesterona no tuvo un mayor riesgo de cáncer de mama comparado con quienes no lo usaron.

Concluyeron en que no hay razón para no usar el TRH hecho de gel de estradiol y progesterona, y consideran este tipo de TRH como "benéfico para la calidad de vida, preventivo para la pérdida de hueso y perfil de riesgo cardiovascular, sin la activación de coagulación y la síntesis inflamatoria de proteínas evaluadas en los usuarios del estrógeno oral". Este es un buen paso, yo creo, para demostrar que la progesterona es mucho mejor que Povera cuando se usa en el TRH, y que se pueden usar dosis bajas de estrógeno transdermal con seguridad.

Realmente el punto hecho por este estudio es que la seguridad y eficacia del TRH depende de cuál TRH se use. Es cuestión de usar el TRH correcto.

También es muy interesante la investigación realizada por Jose Russo, M. D. un miembro de alto rango del Fox Chase Cancer Center en Filadelfia, profesor adjunto de patología y biología celular en la escuela médica Jefferson, y profesor adjunto de patología y medicina de laboratorio en la escuela de medicina de la Universidad de Pennsylvania. Entrevistamos al Dr. Russo para la *John R. Lee, M. D. Medical Letter,* y esto es un extracto de lo que dijo acerca de las hormonas del embarazo y la diferenciación del tejido mamario:

Los humanos tienen áreas de tejido mamario que son altamente proliferativa (que tienen tendencia a crecer) y son mucho más vulnerables al daño por cualquier agente carcinógeno dado (algo que causa cáncer de mama), como aquellos que se encuentran en el ambiente, el estrógeno y la radiación. Durante el embarazo, las hormonas causan cambios en las mamas, llamado diferenciación. Estos cambios parecen proteger al tejido mamario contra los carcinógenos. Las mamas inmaduras de las jovencitas contienen estructuras llamadas lóbulos tipo 1, que tienen una alta actividad proliferativa, y esas son las áreas que son más susceptibles al daño de un carcinógeno cualquiera. Por ejemplo, en el bombardeo atómico de Hiroshima y Nagasaki, en Japón, se originó mucha radiación. Las niñas que tenían entre 10 y 14 años de edad en ese momento y que estuvieron expuestas a la radiación, desarrollaron más tarde cáncer de mama en un índice mucho más alto que la población en general. La razón es porque sus pechos contenían bastantes de estos lóbulos tipo 1 más vulnerables al momento del bombardeo.

Cuando las mamas son estimuladas por una cascada secuencial de las hormonas liberadas durante el embarazo, las glándulas mamarias diferencían y con ese proceso se activan genes específicos que hacen al tejido más resistente al cancer. Las células que son diferenciadas tienen una mejor habilidad para reparar el daño inducido en el DNA (material genético). Éstos nos han permitido postular una ley biológica que es "la diferenciación de la glándula mamaria determina su susceptibilidad a la carcinogénesis." Estamos usando este concepto para desarrollar estrategias para prevenir el cáncer de mama.

Aunque la madre naturaleza dispuso las cosas para que las jovencitas pudieran embarazarse y estar protegidas contra el cáncer de mama, esto no ocurre muy frecuentemente en los países occidentales. Así que ¿cómo protegemos las mamas de las mujeres que no se embarazarán hasta que tengan de 20 a 30 años? Empezamos a buscar una manera de estimular la diferenciación en las mamas sin embarazo. En experimentos con ratas, descubrimos la mejor protección usando gonadotropina coriónica humana (hCG). Cuando se administra en animales no embarazados, induce el mismo nivel de diferenciación que el embarazo. El remarcable efecto que esto produce es una resistencia al desarrollo del cáncer cuando estos animales son puestos a prueba con un carcinógeno químico.

La hormona hCG tiene dos formas de acción. Una es a través del ovario, aumentando los niveles de estrógeno y progesterona, lo que crea la diferenciación en las glándulas mamarias. Descubrimos que el hCG también tiene un efecto directo en el tejido mamario. Se unen a un receptor específico y permite una cascada de eventos que incluyen la activación de una glicoproteína no esteroidal llamada inhibina. La inhibina regula la proliferación celular e induce la activación de genes que controlan la muerte programada de las células y la diferenciación.

También descubrimos que cuando usamos esta hormona en los pacientes con cáncer de mama primario, la actividad proliferativa del cáncer se reduce significativamente después de siete dosis de esta hormona en un período de dos semanas. Éstos datos son importantes porque también indican que la diferenciación del tejido mamario podría alcanzarse en células que ya son cancerosas.

Yo creo que el trabajo del Dr. Russo es altamente significativo y podría representar un gran paso en cómo proteger a las mujeres-- especialmente las mujeres que tienen hijos tardíamente o no los tienen-- del cáncer de mama, también un gran paso en cómo tratar el cáncer de mama. Esto es exactamente el tipo de investigación que puede ser difícil de financiar porque es una sustancia natural (hCG) y no un medicamento.

Los receptores hormonales en el cáncer de mama

Se han desarrollado pruebas que muestran si un cáncer de mama tiene receptores para estrógeno y progesterona. ¿Qué tal si el cáncer da positivo en progesterona?, ¿es esto una señal de que una mujer no debería usar progesterona? Al contrario. Uno debe tomar en cuenta el "mensaje" (efecto) de la hormona. En el caso de la progesterona, la hormona será benéfica al ayudar a mantener las células cancerígenas bajo control. La prueba positiva de receptor de progesterona es meramente una señal de que el cáncer es receptivo a los aspectos niveladores y anti cancerígenos de la progesterona.

Las hormonas flotan a través del torrente sanguíneo y los fluidos alrededor de las células, y trabajan solamente si se unen con un receptor en las células que ya está diseñado para estar ahí. La hormona encaja en el receptor como una llave en un candado. Si el receptor está ahí, se enganchan y hacen su camino hacia los cromosomas nucleares, y activan el sitio genético apropiado de un cromosoma para producir un efecto, una acción hormonal en esa célula. Entonces, una vez que se ha enviado un mensaje, la hormona es liberada.

Las hormonas trabajan solamente si el sitio receptor está presente en la célula. Por lo tanto, cuando las personas me llaman y me escriben para pedir consejo para usar progesterona en casos de cáncer de mama que son positivos para receptores del progesterona, yo les explico que si el cáncer es de receptor positivo de progesterona, esa es la única manera en que la progesterona podría trabajar. Si el cáncer es de receptor positivo del estrógeno, ella no debería tener estrógeno porque el estrógeno hace que la célula se multiplique. La progesterona hace que el cáncer pare de multiplicarse.

Cuando la prueba de receptor de estrógeno y progesterona de cáncer de mama se realiza, la regla es generalmente que no se encuentran receptores de progesterona, a menos que muchos receptores de estrógeno estén presentes. El estrógeno estimula la emergencia de receptores de progesterona. Ya que el estrógeno estimula la proliferación de células (lo cual no es deseable en células cancerosas) y la progesterona inhibe la proliferación en favor de la maduración de la célula, sería bastante inteligente proveer la progesterona necesaria.

Debe ser recordado que el crecimiento del cáncer de mama es muy variable; el doblaje del tiempo va desde un mes hasta dos años, siendo el promedio de doblaje de tiempo de tres meses. Aún a ese relativamente alto índice de crecimiento, se estima que el tiempo de emergencia de una sola célula de cáncer hasta su crecimiento a un tamaño suficiente para su diagnóstico, por acto, es típicamente cerca de ocho a 10 años (el diagnóstico mamográfico podría ser hecho a lo mucho dos años antes). Este retardo entre el comienzo y el diagnóstico significa que muchos cánceres de mama comienzan durante los 10 a 15 años antes de la menopausia, el cual es el tiempo premenopáusico cuando la dominancia del estrógeno es tan común. Por lo tanto la suplementación de progesterona en mujeres con bajos niveles durante estos años podría ayudar a prevenir el cáncer de mama.

¿Qué hay de las mamografías?

Las mamografías son rayos X de baja energía obtenidas con el propósito de detectar cáncer de mama de manera más temprana que la palpación, con la esperanza de que el riesgo de morir por cáncer de mama pueda reducirse. Aunque esta esperanza pueda parecer sensible para muchos, apariencia y realidad no son necesariamente la misma cosa. El retardo entre el comienzo del cáncer y el diagnóstico aún por mamografía, bien podría ser de ocho años. El diagnóstico por palpación puede ser hecho cerca de un año más tarde. Si el cáncer es uno que es propenso a la metástasis, ¿por qué no hizo metástasis durante los años antes de la mamografía? ¿dónde está la evidencia de que esta diferencia de un año en el diagnóstico hará la diferencia? Y si una prueba es negativa, ¿qué tan frecuentemente debe repetirse la mamografía? Si uno acepta el argumento de que el intervalo de tiempo de un año entre el diagnóstico por mamografía y la palpación es crucial, para ser consistente uno tendría que discutir que, para hacer efectiva, la mamografía debería ser realizada al menos cada dos años. Hace falta una buena evidencia para responder todas las preguntas.

Entonces tenemos el problema de la confiabilidad. ¿Qué tan buenas son las mamografías para detectar con precisión el cáncer de mama? un largo estudio canadiense descubrió que las mujeres que utilizan mamografías experimentaron una mortalidad más alta de cáncer de mama que las mujeres que no se hicieron mamografías. Este estudio se descontinuó debido a la gente que hablaba en favor de la mamografía con la base de la calidad hecha por la misma. Si este argumento es correcto ¿cómo sabe una mujer si la mamografía que se hizo era buena o no? Es bien sabido que el 30% de las lecturas positivas pasan a ser falsas y cuando un cáncer está presente será una lectura negativa de 10 a 20% del tiempo. Por ejemplo, Patricia era una joven delgada de 42 años quien llego a mi oficina para un examen de rutina. Mientras le mostraba cómo hacerse un autoexamen de mama, descubrí un pequeño bulto en uno de sus pechos. Ella me dijo que había encontrado ese bulto hacía ya un año y después de varios meses de dilación, había visto a un doctor quien ordenó una mamografía la cual me dijo, satisfecha, había sido negativa. Se le aconsejó que esperara un año antes de repetir el examen. A mi consejo, se hizo una biopsia de este bulto fácilmente palpable. La biopsia mostró cáncer de mama y ella decidió hacerse una mastectomía simple. Ahora, 10 años más tarde, ella está saludable y activa. El confiarse en la mamografía negativa inicial aumentó el peligro de retrasar el tratamiento de un bultito sospechoso.

Recientemente recibí una carta de una mujer llamada Shirley, quien a la edad de 42 detectó un firme bulto en su pecho izquierdo. Durante los próximos dos años se hizo mamografías anualmente, todos ellos mostrando un área no específica de densidad. Una biopsia quirúrgica mostró que el bulto era negativo. Su doctor, por razones desconocidas le dio anticonceptivos orales. Los bultos aumentaron de tamaño. Una tercer mamografía un año más tarde mostró que el área sospechosa original aún estaba ahí y se había hecho aún más sospechosa. Entonces se hizo otra biopsia, la cual encontró cáncer y se hizo una mastectomía y tomó una serie de quimioterapia. Un año y medio más tarde los rayos X de su pecho mostraron nódulos sospechosos en la base de su pulmón izquierdo. Después de una biopsia quirúrgica de estos nódulos, se descubrió que el cáncer hizo metástasis, y ella murió, una trágica consecuencia del retardo traído por la confianza en las mamografías no diagnosticadas y una biopsia quirúrgica inepta.

Dado este estado de imprecisión en las lecturas de tal importancia, no debería sorprender que el típico reporte de una mamografía en estos días no es ni un "sí" ni un "no" sino un altamente calificado "quizá." Un par perfecto de pechos, hablando de mamografías, es una cosa rara. El intérprete de la mamografía reporta frecuentemente un descubrimiento de naturaleza sospechosa (una vaga sensación de densidad localizada o quizá diminutas calcificaciones aquí y allá) y sugiere una preocupación, junto con el consejo de checar más allá para obtener otra prueba en una fecha más delante. El doctor y su paciente son dejados con opciones difíciles. ¿Deberían intentar una biopsia con aguja o una biopsia abierta?, o meramente continuar con pruebas repetidas y si es así ¿cuánto tiempo esperará? ¿Si la biopsia se realiza y no se encuentra algo maligno significa que probablemente lo maligno no se encontró? Y y si ella opta por una reevaluación en lugar de una biopsia, ¿qué pasa con el riesgo de metástasis si lo maligno está presente? El paciente confronta opciones desagradables: la cirugía innecesaria contra una mayor posibilidad de morir. La ansiedad crónica de cáncer puede convertirse en su estado mental normal.

Muriel vino una oficina a la edad de 50 años con múltiples cicatrices en ambos pechos de siete diferentes biopsias, en las que se encontraron fibroquístos densos. Ella inmediatamente admitió la ansiedad crónica de cáncer. Además, ella sufrió una hipoglucemia reactiva. Ella llevó a cabo autoexamenes de pecho con regularidad y el encontrar un bulto despertó el miedo y la inquietud debido a sus quistes. Ahora, en la menopausia, ella quería la terapia de reemplazo de hormonas. En lugar del tradicional TRH, le recomendé dosis fisiológicas de progesterona sin estrógeno. Los fibroquístos de su pecho desaparecieron en seis meses, su sentido de energía y su libido regresaron, sus episodios de hipoglucemia se hicieron cosa del pasado y su juego de tenis mejoró. Además, las pruebas de densidad de huesos (DMO por sus siglas en inglés) en los siguientes 10 años permanecieron buenas, y su ansiedad hacia el cáncer desapareció con la mejoría de sus pechos.

La eficacia de la mamografía se evaluó por medio de un reciente estudio. Después de analizar 13 estudios, los autores concluyeron que la mamografía no ofrece un beneficio a las mujeres menores de 50 años, pero parece reducir la mortalidad por cáncer de mama en las mujeres entre 50 y 74 años. Por otro lado, los autores admiten que su estudio no podría determinar si un examen de pechos por palpación podría haber dado el mismo beneficio. Algunas peculiaridades de este estudio deberían ser señaladas. La magnitud del aparente beneficio de la mamografía en las mujeres de 50 años fue similar sin importar el número de vistas de las mamografías, intervalos entre las pruebas o la duración del seguimiento (de 7 a 9 años vs. 10 a 12 años). Esto es, no importó si se usaron vistas dobles o sencillas, o si las pruebas fueron realizadas anualmente o cada 33 meses. La magnitud del beneficio de la mamografía en este grupo de edad se da por el 25%. Esto es, si la incidencia de cáncer de mama en este grupo de edad es de un caso por cada 30 mujeres, o de 33 casos por cada 1,000 mujeres, significa que por cada 1,000 mujeres que se hagan mamografía, el 25% de los 33 casos de cáncer de mama descubiertos, o cerca de ocho mujeres, serían menos propensas a morir de cáncer de mama durante los próximos 12 años, de acuerdo a este reporte. Tengo la corazonada de que si esas mismas mujeres o sus médicos hicieran un autoexamen de pechos adecuado para el cáncer de mama, los resultados tenderían a ser los mismos. En el ensayo canadiense, la mamografía no redujo la mortalidad por cáncer de mama más allá de la reducción lograda por el examen clínico.

Otra explicación para el presumible beneficio de la mamografía se refiere a la cuestión del diagnóstico de células ductales "carcinoma in situ." La frase "carcinoma in situ" implica el descubrimiento de células sospechosas distribuidas en el tejido mamario, y no creciendo como un grupo o un tumor. Alguna vez (antes de 1992), algunos patólogos utilizaron este término para señalar células que creían pudieran ser células cancerosas en fase temprana. Desde 1992, muchos patólogos están de acuerdo en que estas células de hecho no progresan como cáncer sin ningún riesgo de cáncer verdadero, de hecho, se dice que el índice de "cura" es de 99%. Estos son casos descubiertos por medio de mamografías (y no por palpación) que terminaron en cirugía de mama, irradiación o quimioterapia, y se contaron como "curas de cáncer" por los proponentes de la mamografía. Desde que no eran cánceres verdaderos, estas aparentes "curas" crearon la ilusión de que las mamografías y el tratamiento temprano eran efectivos cuando, de hecho, ningún tratamiento era necesario.

Yo creo que el veredicto sobre las mamografías aún está fuera y que las mujeres pueden alcanzar probablemente el mismo beneficio al examinarse cuidadosamente cada mes. Nadie conoce sus pechos mejor que usted. Usted ha vivido con ellos por décadas y sabe cómo se supone que deben de sentirse. Si no sabe, le sugiero que se familiarice con ellos desde hoy. Han venido mi oficina mujeres que eran capaces de detectar bultos en sus pechos del tamaño del un grano de arroz. Si no sabe cómo realizar un examen de pecho, dígale a su doctor que le diga cómo, o solicite un tríptico que describa el procedimiento.

El tamoxifén y los inhibidores de la aromatasa

El tamoxifén es un medicamento que se da a las mujeres que han tenido cáncer de mama o que tienen un alto riesgo. Compite en el pecho con el estrógeno por sus receptores, como lo hacen los fitoestrógenos. Como los fitoestrógenos, el tamoxifén tiene leves propiedades estrogénicas, pero es cosiderado un anti-estrógeno desde que inhibe la actividad de la proliferación de las células de los estrógenos regulares en el pecho. Cuando se agregó a la quimioterapia para mujeres que habían tenido una mastectomía, pero con nódulos positivos de cáncer que demostraban estrógeno positivo, el tamoxifén tomado oralmente, mejoró la supervivencia libre de enfermedades. Otros estudios demostraron que cuando se usaba de manera preventiva en aquellas con alto riesgo de cáncer de mama, también disminuya el riesgo de desarrollar cáncer de mama por algunos años. Sin embargo, esto no toma en cuenta los muchos y algunas veces mortales efectos secundarios del tamoxifén, incluyendo el aumento en el riesgo de cáncer de útero, accidentes cerebrovasculares, daño al hígado y el daño ocular. El cáncer uterino inducido por el tamoxifén es mucho más mortal que el cáncer uterino no provocado por el tamoxifén.

Los inhibidores de la aromatasa son otro tipo de medicamento anti estrógeno que se usa para tratar el cáncer de mama, usualmente después de la cirugía, quimioterapia y radiación. Bloquean las enzimas (de aromatasa) que permiten la conversión de los andrógenos (hormonas masculinas) a estrógeno. Los inhibidores de la aromatasa no parecen tener los mismos y peligrosos efectos secundarios del tamoxifén, pero una vez más, se dirigen sólo a una parte del panorama del cáncer de mama, dejando fuera los efectos benéficos de la progesterona. Usar inhibidores de la aromatasa en mujeres post menopáusicas es un intento para reducir los niveles de estrógeno lo más posible. Esto no es aconsejable-- todos los adultos necesitan algo de estrógeno, tanto como necesitan algo de testosterona, y además, sin el estrógeno no existen receptores de progesterona, así que no puede ocurrir ningún beneficio que pudiera haberse obtenido de la progesterona. El detalle no es que tanto se puede bajar el nivel de estrógeno de una persona; lo importante en la protección contra el cáncer es crear el balance apropiado entre la progesterona y el estradiol.

Cáncer endometrial

La única causa conocida del cáncer de endometrio (uterino) es el estrógeno sin oposición. Aquí una vez más, el estradiol y la estrona son los culpables. Los suplementos de estrógeno (ERT) dados a mujeres post menopáusicas por cinco años, aumenta el riesgo de cáncer de endometrio seis veces, y el uso a largo plazo lo aumenta 15 veces. En las mujeres pre menopáusicas, el cáncer de endometrio es extremadamente raro excepto durante los 5 a 10 años antes de la menopausia, cuando la dominancia del estrógeno es común. Yo creo que el uso de progesterona natural en las mujeres que son estrógeno-dominantes durante estos años, tiene el potencial de reducir significativamente la incidencia del cáncer de endometrio (tanto como el cáncer de mama, como se indica arriba), y que en las mujeres post menopáusicas, el cáncer de endometrio es siempre el resultado de un exceso de estrógeno relativo a la progesterona. Es por esto que la terapia de estrógeno sin oposición es fuertemente contraindicada en las mujeres que tienen útero.

De una manera similar a la progesterona, el acetato de progestin medroxyprogesterona (MPA, Povera) también previene efectivamente el cáncer de endometrio inducido por estrógenos. Sin embargo, el MPA tiene muchos efectos secundarios indeseables que no existen en la progesterona real. Ahora sabemos que uno de los efectos secundarios de esta progestina es el cáncer de mama. Por lo tanto la progesterona es muy superior al MPA.

Cuando se prescribe el estrógeno a mujeres post menopáusicas, es común que ocurra el manchado o sangrado vaginal. Debido a la incertidumbre del significado del sangrado vaginal a esta edad, el doctor usualmente recomienda una biopsia endometrial o un D y C (dilatación y curetaje). Un descubrimiento común es la hiperlapsia endometrial (áreas con exceso de células endometriales) o la displasia (células endometriales sospechosas). Ya que muchos doctores creen que la hiperlapsia y/o la displasia son un paso en el camino del desarrollo del cáncer, este descubrimiento es difícilmente tranquilizante. Muy frecuentemente, el doctor recomienda la histerectomía, creyendo que el útero en las mujeres post menopáusicas es un órgano inútil, y que es mejor estar seguro. Sin el útero, se puede continuar con los supuestos beneficios del estrógeno. Éste razonamiento no sólo es condescendiente con las mujeres, sino de autoservicio para su médico. Al pretender actuar como un protector para su paciente, se las arregla para convertir un efecto secundario de un medicamento que él administró en una operación quirúrgica lucrativa.

Nancy, una esposa consciente y saludable, ha sido mi paciente por muchos años. En la menopausia, ella ganó algo de peso y perdió energía, y estaba temerosa de la tercera edad y la osteoporosis. Un ginecólogo le recetó estrógeno, lo que resultó en la hinchazón del pecho y unos kilos más, y ningún beneficio perceptible. Ella se negó a tomar más estrógeno. Yo le recomendé que usara una crema de progesterona, lo que alivió la hinchazón de su pecho, le ayudó a perder peso y le regresó la energía. Cuando me retiré, ella tenía 61 años de edad y le iba bien con la progesterona. Ella le transfirió sus cuidados a una eminente ginecólogo en San Francisco. Él la convenció de abandonar la crema de progesterona y continuar con la terapia de estrógeno. Una vez más, desarrolló la hinchazón del pecho, el aumento de peso y el letargo. Su doctor aumentó la dosis de estrógeno. Entonces ella desarrolló el manchado vaginal. Esto lo llevó a la biopsia endometrial y a descubrir la hiperplasia. Él le indicó que esto era pre cancerígeno y que debía ver a un cirujano ginecólogo para una histerectomía. En el proceso, su compañía de seguros médicos le renovó su póliza de aumento de sus primas e incluía una cláusula de exclusión de su cobertura por cualquier problema ginecológico. En pánico, me llamó ante esta desastrosa situación.

Le dije que solicitara una copia de su historial clínico para que me la enviara. A pesar de las solicitudes por escrito hechas por ella y por mi, el historial jamás llegó. Su doctor refirió al cirujano que realizó la biopsia y que recomendó la histerectomía. Después de algunas cartas y algunas llamadas telefónicas más, la información finalmente llegó. El reporte patológico no indicaba nada más que hiperplasia endometrial inducida por estrógeno. Le dije que descontinuara el estrógeno, continuará con la progesterona y que se sometiera a otra biopsia endometrial en tres meses. Ella aceptó el consejo y tres meses más tarde el reporte de la biopsia fue totalmente normal. Le escribí una carta a su compañía de seguros indicándoles que no existía ninguna enfermedad pélvica y que el descubrimiento previo fue mero resultado de un error terapéutico. Agregué que no existía alguna razón para excluir los problemas ginecológicos por su edad y les indiqué que les estaba enviando una copia de la carta de los reportes a la junta estatal de seguros.

Poco tiempo después, Nancy me llamó para reportar que había llegado una nueva póliza con cobertura amplia y que había descubierto que el cirujano a quien su doctor la había referido, era la esposa de su doctor, operando con su nombre de soltera. También dijo que había encontrado a otro doctor, que estaba de acuerdo con el uso de la progesterona natural. Ahora, muchos años después, ella está bien.

Este tipo de escenario se repite con muchos miles de mujeres cada año. Sin tratar de poner piedras, es difícil resistirse a la observación de que la práctica de la medicina, como cualquier empresa humana, no es inmune a manipulaciones interesadas y cuestionables ganancias secundarias a expensas del paciente. ¿Cuántas histerectomías innecesarias del medio millón anual ha sido generado por estas cuestionables prácticas médicas? Si el doctor o sus colegas son recompensados financieramente por las consecuencias lógicas del uso del estrógeno, ¿qué es lo que impulsa el cambio?

El cáncer endometrial es un cáncer relativamente "seguro", generalmente se muestra asimismo tempranamente por medio de un sangrado vaginal anormal y se metastasisa a finales de su curso. Puede ser curado si se practica una histerectomía antes de que el cáncer haga metástasis. A las mujeres tratadas con histerectomía por cáncer endometrial se les recomienda sin embargo, evitar las "hormonas" para siempre. Como las pacientes con un historial de cáncer de mama, ellas enfrentan un futuro con una posible osteoporosis progresiva, atrofia vaginal y continuas y recurrentes infecciones del tracto urinario sin recurrir a la terapia hormonal. Estas son las mujeres para quienes yo empecé a recetar la terapia de la progesterona natural. No solamente la progesterona revirtió su osteoporosis y en muchos casos corrigió su atrofia vaginal, sino que también, hasta donde yo sé, ninguna desarrolló cáncer de ningún tipo. (Si la atrofia vaginal sigue siendo un problema, el estriol intra vaginal sería la opción de tratamiento. El estriol está disponible con receta en una farmacia). Además, en las que tienen el útero intacto, ninguna ha desarrollado un problema uterino de cualquier tipo. La evidencia de que la progesterona natural es segura es abrumadora, y sólo el estradiol, la estrona y varios estrógenos y progestinas sintéticas deben evitarse para reducir el riesgo de cáncer endometrial.

Factores transculturales en el cáncer de mama y uterino

Aunque la incidencia de cáncer uterino y de mama en todas las áreas geográficas no puede saberse con precisión, generalmente se sabe que estos dos cánceres son relativamente raros en los países no industrializados. Cuando las personas de estas áreas emigran a las culturas industrializadas, sus índices de cáncer pronto se elevan para hacer juego con los índices generales de su nuevo país. Lo mismo ocurre con la cardiopatía, por ejemplo. En el caso de la cardiopatía, el cambio en el riesgo sigue al cambio en la dieta. La dieta es probablemente un factor de riesgo mayor de cáncer de mama y cáncer uterino.

La cultura occidental, o industrializada, es relativamente alta en proteínas, grasas, azúcares y carbohidratos refinados--todo menos el pescado, las frutas, los vegetales, los granos enteros, las nueces, las semillas y la fibra, los cuales son exactamente los alimentos que necesitamos comer para mantener una salud óptima. Las dietas en las culturas industrializadas también son altas en calorías en comparación a la necesidad de energía. En otras palabras, tendemos a comer más calorías de las que podemos quemar, por lo tanto, aumentando de peso. La dieta cultural en el tercer mundo, o no industrializado, es relativamente alta en fibra y basada extensamente en las plantas, y la ingesta de calorías es frecuentemente considerada más baja.

Es evidente que las calorías que exceden la necesidad de energía aumentan los niveles de estrógeno, lo cual significa esencialmente que la obesidad aumenta los niveles de estrógeno. Cuando la necesidad de energía excede la ingesta de calorías, el estrógeno disminuye, reduciendo la fertilidad. Cuando la ingesta de calorías excede la necesidad de energía, el estrógeno aumenta también. El Dr. Peter Ellison de Harvard, quien ha conducido ensayos de los niveles de la hormona en la saliva mundialmente, cree que esta es la razón principal de los altos niveles de estrógeno vistos en mujeres pre menopáusicas en culturas industrializadas. Los niveles de estrógeno encontrados en las mujeres occidentales son tan altos en comparación a los niveles en las mujeres del mundo en desarrollo, que deberían ser considerados anormales. El ha dicho, "Sólo bajo nuestro riesgo se puede asumir que la función ovárica en el mundo occidental es de alguna manera un modelo de salud."

Los componentes primarios de nuestra alta ingesta de calorías son el azúcar y los carbohidratos refinados. Aún que los americanos han aprendido a disminuir la grasa en sus dietas, la compensan aumentando el consumo de estos otros alimentos. La ingesta excesiva de azúcar y carbohidratos refinados no sólo causa obesidad sino también niveles altos de insulina, que cuando se combinan, aumentan el riesgo de casi todo tipo de cáncer.

Para agregar insulto a la injuria, literalmente, nuestra cadena alimenticia está inundada con xenoestrógenos, productos petroquímicos de los herbicidas, pesticidas, manufacturas plásticas, solventes y emulgentes que tienen potentes efectos estrogénicos. Además de ser altamente estrogénicos, estos compuestos no son biodegradables y son solubles en grasas de manera que se acumulan en el tejido graso, incluyendo los pechos. El uso generalizado de productos petroquímicos en las culturas occidentales los hacen difíciles de evitar. Sin embargo, podemos disminuir la exposición a ellos simplemente evitando los pesticidas y herbicidas en el hogar, y consumiendo alimentos orgánicos cuando sea posible.

Otros factores transculturales relacionados con el cáncer de mama y uterino incluyen los siguientes:

- La dieta occidental es lamentablemente deficiente en nutrientes basados en las plantas, que contienen elementos que combaten el cáncer como el sulfuroafano, isotiocianato fenetil, carbinol de índole-3, flavonoides, vitamina C, ácido fólico, sulfuro de alilo, capsaicina, genisteína, ácido p-cumárico, ácido clorogénico, carotenos, vitamina E y otros que aún se desconocen, los cuales trabajan sinérgicamente para protegernos del cáncer.
- La dieta occidental es deficiente en fibra, la cual se encuentra en las plantas.
- La cultura occidental está llena de dispositivos que ahorran trabajo, lo que reduce el ejercicio y el uso de la energía creando un balance energético anormal.
- La cultura occidental lastima la familia y otros mecanismos de apoyo social para tratar el estrés,

la pérdida y la depresión. Todo esto contribuye de una manera u otra a aumentar el riesgo de cáncer.

El cáncer de mama, el cáncer endometrial, la cardiopatía y la osteoporosis son algunos de los temores que las mujeres enfrentan mientras se acercan a la menopausia. Bajo las circunstancias presentes, estos temores están bien fundamentados. Sin embargo, esto no es necesario. Cuando se conoce la causa de cualquier cáncer, la prevención se convierte en una realidad. El cáncer de pulmón, por ejemplo, puede ser casi prevenido completamente sin nunca se fuma. Para muchos cánceres, la causa aún es desconocida. Sin embargo, para el cáncer endometrial y el cáncer de mama, se conoce bastante acerca de sus principales factores hormonales. El único misterio es ¿por qué no se ha permeado esta información a la medicina contemporánea? los efectos carcinógenos del estradiol y la estrona y los beneficios anti cáncer del estriol y la progesterona están bien establecidos para estos dos cánceres.

Debido a sus muchos beneficios, su gran seguridad y particularmente su habilidad de oponerse a los efectos carcinógenos de los estrógenos, la progesterona natural merece más atención y aplicación que la que se le da generalmente en la prevención y el cuidado de los problemas de salud de la mujer de hoy.

CAPITULO 16

BAJANDOSE DEL TRH CONVENCIONAL Y SUBIENDOSE A LAS HORMONAS NATURALES

El estudio de la iniciativa de salud de la mujer (WHI por sus siglas en inglés) fue cancelado debido a un alto riesgo de cáncer de mama, cardiopatía y accidente cerebrovascular asociados con el uso de TRH (terapia de reemplazo de hormonas). El estudio analizó la salud de 16,000 mujeres entre las edades de 50 y 79 años. Después de cinco años, aquellas que usaron TRH (Premarin y Povera o PremPro) tuvieron un 29% más de riesgo de cáncer de mama, un 26% más de riesgo de cardiopatía y un 41% más de riesgo de accidente cerebrovascular.

Si llevamos estos números a la población general de mujeres que están tomando TRH, casi 40,000 mujeres fueron afectadas al tomar estos medicamentos durante la década pasada. Este número no incluye las mujeres que sufrieron los efectos secundarios típicos del TRH convencional, lo que incluye sobrepeso, fatiga, depresión, irritabilidad, dolores de cabeza, insomnio, hinchazón, baja tiroides, baja líbido, enfermedad en la vesícula biliar y coágulos.

Para los lectores de mis libros y boletines, los efectos secundarios y los riesgos del TRH convencional no son noticia-- la evidencia del daño ha sido demostrada en la investigación por al menos una década. Este estudio en particular fue suficientemente grande y prestigioso, que la medicina convencional se vio forzada a darle atención.

Preguntas y respuestas acerca de la terapia de reemplazo de hormonas naturales

P: ¿Los resultados del WHI aplican a su recomendación de usar estrógeno y progesterona naturales?

R: Para nada. Lo que yo recomiendo es primero medir los niveles de hormona en la saliva para ver si existe un desbalance hormonal. Entonces, si es necesario, corregir este desbalance usando hormonas naturales en dosis fisiológicas, lo que significa dosis ordinarias que el cuerpo podría producir naturalmente por sí mismo. Otra manera de ver esto es, desde la pubertad hasta la menopausia, el cuerpo saludable de una mujer hace sus propias hormonas naturales en sincronía y balance, sin darle cáncer, cardiopatía o accidentes cerebrovasculares. Lo que yo recomiendo es tratar de reestablecer este balance natural tanto como sea posible.

El TRH convencional no sólo no mide las hormonas y no usa dosis fisiológicas, lo que si hacen las hormonas naturales (bio-idénticas), usa "hormonas" sintéticas que son extrañas al cuerpo humano y pueden causar una larga lista de efectos secundarios.

P: ¿Cómo puedo salir de la PremPro?

R: La mayoría de las mujeres necesitan simplemente reducir su dosis de estrógeno y reemplazar la progestina (la parte "pro" de PremPro) con crema de progesterona.

El estrógeno es un medicamento que requiere receta médica en los Estados Unidos, así que necesitará pedirle a su doctor una receta separada para el estrógeno, preferiblemente ya sea estradiol o una combinación de estradiol y estriol, o solamente estriol. Hasta el Premarín, aunque es éticamente objetable para muchas personas por la forma en que se obtiene de yeguas preñadas, le servirá si se usa en la dosis más baja necesaria, y en combinación con progesterona natural. Si descontinúa el uso del estrógeno repentinamente, estará propensa a sufrir bochornos y sudoración nocturna. Éstos, son menos propensos a presentarse si la dosis de estrógeno se disminuye gradualmente.

A menos que ya se haya prescrito una dosis baja de estrógeno, muchas mujeres comienzan con la mitad de la dosis cuando agregan la crema de progesterona en lugar de la progestina. Muchas mujeres menopáusicas no necesitan ningún estrógeno, y pueden bajar gradualmente (hasta tres o cuatro meses) su dosis a nada. Aunque la progesterona transdermal por sí sola aliviará los síntomas de la menopausia para muchas mujeres, algunas mujeres podrían necesitar un poco de estrógeno para controlar sus síntomas. Los síntomas de deficiencia de estrógeno pueden incluir bochornos, sudoración nocturna y resequedad vaginal.

P: Mi doctor dice que yo no puedo usar crema de estrógeno y progesterona, porque la crema de progesterona no protegerá mi útero como lo hacen las progestinas.
R: La crema de progesterona protege el útero muy bien. No sólo no tuve problemas con mis cientos de pacientes menopáusicas antes de retirarme. Me retiré de la práctica, pero estoy en contacto con docenas de médicos que tienen miles de pacientes entre ellos, quienes no han reportado problemas (algunos de ellos han estado haciendo esto por 20 años). Además, un estudio doble ciego, placebo controlado, llevado a cabo por Helene Leonetti, M. D., demostró que la crema de progesterona protege el útero adecuadamente. Su estudio comparó la protección uterina del PremPro con una combinación de estrógeno y progesterona en crema. Poco después, las mujeres que usaron la crema de progesterona estaban bien protegidas contra el cáncer endometrial inducido por el estrógeno.

Podría también preguntarle a su doctor como piensa que su cuerpo menopáusico se protegió contra los efectos del estrógeno. ¡Fue la progesterona que sus ovarios hicieron cada mes!

P: Mi doctor dice que debido a que los exámenes de sangre no muestran un aumento en la progesterona cuando se usa en crema, no sirve y que debería de usar progesterona oral.

R: Los exámenes de sangre solamente miden el suero, que es la parte líquida de la sangre, y la progesterona que viene de la crema se lleva en los componentes grasos de la sangre, como los glóbulos rojos, no en la parte líquida. Las hormonas sexuales no son solubles en el suero. La forma más precisa de medir los niveles hormonales es con un examen de nivel de hormonas en la saliva, que mide sus hormonas bio- disponibles. Cuando usa crema de progesterona, una prueba de hormonas en la saliva mostrará un rápido aumento en las hormonas en un período de tres horas, y luego alcanza cierta altura por algunas horas y luego baja gradualmente, tanto que el 90% se va después de 15 horas. Esta cantidad de tiempo es un promedio, y puede variar de mujer a mujer.

P: Leí un artículo en una importante revista en el que se menciona a un doctor que dicen que la progesterona natural estimula el crecimiento del tejido en el pecho y por lo tanto podría contribuir al cáncer de mama. ¿Esto es correcto?

R: Hemos localizado la fuente de esta información, y una vez más, era una progestina, no progesterona, lo que estimuló el crecimiento de las células en el estudio al que se hace referencia. Como usted leerá en nuestros libros, la progesterona estimula a las células para que crezcan hacia la diferenciación, lo cual es una propiedad anti cáncer. Las células cancerígenas no son diferenciadas, y por lo tanto crecen sin control. La progesterona también motiva a las células a morir cuando se supone que lo hagan (lo que no hacen las células cancerígenas). Este tema se cubre en detalle en el libro: *Lo que tu doctor podría no decirte acerca del cáncer de mama.*

CAPITULO 17

BALANCE HORMONAL NATURAL
Y DESORDENES PÉLVICOS

La pelvis humana en la mujer es una maravilla de ingeniería. Sus tejidos son suficientemente elásticos y sus arcos óseos suficientemente grandes para el paso de bebés con cabeza de 50% el tamaño de la de un adulto. El tejido vaginal durante los años fértiles de la mujer, y especialmente al alumbrar, es el tejido que sana mejor en el cuerpo. Las secreciones de mucosa vaginal facilitan la actividad sexual, protegen contra infecciones y promueven la auto limpieza. Los ovarios están en el punto mejor protegido en el cuerpo. El útero, normalmente más pequeño que un puño, puede acomodar un embarazo haciéndose más grande que una pelota de basquetbol, retener fuerza muscular suficiente para las contracciones y regresar a la normalidad seis semanas después del alumbramiento. A pesar de su proximidad al recto y la posibilidad de contaminación coliforme (el temido *E. Coli*), una pelvis saludable es marcadamente resistente a la infección, a pesar de una descarga de fluido sanguíneo mensual que podría ser de otro modo un medio de cultivo por excelencia.

Claro que los desórdenes pélvicos ocurren. Condiciones como la vaginitis, infecciones del tracto urinario, endometriosis, enfermedad inflamatoria pélvica (PID por sus siglas en inglés), quistes en los ovarios, *mittelschmerz*, fibroides uterinos y calambres menstruales (dismenorrea) son algunos de los más comunes. ¿Se esperan estos desórdenes debido a algún error en el plan de la naturaleza, u ocurren por alguna causa prevenible? Echemos un vistazo.

Vaginitis

La vaginitis ocurre más frecuentemente entre las mujeres que toman píldoras anticonceptivos. Uno podría discutir que tomar píldoras anticonceptivas implica actividad sexual más frecuente y por lo tanto dichas mujeres están más expuestas a organismos infecciosos. Probablemente, pero uno también podría discutir que las píldoras anticonceptivas previenen la producción normal de la mucosa generada por las hormonas para protegerlas. Después de todo las píldoras de control natal trabajan suprimiendo las hormonas normales.

Después de la menopausia, la resequedad vaginal y la reducción en la producción de la mucosa, predisponen a las mujeres a las infecciones vaginales, uretrales y de la vejiga. Tratar lo que sea que esté causando la infección con antibióticos tiene éxito temporalmente (y a veces ni eso) porque la causa real del problema es la discapacidad de estas partes del cuerpo para resistir la infección, lo cual es causado por un desbalance hormonal. Por esta razón, usar una aplicación vaginal de una crema de estrógeno, frecuentemente restablece el balance hormonal, siendo el estriol el más efectivo. Un reciente ensayo controlado de estriol intravaginal en mujeres post menopáusicas con infecciones recurrentes en el tracto urinario, descubrió que el estriol redujo significativamente la incidencia de infecciones urinarias comparadas con el placebo (0.5 vs. 5.9 episodios por año). Además, el tratamiento con estriol dio por resultado la reaparición de la bacteria amigable *Lactobacilli* y la casi total eliminación de bacterias en el colon, así como la restauración de la mucosa vaginal normal y la reanudación del pH normal (lo que inhibe el crecimiento de muchas bacterias).

En mi cuidado de pacientes post menopáusicas, existen aquellas para quienes los estrógenos están contraindicados debido a un historial de cáncer uterino o de mama, y que están en riesgo de infecciones del tracto urinario y vaginal recurrentes. Me ha sorprendido observar que aquellas que optaron por la terapia de progesterona natural han estado libres de estos problemas. Además, en muchas, su resequedad vaginal y reducida producción de mucosa regresó a lo normal después de tres a cuatro meses de usar progesterona. Esto sugiere que la progesterona natural también da un beneficio directo a los tejidos vaginal y uretral, o puede sensibilizar a los tejidos receptores a los más bajos niveles de estrógenos aún presentes en las mujeres post menopáusicas.

Enfermedad pélvica inflamatoria

La enfermedad pélvica inflamatoria (PID por sus siglas en inglés) es una seria inflamación del útero y trompas de Falopio que puede dar por resultado abscesos pélvicos, dolor crónico e infertilidad. Su tratamiento incluye antibióticos para la pareja y, raramente, la cirugía. Algunas de las infecciones que pueden causar PID incluyen la gonorrea, la clamidia y las bacterias coliformes que vienen del colon. La infección comienza en la vagina y los tejidos cervicales, luego se extiende al endometrio y a las trompas de Falopio, en donde la inflamación se llama *salpingitis* o enfermedad pélvica inflamatoria (PID).

Prevenir la PID depende de reducir la oportunidad de contaminación vaginal limpiando profundamente después de un movimiento intestinal, asegurarse de que la pareja sexual no esté contaminada, mantener saludable la mucosa vaginal y aumentar la resistencia a la infección. En todas esta estrategia, la mucosa vaginal es un factor importante. La mucosa vaginal normal resulta de un balance normal de las hormonas naturales y factores nutricionales, como la betacaroteno, las vitaminas E, C y B6, así como también los minerales zinc y magnesio. No es muy probable que las hormonas sintéticas (píldoras anticonceptivos y hormonas menopáusicas) den equilibrio hormonal o la acción necesaria para la mucosa vaginal más balanceada.

El estriol es el estrógeno más benéfico para el tejido vaginal y cervical, los sitios que actúan como la primera línea de defensa contra la infección. El estriol es un producto del metabolismo de la estrona. Los estrógenos anticonceptivos sintéticos, que inhiben la producción de hormonas naturales, no contienen estriol y no son metabolizados para formar estriol. Similarmente, las progestinas inhiben la función de la progesterona natural.

Después de la menopausia, los niveles de progesterona caen cerca del cero y los niveles de estrona también son muy bajos. Por lo tanto la protección contra la infección ofrecida por el estriol y la progesterona se pierde a menos que se usen hormonas naturales en suplementación.

Los quistes de ovario y *mittelschmerz*

Los quistes de ovario en mujeres jóvenes son casi siempre causados por el exceso de azúcar y carbohidratos refinados en la dieta. Estos alimentos crean niveles elevados de insulina crónicos, lo que estimula la producción de andrógenos (hormonas masculinas) desde el ovario, lo cual estimula la producción de los quistes. Es por esto que la medicina convencional usa medicamentos para la diabetes para bajar el azúcar en la sangre para tratar la enfermedad de ovario poliquístico (PCOS por sus siglas en inglés). Éste es un enfoque de la medicina convencional típicamente equivocado, ya que estos medicamentos pueden ser muy duros con la función renal y hepática, y un cambio de dieta es un enfoque rápido y efectivo. Mi experiencia es de que los quistes de ovario se aclaran de dos a cuatro meses de retirar el azúcar y los carbohidratos refinados de la dieta.

El dolor en la mitad del ciclo es producto de una ovulación fallida o desordenada. Como lo describí anteriormente, uno o más folículos de ovario se desarrolla mensualmente por efecto de la hormonas que estimulan los folículos (FSH). La hormona luteinizante (LH) promueve la ovulación y la transformación del folículo (después de la ovulación) en el corpus lúteo, el cual produce progesterona. Durante los primeros años de menstruación de una joven mujer, la ovulación puede coincidir con una pequeña cantidad de sangrado donde el folículo se ha roto para liberar al óvulo. Esto puede causar dolor abdominal, frecuentemente con una fiebre ligera, al momento de la ovulación (en los días entre periodos) y es comúnmente llamado *mittelschmerz* ("medio" y "dolor" en alemán). El tratamiento puede consistir en algo de ibuprofeno, tranquilidad, descanso y probablemente una bolsa tibia. Es poco probable que se repita y no presagia problemas en el futuro.

Más tarde, durante la vida, usualmente entre los 30 y 40 años, las mujeres a veces desarrollan un quiste de ovario que puede no causar ningún síntoma, o puede causar dolor pélvico que va de suave a severo. Puede que el quiste simplemente colapse y desaparezca después de un mes o dos, o puede persistir y crecer e incomodar en los meses siguientes. Estos quistes son causados por una ovulación fallida en la cual, por razones desconocidas hasta el momento, la ovulación no se completó. Cada mes después del surgimiento de la LH, el quiste se hincha y estira la membrana superficie, causando dolor y un posible sangrado en el sitio. Algunos quistes pueden hacerse a grandes como una pelota de golf o un limón antes de ser descubiertos. El tratamiento puede requerir cirugía. (Retirar el ovario junto con el quiste solía ser el procedimiento estándar pero, pero yo le recomiendo que le pida al cirujano dejar el ovario intacto en la medida de lo posible).

Un tratamiento alterno para los quistes de ovario es la progesterona natural. La señal mecánica de cortar la ovulación cada ciclo, es la producción de progesterona en el otro. Si se suple suficiente progesterona natural antes de la ovulación, los niveles de LH se inhiben y ambos ovarios creen que el otro ha ovulado, de manera que la ovulación regular no ocurre. (Éste es el mismo efecto de las píldoras anticonceptivos). Similarmente, los altos niveles de estriol y progesterona a través del embarazo inhiben con éxito la actividad del ovario por nueve meses. Entonces, agregar progesterona natural desde el día 10 hasta el día 26 del ciclo suprime el LH y sus efectos leutinizantes. De este modo, el quiste de ovario no será estimulado y, al paso de uno o dos ciclos encogerá y desaparecerá sin más tratamientos.

Endometriosis

La endometriosis es una condición seria en la cual pequeñas isletas de endometrio (células de la cubierta interior del útero) se distribuyen en áreas donde no pertenecen: las trompas de Falopio, dentro de la musculatura uterina (adenomiosis) y en la superficie exterior del útero y otros órganos pélvicos, el colon, la vejiga y en los lados de la cavidad pélvica. En cada ciclo mensual, esta isletas de endometrio responden a las hormonas de los ovarios exactamente como las células endometriales en el útero-- aumentan de tamaño, se llenan de sangre y sangran dentro del tejido que les rodea en la menstruación. El sangrado (no importa qué tan pequeño) dentro del tejido que les rodea causa inflamación y es muy doloroso, frecuentemente incapacitante. Los síntomas comienzan de 7 a 12 días antes de la menstruación y se hacen extremadamente dolorosos durante la menstruación. El dolor puede ser difuso y puede causar dolorosos movimientos intestinales, dependiendo de los sitios involucrados. El diagnóstico no se establece fácilmente, ya que no existe una prueba de laboratorio para identificar las isletas endometriales, ni son tan grandes para ser vistas en un sonograma o rayos X. Una laparoscopia (una cirugía poco invasiva que permite al doctor mirar dentro del abdomen) puede ser bastante útil en este caso.

La causa de la endometriosis no está clara. Algunas autoridades dicen que estas células endometriales vagan a través de las trompas de Falopio. Otros sugieren que son distribuidas a través de algún tipo de mezcla embriológica cuando un embrión está formando sus tejidos. El hecho es que, la endometriosis parece ser una enfermedad del siglo 20. Dada la severidad de los dolores y su asociación con períodos mensuales, es poco probable que los doctores de antaño hayan descrito esta condición. Ahora que sabemos de los xenoestrógenos, y del hecho de que los tejidos de un embrión en desarrollo son especialmente sensibles a los efectos tóxicos de los xenoestrógenos, es tentador especular que nuestra era petroquímica ha generado enfermedades que no conocíamos antes-- y la endometriosis es una de ellas.

El tratamiento principal de la endometriosis es difícil y no muy exitoso. Los intentos quirúrgicos para remover cada implante endometrial a través de la pelvis tienen éxito temporalmente. Muchas de las pequeñas isletas son simplemente demasiado pequeñas para verlas, y eventualmente crecen y la condición regresa. Otro riesgo quirúrgico es aún más radical: retirar ambos ovarios, el útero y las trompas de Falopio, siendo el objetivo retirar, para reducir los niveles hormonales tanto como sea posible-- una perspectiva no muy agradable.

Cuando las mujeres con endometriosis retardan su embarazo hasta después de los 30, frecuentemente son incapaces de concebir. El embarazo frecuentemente retarda el progreso de la enfermedad y ocasionalmente la cura. Con esto en mente, otros tratamientos médicos han tratado de crear un estado de pseudo-embarazo, con largos períodos suplementando progestinas para estimular los altos niveles de progesterona del embarazo. Desafortunadamente, las altas dosis que se necesitan frecuentemente se acompañan de efectos secundarios de la progestina y sangrado intermenstrual.

Como una alternativa, he tratado a un número de pacientes con endometriosis, algunas después de cirugías fallidas, con progesterona natural, y he observado éxito considerable. Ya que sabemos que el estrógeno inicia la proliferación de células endometriales y la acumulación de vasos sanguíneos en el endometrio, el objetivo del tratamiento es bloquear este estímulo mensual de estrógeno a las aberrantes isletas endometriales.

Yo aconsejé a estas mujeres el uso de la crema de progesterona natural desde el día 6 del ciclo hasta el día 26 cada mes, usando una onza de la crema por semana por tres semanas, parando justo antes de su período. Este tratamiento requiere paciencia. Después de un tiempo (cuatro a seis meses), sin embargo, los dolores mensuales disminuyeron gradualmente así como el sangrado en estas isletas se hizo menor y ocurrió el saneamiento de los sitios inflamados. Puede que no desaparezca el malestar mensual completamente pero se hace más tolerable. La endometriosis se cura con la menopausia. Vale la pena intentar esta técnica, ya que las alternativas no son tan exitosas y dejan indeseables consecuencias y efectos secundarios.

Fibroides

También conocidos como *mioma* del útero, los fibroides son el tumor más común en el tracto genital femenino y la razón más frecuente en las mujeres después de los 40 para visitar a un ginecólogo. Los fibroides son redondos y firmes bultos benignos de la pared muscular del útero, compuestos de músculo suave y tejido conectivo, y raramente son solitarios. Usualmente tan pequeños como el huevo de una gallina, crecen gradualmente hasta alcanzar el tamaño de una naranja o una toronja. Frecuentemente causan, o coinciden con períodos pesados, sangrado irregular y/o periodos dolorosos. Después de la menopausia, usualmente desaparecen.

Los fibroides también son una de las razones más comunes por las que una mujer de 30 a 40 años se realiza una histerectomía. Algunos cirujanos particularmente hábiles, son capaces de quitar solamente el fibroide, dejando el útero intacto, pero son una excepción. La mayoría prefiere extirpar el útero, porque es una cirugía mucho más simple-- para el cirujano.

Los fibroides tienden a crecer durante los años antes de la menopausia y luego se atrofian después de la menopausia. Esto sugiere que el estrógeno estimula el crecimiento del fibroides, pero también sabemos que una vez que crecen, la progesterona también puede contribuir a su crecimiento. Muchos doctores prescriben inyecciones de Lupron para bloquear toda la producción de hormonas sexuales. Esto causa que los fibroides se encojan, pero vuelven a crecer una vez que se detienen las inyecciones, y el Lupron ciertamente, no es una terapia apropiada de largo plazo. El medicamento anti progesterona RU-486 también se utiliza para reducir el tamaño de los fibroides grandes.

Las mujeres con fibroides son frecuentemente estrógeno-dominantes y tienen bajos niveles de progesterona. En las mujeres con fibroides más pequeños (del tamaño de una mandarina o más pequeños), cuando se restablece la progesterona a niveles normales, los fibroides frecuentemente se encojen un poco y dejan de crecer, lo cual se debe a la habilidad de la progesterona para ayudar a acelerar el retiro de los estrógenos del tejido. Si este tratamiento puede ser continuado durante la menopausia, se puede evitar la histerectomía.

Sin embargo, algunos fibroides, cuando alcanzan una determinada "masa crítica," son acompañados por la degeneración o muerte celular en la parte interior, y tendrá una interacción con los glóbulos blancos que termina en la creación de más estrógeno dentro del fibroide. También contiene factores de crecimiento que son estimulados por la progesterona. Bajo estas circunstancias, el retiro quirúrgico del fibroide (miomectomía) o el útero (histerectomía) puede hacerse necesario. Cuando piense en tratar fibroides más pequeños debería de estar pensando en términos de conservar sus estrógenos tan bajo como sea posible, y cuando trate fibroides grandes, todas las hormonas deben mantenerse tan bajo como sea posible.

Lo último que quiere hacer si tiene fibroides, es tomar estrógeno, el cual los estimulará para que crezcan. Si usted es estrógeno-dominante, es importante usar progesterona suplemental, usualmente en dosis de 20 mg por día durante la fase lútea del ciclo. A veces esto funciona para detener o reducir el crecimiento del fibroide, y a veces no. Vale la pena intentarlo. Reducir el estrés, aumentar el ejercicio y reducir las calorías también es buena estrategia para reducir el crecimiento del fibroide.

Se pueden obtener pruebas de ultrasonido inicialmente, y después de tres meses, para checar los resultados. Un buen resultado mostraría que el tamaño del fibroide no ha aumentado, o ha disminuido de un 10 a un 15%. Con niveles hormonales post menopáusicos, los fibroides usualmente se atrofian.

Existen varias técnicas para retirar los fibroides sin remover el útero. Si su médico no las conoce, busque a otro que lo haga. La diferencia en el tiempo de recuperación entre el retiro laparoscópico de fibroides (por ejemplo) y la histerectomía es de tres semanas vs. tres meses.

Cáncer Endometrial

Este desorden pélvico es otro ejemplo de la dominancia del estrógeno. El estrógeno sin oposición es la única etiología conocida para el carcinoma endometrial. La progesterona natural y algunas de las progestinas sintéticas dan un efecto protector a esta enfermedad. Este importante tema se discute más profundamente en el capítulo 15, "Balance hormonal y Cáncer."

Histerectomía

He incluido aquí la histerectomía porque casi siempre cae bajo la categoría de desorden pélvico iatrogénico (inducido por el médico). La histerectomía total viene a ser el extirpado del útero y los ovarios de una mujer. Técnicamente, la histerectomía es sólo el extirpado del útero, y una *ooforectomía* u *ovarioctomía* es el extirpado de los ovarios. Ya que las mujeres quienes han tenido histerectomías van hacia una menopausia instantánea inducida quirúrgicamente, se les pone inmediatamente en terapia de reemplazo de hormonas.

El Dr. Stanley West, jefe de endocrinología reproductiva e infertilidad en el hospital de San Vicente en Nueva York y autor de *The Histerectomy Hoax*, cree que en general, una histerectomía nunca es necesaria a menos que una mujer tenga cáncer. ¿Cómo es que cada año 600,000 mujeres reciben histerectomías y más de 500,000 de ellas son innecesarias? Como señala el Dr. West, tiene más que ver con anticuados puntos de vista de la mujer, que con cualquier problema físico que tengan. West cita a un médico que dio un discurso al colegio americano de ginecología y obstetricia diciendo, "Después del último embarazo planeado, el útero se convierte en un órgano inútil, producto de síntomas y portador de cáncer y por lo tanto debería ser extirpado." Estoy seguro de que estos médicos tienen buenas intenciones, o al menos no intentan dañar a sus pacientes, pero están tristemente equivocados al usar la histerectomía como un tratamiento rutinario.

El extirpado de los ovarios también se conoce en la terminología médica como castración femenina. Piense en cómo responderían los hombres si sus médicos quisieran extirparle sus testículos y la próstata una vez que hayan tenido todos los niños que quisieron, y luego ponerlos en medicamentos de testosterona sintética. Esto es casi inconcebible. Y extirparle los ovarios a una mujer no es menos, y tiene iguales consecuencias devastadoras, como los efectos secundarios de las hormonas sintéticas que se les dan para reemplazar las propias. Extirpar los ovarios como una cuestión rutinaria se ha puesto fuera de moda últimamente. Los doctores ahora les dicen a sus pacientes que ahorrarse los ovarios les permitirá seguir produciendo hormonas, pero esto no es preciso. El suministro de sangre de los ovarios es una rama de la arteria uterina que es ligada (cortada y atada) en la histerectomía normal. La pérdida de este suministro de sangre, regularmente resulta en la pérdida de la función de los ovarios. Aún en los casos en los que los ovarios parecen ser salvados, frecuentemente dejan de funcionar de uno a tres años más tarde. Es como si de alguna manera los ovarios supieran que ya no hay un útero ahí y en unos pocos años se atrofian y dejan de producir hormonas. La histerectomía significa castración, involucrando a los ovarios o no.

La histerectomía es lucrativa para el médico que realiza esta cirugía, lucrativa para el farmacéutico que provee las hormonas de reemplazo (600,000 nuevos clientes de por vida cada año), y además física, mental y emocionalmente cara para la mujer que la sufre. Las secuelas de la histerectomía tienden a ser minimizadas por los médicos que las hacen pero incluyen: fatiga, depresión, dolores de cabeza, palpitaciones, cambios de humor, pérdida del cabello, pérdida del apetito sexual, resequedad vaginal y problemas en el tracto urinario. Las mujeres que son puestas en estrógeno después de una histerectomía tienen que lidiar con todos los efectos secundarios de los estrógenos y, si se agrega progestina, todos sus efectos secundarios también. Las mujeres que han tenido una histerectomía tienen un riesgo más alto de cardiopatía, artritis y osteoporosis.

Antes de hacerse una histerectomía, le recomiendo fuertemente que lo reconsidere, a menos que tenga claramente un cáncer maligno. Las principales razones para las histerectomías son los fibroides, el prolapso uterino (el útero cae de su posición normal), y la endometriosis. Como ya ha leído aquí, los fibroides y la endometriosis pueden ser ayudados efectivamente con algo de crema de progesterona natural, y existen muchas otras maneras para tratar con el prolapso uterino.

Si usted ya ha tenido una histerectomía y está luchando con los efectos secundarios de la terapia sintética de reemplazo de hormonas, pídale a su doctor que use hormonas naturales. Yo he destetado gradualmente a mis pacientes del TRH (en un periodo de tres a cuatro meses) reduciendoles su dosis, mientras al mismo tiempo usan crema de progesterona. En aquellas muy pocas mujeres que aún tienen bochornos o resequedad vaginal, les doy algo de crema de estrógenos, usualmente estriol, para usar intra vaginalmente por unos cuantos meses, y son capaces de disminuirlos.

Permaneciendo naturalmente sana

El aumento y caída mensual de los estrógenos y la progesterona naturales, no sólo prepara su cuerpo para la procreación, en el sentido de la producción de óvulos, sino que también le predispone a estar sana. Muchas de las quejas de la pelvis de la mujer se derivan de un desequilibrio de sus hormonas. Este desequilibrio es más frecuentemente una deficiencia de progesterona. Hay muchos factores para ello: las deficiencias nutricionales, el estrés, los xenoestrógenos en el medio ambiente, las toxinas, el agotamiento de folículos y el desequilibrio hormonal inducido por la píldora anticonceptiva compuesta por hormonas sintéticas. La deficiencia de la progesterona y la dominación del estrógeno puede ser reconocida y tratada cómodamente por la suplementación de la progesterona natural, especialmente cuando se combina con dieta y suplementos.

CAPITULO 18

EL EQUILIBRIO HORMONAL
Y OTROS PROBLEMAS
COMUNES DE SALUD

Hasta hace poco, las enfermedades de las mujeres eran considerados simplemente como evidencia de algún defecto de diseño o la debilidad inherente a la constitución de la mujer. La mujer que tenía enfermedades con causas desconocidas para sus doctores hombres, eran tratadas frecuentemente con una palmadita condescendiente en la mano y la receta de un tranquilizante para calmar sus frágiles nervios. Durante mi tiempo en la medicina, ocurrió un gran cambio. En mi clase de la escuela de medicina (de 1955), había 112 hombres y tres mujeres. Ahora las mujeres constituyen del 30 al 60% de la clase en la escuela de medicina. La era de la condescendencia y la no tan benigna negligencia está pasando. Seguramente el progreso médico pronto llegará a las causas reales de las enfermedades de las mujeres.

Ahora sabemos que el balance hormonal es un factor importante en la salud de la mujer. El estrógeno, la testosterona y la progesterona son substancias potentes. Afectan cada órgano y tejido en el cuerpo. Sus efectos son complementarios y opuestos a sí mismos. La suma total de todos sus efectos dependen no sólo de la cantidad de cierta hormona, sino también de la cantidad relativa para el balance de las hormonas en relación a sí mismas. Entender esto nos ayudará a entender (y corregir) las condiciones que llamamos enfermedades de la mujer.

Síndrome Premenstrual (SPM)

Cuando estaba en la escuela de medicina hace más de 40 años, no había tal cosa como un síndrome premenstrual (PMS por sus siglas en inglés). Ahora es una palabra casera en los países occidentales industrializados. No cabe duda de que el SPM existe y puede hacer miserable una semana de cada mes para los involucrados. Los síntomas tienden a ocurrir consistentemente una semana o 10 días antes de que comience la menstruación y desaparece poco después. Las mujeres frecuentemente reportan un "maremoto" de síntomas cuando comienza y temen cuando se aproxima el momento pre menstrual de cada mes. La buena dieta y el ejercicio ayuda, pero la raíz del problema es-- lo divinó --el desbalance hormonal. La progesterona ha sido equivocadamente acusada de ser la hormona responsable del SPM porque es la que está más alta justo antes de de la menstruación. La verdad es, sin embargo, que las mujeres con SPM tienden a tener la progesterona más baja de lo normal en ese momento de su ciclo, cuando la progesterona se supone que debe ser dominante, así que el estrógeno es el dominante en su lugar.

Mi libro *Lo que tu doctor podría no decirte acerca de la pre menopausia* (con el Dr. Jesse Hanley y Virginia Hopkins como coautores) entra en detalle acerca del SPM, así como otros factores hormonales y de salud que pueden afectar a las mujeres entre los 30 y 50 años de edad. Sin embargo, en este capítulo daremos una amplia mirada al SPM y a algunos de los otros problemas comunes de salud que pueden afligir a las mujeres de todas las edades.

¿Qué es el SPM?

He visto listas de síntomas que incluyen docenas de quejas, pero los síntomas más comunes incluyen algunos o todos los siguientes: hinchazón, aumento de peso, dolor de cabeza, dolor de espalda, irritabilidad, depresión, hinchazón o sensibilidad en el pecho, pérdida de la líbido y fatiga. ¿Le suenan familiares? también son síntomas de dominancia de estrógeno.

Pero la gama completa de síntomas incluyen confusión y desorientación, juicio inmoderado en la toma de decisiones, cambios de humor, dolores corporales, furia y abuso verbal, letargos que se alternan con energía, enajenación, culpabilidad (de haber abusado de sus amistades), falta de autoestima y antojo por lo dulce, especialmente chocolate. Además, cada sistema en el cuerpo puede resultar afectado: el inmune, el digestivo, el circulatorio, el nervioso, el endocrino y dermatológico (la piel). Las víctimas del SPM pueden experimentar cualquier combinación de estos síntomas en todos los grados de severidad, desde leves hasta abrumadores.

Hay dos importantes realidades que debe entender acerca del SPM. Éstos son:

1. Si, es real.
2. No, no está loca.

El diagnóstico del SPM yace en el rango y periodicidad mensual de los síntomas. Desde que los mecanismos exactos para explicar los síntomas son desconocidos, este mal es llamado correctamente un síndrome-- una colección de señales y síntomas reconocibles. Hábilmente, la conexión hormonal es más intrigante. Está obviamente ligada con el ciclo hormonal mensual; nunca ocurre más o menos antes del año previo a la primera menstruación, y nunca después de la menopausia (a menos que usted esté en TRH).

El tratamiento del SPM incluía en el pasado diuréticos, tranquilizantes, cambios dietéticos, ejercicio aeróbico, asesoría psiquiátrica, suplementos para la tiroides, hierbas, acupuntura y suplementos vitamínicos y minerales. Mientras cada uno de estos suministraba algo de alivio, ninguno ha probado ser una panacea.

El papel de la progesterona

Hace más de una década, después de leer el trabajo de la Dra. Katherina Dalton en Londres, quien definió el SPM y encontró el éxito al usar altas dosis de progesterona administrada como supositorios, decidí agregar la progesterona natural en crema para mi tratamiento a las pacientes con SPM. Los resultados fueron impresionantes. La mayoría de (si no es que todas) estas pacientes reportaron una notable mejoría en sus síntomas, incluyendo la eliminación de la retención de líquidos pre menstrual y aumento de peso. Recibí cientos de llamadas y cartas de mujeres y sus doctores hace unos pocos años quienes reportaron que el SPM había sido aliviado con el uso de la progesterona natural. El Dr. Joel T. Hargrove del centro médico de la Universidad de Vanderbilt publicó resultados indicando un 90% de éxito al tratar el SPM con dosis orales de progesterona natural.

Como se describió en capítulos previos, el estrógeno es la hormona sexual dominante durante la primer semana después de la menstruación. Con la ovulación, los niveles de progesterona se elevan para asumir una posición dominante durante las dos semanas anteriores a la menstruación. La progesterona bloquea muchos de los posibles efectos secundarios de los estrógenos. Un exceso de estrógeno o una deficiencia de progesterona durante estas dos semanas, permite por un mes una exposición anormal a la dominación del estrógeno, preparando el escenario para los síntomas de los efectos secundarios del estrógeno. Si usted desea probar esto por sí misma, haga que su médico mida los niveles de progesterona en su suero o saliva los días del 18 al 25 de su ciclo. Los bajos niveles de progesterona, sin duda, afectan a los centros reguladores de las hormonas en el cerebro, dando lugar a una mayor producción de hormonas como la LH y la FSH. Estos también pueden desempeñar un papel en la compleja sintomatología del SPM. Sin embargo, para la mayoría de las mujeres, una simple corrección de la deficiencia de progesterona restaurará la bioretroalimentación normal y la función hipofisaria.

SPM, Tiroides, Función Suprarrenal y Azúcar en la Sangre

Es imprtante anotar aqui que no todos los síntomas del SPM pueden ser causados directamente por una deficiencia de progesterona. El hipotiroidismo, o baja función tiroidal, por ejemplo, puede causar fatiga, dolores de cabeza y pérdida de la libido, y por lo tanto estimular el SPM. La dominancia del estrógeno discapacita la actividad hormonal de la tiroides y estimulará al hipotiroidismo. ¿Cómo sabe usted si tiene una deficiencia de progesterona o hipotiroidismo? Pida a su doctor que le realice una prueba del nivel de tiroides en suero (T3 y T4) y de la hormona estimulante de la tiroides (TSH por sus siglas en inglés). Los niveles normales de T3 y T4 con un elevado TSH sugieren una actividad hormonal de la tiroides discapacitada más que una verdadera deficiencia de producción de hormonas tiroidales. En este caso, la dominancia del estrógeno está probablemente interfiriendo con su función y tiroidal.

El agotamiento suprarrenal o una reserva adrenal baja, lo cual yo creo que es una epidemia entre las madres trabajadoras en la mitad de los 30 años de edad, puede causar fatiga, glicemia inestable, cambios de humor, pensamiento ofuscado y discapacidad para sintetizar la hormona esteroidal; estas reacciones pueden desbalancear a las hormonas sexuales y causar SPM. Los altos niveles de cortisol a largo plazo provocados por el estrés crónico (lo cual usualmente precede al agotamiento suprarrenal), pueden crear una resistencia general a la hormona. En este caso todas las hormonas son afectadas, incluyendo la tiroides, la insulina y la melatonina. Cuando sucede la resistencia a la hormona, se necesitan más hormonas para tener el mismo efecto en el cuerpo.

Del mismo modo, las mujeres con azúcar en la sangre inestable idiopática (sin causa conocida) o hipoglucemia, frecuentemente experimentan síntomas similares a los del SPM y resultarán beneficiadas al ajustar sus dietas. Sin embargo, debería saberse que el estrógeno predispone al desbalance del azúcar en la sangre, mientras la progesterona aumenta el control de la misma.

Otros Factores de SPM

Es posible que el desbalance hormonal causado directa o indirectamente por la deficiencia de progesterona se ha el mayor factor en la mayoría de los casos de SPM, pero otros factores también merecen su atención, especialmente aquellos para los que no encontramos un completo alivio con el tratamiento de progesterona.

La nutrición es importante. Por ejemplo, cuando su cuerpo ha terminado de usar el estrógeno, lo desecha por medio del hígado y la bilis, hacia los intestinos para ser excretado. Aquí, la fibra juega un papel importante al unirse con el estrógeno y mantenerlo, para su eliminación. La falta de fibra en la dieta puede causar que el estrógeno sea reabsorbido y reciclado. Debido a que el ganado vacuno es alimentado con estrógenos para engordarlos para su comercialización, el consumir demasiada carne roja puede aumentar los niveles de estrógeno. La exposición a los xenoestrógenos puede también tomar parte en el desbalance hormonal.

Muchas mujeres experimentan el SPM por primera vez después de dejar las píldoras anticonceptivas, sugiriendo que el uso de hormonas sintéticas y la prevención de la ovulación normal puede dejar sus ovarios menos capaces de funcionar normalmente. Todos los factores deben ser considerados para entender y tratar el SPM, y el problema de normalizar el balance hormonal aún permanece como factor clave en un tratamiento apropiado.

Es muy probable que el SPM, como muchas otras enfermedades, sea multifactorial, y que el agotamiento suprarrenal (o la falta de reserva adrenal) sea otro factor en este síndrome.

Hipotiroidismo (Baja Tiroides)

La hormona de la tiroides es ahora la más común de las recetas médicas. La premisa de la tiroides es simple-- la glándula tiroides hace hormonas que establecen la tasa metabólica (tasa en que la energía es usada) para todas las células del cuerpo. Se dice que esta hormona es un acelerador de toda actividad metabólica. Hay una computadora en el hipotálamo que monitorea y modula los niveles de la hormona de la tiroides para controlar la actividad metabólica. Esta computadora hace una hormona llamada *hormona liberadora de tirotropina* (TRH por sus siglas en inglés), que le da la orden a la glándula pituitaria para hacer otra hormona, la *hormona estimuladora de la tiroides* (TSH por sus siglas en inglés) (también llamada tirotropina) que instruye a la glándula tiroides a hacer más o menos hormonas para su circulación a través del cuerpo. Esto establece la tasa metabólica del cuerpo. Si la computadora hipotálamo detecta un retraso de la tasa metabólica, le dice a la pituitaria que haga más TSH, lo cual activa a la glándula tiroides para hacer más hormonas. Si la tasa metabólica es muy alta, reduce el TSH para disminuir la producción de hormonas de la tiroides. ¡Qué hermoso sistema! Una baja lectura de TSH puede indicar altos niveles de tiroides, mientras una alta lectura puede indicar niveles bajos.

Pero entonces las cosas se complican un poco. Uno pensaría que midiendo el nivel de tiroides en el torrente sanguíneo, o el nivel de TSH o el de TRH (una prueba más difícil), podría fácilmente determinar si la suplementación de la hormona tiroides es necesaria. Así, muchos factores afectan cuánta hormona de la tiroides se produce y qué tan efectivamente es usada por las células en su cuerpo. Sólo porque su nivel de tiroides está en el rango normal de laboratorio no quiere decir que todo está bien con su tiroides o regulación metabólica. Si a alguien le falta energía, o tiene frío todo el tiempo o no se siente a la par (todos los síntomas del hipotiroidismo-- bajos niveles de hormonas de la tiroides), la causa puede ser la falta de sueño, la necesidad de vacaciones, una dieta mala (altos niveles de insulina), el estrés (altos niveles de cortisol), una deficiencia de nutrientes (bajos niveles de yodo) o un desbalance hormonal (dominancia del estrógeno). Si sucumbimos a la creencia errónea de que las pruebas "normales" de tiroides gobiernan nuestros problemas de tiroides, hay muchos otros sospechosos a considerar, y el potencial problema de la tiroides es ignorado.

Los fundamentos de T3 y T4

Aquí veremos cómo trabajar realmente la hormona tiroides. La hormona tiroides es un compuesto notablemente simple, hecho de un aminoácido llamado tirosina y algunos átomos de yodo. Actualmente, la glándula tiroides hace dos hormonas tiroides, la tiroxina (con cuatro yodos) y la triiodothyronina (con tres yodos). En lenguaje médico, la tiroxina es llamada T4, y la tironina es llamada T3, indicando el número de yodos en cada molécula.

Los niveles en la sangre de T4 son más altos que los de T3, pero el T3 es cuatro veces más potente. Normalmente el cuerpo convierte el T4 en T3 cuando se necesita. El efecto tiroides total es una combinación de T4 y T3. Aunque no es común en la medicina convencional, la terapia de reemplazo de la tiroides debería considerar el uso de ambas T4 y T3. El medicamento no más comúnmente prescrito para la tiroides es el Synthroid, que es solamente T4.

Lo ue hace la hormona tiroides

La hormona tiroides aumenta el número y actividad de las mitocondrias, esas pequeñas inclusiónes intracelulares (ellas existen separadas de la célula pero se encuentran dentro de la célula) que convierten el alimento que comemos (particularmente los carbohidratos) en energía para el cuerpo. Las mitocondrias también pueden pensarse como pequeños orgánulos dentro de cada célula del cuerpo que actúan como hornos que queman el alimento que comemos para liberar calor y energía que es almacenada para su uso posterior. La tiroides aumenta la eficiencia de estos hornos intracelulares, permitiéndoles quemar los nutrientes que consumimos más efectivamente, creando calor y energía. Cuando la tiroides no opera adecuadamente, los hornos mitocondriales no quemarán apropiadamente y sufriremos de baja temperatura corporal y falta de energía. La baja temperatura corporal y la fatiga son dos de los síntomas más comunes para que los doctores diagnostiquen baja tiroides.

La tiroides aumenta la síntesis de la proteína (para crecimiento y reparación), excita al sistema nervioso (para la atención y reflejos más rápidos), y estimula al sistema endocrino (hormonal) en general. La deficiencia de la tiroides puede causar una asombrosa variedad de síntomas. Una pequeña lista de síntomas incluyen generalmente sentirse más friolento que la mayoría de la gente, dificultad para perder peso, dolores musculares, lentitud mental, piel seca, cabello seco o pérdida del mismo, levantarse cansado, ansiedad, depresión, mayores síntomas de menopausia, pulso bajo, y problemas digestivos. Cada uno de estos síntomas podría ser causado por algo más, pero cuando suficientes de ellos están presentes, se puede pensar en hipotiroidismo. Las personas con tiroides poco activas también muestran una tendencia hacia los desórdenes autoinmunes.

La baja tiroides puede intensificar los efectos de las enfermedades por que todas las acciones metabólicas requieren energía, y la hormona tiroides establece el nivel de energía. Si la tiroides está baja, su energía es baja y su cuerpo es menos hábil para tratar con otras condiciones. Por ejemplo, estrés crónico, poco sueño, resfriados y otras infecciones virales o bacterianas, desnutrición, anemia, heridas o cirugía. Sin buenos niveles de tiroides, la recuperación se retarda.

Causas Potenciales de Hipotiroidismo

¿Por qué la deficiencia de la tiroides es tan común hoy? Históricamente, la deficiencia de yodo era la causa más común del hipotiroidismo y el bocio (glándula tiroides engrandecida). Sin yodo suficiente, la producción de la hormona tiroides da por resultado que la tiroxina se almacene en la glándula en vez de ser liberada a la circulación. Esto lleva a la congestión de la glándula causando bocio. Esta condición prevalecía en poblaciones que no vivían cerca del mar, porque todos los peces del océano, los crustáceos y las algas contienen yodo. Ahora que el yodo se agrega a la sal, y la comida marina está disponible en todas partes, la deficiencia de yodo no es común. La presente epidemia de problemas de tiroides no se debe a la deficiencia de yodo. Hay que buscar en otra parte.

El factor de la dominancia de estrógeno. Ninguna hormona trabaja aislada; todos funcionan en un complejo, una sutil interconexión de redes. Si la tiroides está baja, la producción de cortisol y hormonas sexuales se retarda. El estrógeno mide la actividad de la hormona tiroides, y por lo tanto exacerba la deficiencia de la tiroides. En contraste, la progesterona, el cortisol y la testosterona son aliados de la tiroides. El hipotiroidismo ocurre predominantemente en las mujeres, especialmente durante el periodo perimenopausico (alrededor del tiempo de la menopausia) cuando los estrógenos dominan y la progesterona es baja. La dominancia de estrógenos persistente, que es más probable que ocurra durante el periodo perimenopausico, crea un ciclo de función tiroidal disminuida, SHBG disminuido y nuevos incrementos en los niveles de estrógenos bio-disponibles. La incidencia del cáncer de mama comienza a aumentar bruscamente en este periodo. La terapia de progesterona frecuentemente restablece la actividad normal de la tiroides, probablemente por sus acciones anti estrogénicas. Una vez más, la dominancia del estrógeno sin oposición de la progesterona, subyace la liga entre la disfunción de la tiroides y el cáncer de mama.

El Dr. David Zava frecuentemente ve lo que él describe como resistencia de la tiroides, donde los parámetros tiroidales medidos en la sangre son normales (p.ej. TSH, T3 y T4 normal), pero los síntomas característicos de baja a tiroides están presentes. Estos individuos casi siempre sufren de severos desequilibrios en sus hormonas esteroidales. Monitoreando las hormonas salivarias y los síntomas, el Dr. Zava descubre que la dominancia del estrógeno (usualmente asociada con estrógenos altos o normales, pero siempre baja progesterona), y la disfunción suprarrenal (cortisol bajo o alto), se relacionan cercanamente con los síntomas comunes de la baja a tiroides. Si su doctor le dice que sus hormonas tiroides son normales, pero tiene muchos de los síntomas clásicos de la tiroides, posiblemente usted desearía medir sus hormonas esteroidales en la saliva.

El factor autoinmune. El sistema inmunológico también es un factor importante en el hipotiroidismo. En particular, la enfermedad de anticuerpos antitiroideos (tiroiditis de Hashimoto), alguna vez considerada rara, es ahora un descubrimiento común, especialmente entre las mujeres. El ataque de anticuerpos en la tiroides crea un caos en el ciclo hormonal. Puede provocar hipertiroidismo (niveles elevados de T4 o exceso de tiroides) o el clásico hipotiroidismo (bajos niveles de T4). Ya que la causa es usualmente desconocida, el tratamiento convencional consiste en la suficiente suplementación de tiroides para llevar el TSH a niveles muy bajos, y detener efectivamente la síntesis hormonal de tiroides endógena (hecha en el cuerpo).

El factor fluoruro. La molécula de tiroides es simplemente una molécula de tironina con algunos yodos unidos. La tiroides sólo trabaja si el yodo está unido ahí. El yodo es un halógeno, uno de un grupo de elementos no metálicos que también incluye flúor, cloro y bromo. Si usted observa en la tabla periódica de los elementos, notará que todos ellos tienen un electrón menos para tener un anillo exterior de electrones completo. Todos ellos tratan de adquirir un electrón extra. En las reacciones químicas, un halógeno más reactivo reemplazará un halógeno menos reactivo. El yodo es el mayor de los cuatro halógenos comunes y su actividad química es la menor de ellas, mientras que el flúor es el más pequeño de los halógenos y es el más químicamente activo.

En las últimas dos generaciones, la exposición al flúor, ha aumentado considerablemente debido al agua y la pasta dental fluorada. Antes de la fluoración, la ingesta diaria común de fluoruro era de 0.1 mg por día. Ahora, el consumo de fluoruro es de 30 a 40 veces mayor. Si el flúor reemplaza al yodo en la estructura de la tiroxina, lo hace inadecuado para el efecto de la hormona tiroidea. Hace años, el fluoruro se utilizaba para tratar el hipertiroidismo. ¿Por qué ahora la intoxicación de fluoruro es ignorada? La tirosina fluorada no sólo es inadecuada para la construcción de la tiroxina, también puede estimular la formación de anticuerpos, lo que lleva a la tiroiditis.

El Factor Xenohormona. Muchas toxinas petroquímicas también son conocidas como los alteradores endocrinos o xenohormonas (véase el capítulo 5 para más detalles), y la tiroides es uno de los sistemas endocrinos interrumpido por estos contaminantes. En el caso de la tiroides, se conoce un mecanismo plausible de los daños. La molécula de tiroxina tiene una estructura muy similar a la de los bifenilos policlorados (PCB), contaminantes industriales generalizados que no son sólo estrógenos, sino también tóxicos para la propia glándula. El desarrollo del oído interno en los embriones humanos requiere la hormona tiroides. Si se expone a los PCB, el desarrollo coclear es inhibido, causando la pérdida de la audición de bajo tono. Los animales expuestos a los PCB desarrollan tumores de tiroides, ahora común en los gatos, por ejemplo. Es muy posible que los bifenilos policlorados sean percibidos por el sistema inmune como tiroxina anormal. En el proceso, los anticuerpos atacan a la glándula tiroides. Así, los contaminantes industriales como el PCB y otros productos petroquímicos similares bloqueadores endocrinos (hormonales) pueden ser una causa importante del hipotiroidismo a causa de la tiroiditis.

Apoyo a la glándula tiroides con la nutrición

La glándula tiroides es una glándula resistente, muchas personas con una nutrición terrible tienen un funcionamiento normal de la tiroides. Sin embargo, varios nutrientes son importantes para el buen funcionamiento de esta glándula, y el yodo, por supuesto, es crucial. La síntesis y secreción de la hormona de la tiroides requieren suficientes aminoácidos (proteínas) para un nivel de albúmina normal y, en particular, la tirosina o los aminoácidos, de lo que se hace la tirosina. El nutriente esencial para la síntesis de la hormona tiroidea es el yodo. Antes de que se descubriera esto, las personas que vivían lejos del mar eran propensos a desarrollar el agrandamiento de la glándula tiroides (bocio) y, en casos más avanzados, el cretinismo (desarrollo física y mental detenido con tasa metabólica disminuida) o mixedema (inflamación seca de la piel y las membranas mucosas). Al final, quedó claro que comer productos de pescado o algas marinas impedía los trastornos y con el tiempo, se constató que el nutriente que faltaba era el yodo. Ahora los yoduros (sales de yodo) se añaden a la sal de mesa y la deficiencia de yodo es rara. Una dieta que incluye pescado de mar de vez en cuando o la obtención de concentrado de algas marinas, fácilmente cumple uno de los requisitos de yodo. Si uno fuera a evitar la sal yodatada, yo recomendaría a diario concentrado de algas, por su contenido de yodo. Paradójicamente, la ingesta excesiva de yodo también puede causar bocio.

Senos fibroquísticos

Al final de los años setentas, la Dra. Regine Sitruk-Ware de Francia descubrió que las mujeres con senos fibroquísticos eran estrógeno-dominantes (p.ej. su índice de estrógeno a progesterona era alto comparado con las mujeres de control). Ella se refirió a la condición de senos fibroquísticos como "enfermedad benigna del seno" (BBD por sus siglas en inglés). Las mujeres con BBD eran tratadas con progesterona transdermal y la doctora observó que en la mayoría de ellas los senos regresaban a la normalidad después de tres a cuatro meses. Esto le publicó en 1979 en *Obstetrics and Gynecology*. La Dra. Sitruk-Ware fue retada a probar que el índice de hormonas había cambiado por el tratamiento con progesterona, pero las muestras de sangre no reflejaron mucho cambio. El trabajo de Chang, realizado en 1995 y descrito en el capítulo sobre el estrógeno, probó a través de la biopsia que no sólo se absorbía la progesterona, marcaba cambios en la replicación de las células mamarias, todo esto sin cambios significativos en los niveles de progesterona en el suero. Debido a los resultados de las muestras de sangre, los críticos de la doctora descontinuaron su buen trabajo y su descubrimiento de un tratamiento efectivo de los senos fibroquísticos estuvo perdido por 16 años. La doctora Sitruk-Ware no sabía que la progesterona absorbida transdermalmente circulaba en la sangre en los glóbulos rojos, no en el suero. Sin embargo la doctora estaba en lo correcto: la dominancia del estrógeno es la causa del seno fibroquístico y la suplementación de progesterona tópica es el tratamiento preferible. Muchos médicos aún no lo saben.

Muchas mujeres se presentan con sus doctores con sus pechos hinchados o sensibles, pechos dolorosos que ocurren cada mes antes de su periodo menstrual. El examen por palpación puede encontrar bultos exquisitamente sensibles en el pecho. Aún que él sabe con casi 100% de certeza que el problema se debe a seno fibroquístico, el doctor sabe de la responsabilidad de dejarlo pasar por alto y por lo tanto frecuentemente ordena una mamografía (especialmente dolorosa en esta condición). Un ensayo de vitamina E, evitar la cafeína y otras metil-xantinas (café, té, chocolate) podría tener poco o ningún resultado.

Aprendí de mis pacientes mujeres que los senos fibroquísticos eran muy frecuentemente un mero signo de dominancia de estrógenos-- estrógeno relativamente alto y progesterona baja. En mi experiencia, el uso rutinario de la progesterona natural resuelve el problema.

También recomiendo agregar vitamina E en dosis de 600 UI antes de ir a dormir, suplemento de magnesio (300 mg por día), y vitamina B6 (50 mg por día). No puedo recordar un caso en el que el resultado no haya sido positivo. Una vez que los quistes desaparezcan, puede reducir la dosis de progesterona a fin de encontrar la dosis más pequeñas que aún sea efectiva cada mes y continúe el tratamiento tanto como lo necesite durante la menopausia. Este tratamiento es simple, seguro, barato, exitoso y natural. Tenga en mente que debido a que la progesterona mantiene los receptores de estrógeno activos, una mujer estrógeno- dominante que comience con la crema de progesterona, puede experimentar algunas semanas o algunos meses de un aumento de los síntomas de dominancia de estrógenos causados por una regulación de los receptores de estrógeno. Esto se balanceará en unos pocos ciclos menstruales.

Migrañas

Las migrañas son serios dolores de cabeza, que ocurren más frecuentemente en un solo lado, frecuentemente precedidos por el sentido de la persona que lo sufre, y aprende a reconocer cuando se acerca. Se cree que las migrañas se relacionan con la sobre dilatación de los vasos sanguíneos del cerebro. Muy probablemente tienen un disparador alérgico, o mediado químicamente, y están relacionadas con el estrés. Varían en su gravedad, a veces haciéndose insoportables sin medicamento, y pueden ser acompañadas por náusea y vómito. El tratamiento médico convencional de rutina implica agonistas de los receptores de serotonina como sumatriptán y naratriptán, los cuales pueden causar ataques al corazón, o medicamentos ergotamina (frecuentemente combinados con cafeína), los cuales, para tener éxito, pueden tener efectos secundarios, como dolores musculares, insensibilidad y cosquilleo en los dedos de las manos y los pies, ritmo cardiaco acelerado (o disminuido), náusea y vómito. No son medicamentos para tomar a la ligera. Las víctimas de la migraña viven con el temor al próximo dolor de cabeza.

Cuando la migraña ocurre con regularidad sólo antes de la menstruación, muy probablemente se deben a la dominancia de estrógeno. Estas son las pacientes con suerte. Por el momento, tengo cientos de cartas en mis archivos de mujeres cuyas migrañas pre menstruales han mejorado dramáticamente o se han curado con el uso de la crema de progesterona . Esto es debido a que el estrógeno causa la dilatación de los vasos sanguíneos, y esto contribuye a las causas de la migraña. Una de las muchas virtudes de la progesterona natural que ayuda a restaurar el tono vascular normal, contrarrestando la dilatación de los vasos sanguíneos que causan el dolor de cabeza. Una vez más, la progesterona es segura y trata la causa de una manera fisiológica normal. Los medicamentos más peligrosos pueden ser reservados para el raro caso de que no se responda completamente a la progesterona.

Problemas de la Piel
(Acné, Seborrea, Rosácea, Soriasis y Queratosis)

El acné es más común en los hombres que en las mujeres. Es más común especialmente en los hombres antes y durante la pubertad. Puede durar por décadas, pero no ocurre en los eunucos (hombres castrados). Los andrógenos (testosterona y otros) están involucrados con el acné. Distribuidos por la piel, pero más comúnmente alrededor de la línea del cabello, nariz y oídos, existen pequeños folículos de piel que hacen una cera aceitosa conocida como sebo. El sebo mantiene la piel suave y flexible. Unos andrógenos extra estimulan el exceso de producción de sebo; el sebo seco bloquea la salida de las glándulas en la superficie de la piel, causando la retención de sebo. Una bacteria benigna común (*Corynebacterium acnes*) se multiplica en el sebo atrapado, causando una inflamación de bajo grado. La deficiencia de vitamina A pueden agravar el acné y hacer que sea más difícil de curar. La vitamina A o betacaroteno y el zinc ayudan a la resolución del acné. Muchos dermatólogos prescriben antibióticos de tetraciclina, ya que inhibe el crecimiento bacteriano y reduce la inflamación. La tetraciclina no cura el acné, sino que simplemente reduce la inflamación. También mata a las bacterias amistosas intestinales, lo que provoca el síndrome de "intestino permeable" y el sobrecrecimiento de una levadura conocida como *candida*.

Cuando una mujer de 30 a 40 años desarrolla acné, yo sospecho de un aumento en la producción de andrógenos. En casi todas las pacientes adultas con esta condición, la progesterona suplementaria les aclara la piel. Mi hipótesis es que el agotamiento del folículo ovárico que lleva a la deficiencia de progesterona, da por resultado un aumento en la producción de andrógenos. Cuando la progesterona es reabastecida, la producción de andrógenos baja y la piel se limpia. (Esta hipótesis no aplica para los hombres). Pero en las mujeres, la progesterona en crema hace maravillas con el acné.

La seborrea es una condición que se relacionan con los folículos que producen el sebo. Causa descamación y comezón en la piel sin una inflamación específica de los folículos de la piel. Está también se resuelve rápidamente con la crema de progesterona.

La rosácea es una descamación de color rosado e inflamación de la piel, usualmente en la cara simétricamente adyacente a la nariz o la frente, a veces con comezón. Tiende a ser crónica y recurrente. Su causa es desconocida, pero he visto que se controla bien con inyecciones de vitamina B12. Las cremas de cortisona suprimen la inflamación pero no curan la rosácea. El uso continuo de preparaciones de cortisona fluorada resulta en la atrofia de las células de la piel con resultados perjudiciales permanentes. Mis pacientes que usan progesterona tópica y tenían rosácea, aplicaron la crema directamente a la piel afectada y reportaron excelentes resultados, aunque no sé cuál sería el mecanismo de acción.

De la misma manera, las pacientes con soriasis (un trastorno de la piel normalmente intratable caracterizado por manchas rojas y escamosas) han reportado impresionantes resultados cuando aplicaron la crema de progesterona. En algunos casos, las lesiones de la piel que habían estado presentes por muchos años se aclararon completamente. Ya que las cremas para la piel de progesterona en dosis fisiológicas no tienen efectos secundarios, no veo razón para no intentarlo.

La queratosis, son lesiones generalmente pequeñas en la piel compuestas de células secas y endurecidas (células epiteliales queratinizadas) en parches discretos o protuberancias consideradas "cuernos" por los primeros médicos. Algunos creen que son los precursores de células escamosas de cáncer de piel. Muchas personas gastan considerables cantidades de tiempo y dinero pagando dermatólogos para quitarlos. Mis pacientes que usan la crema de progesterona, reportaron que la queratosis se suaviza y desaparece cuando se aplica la crema directamente en ella. (Véase el capítulo 15 para más detalles).

Cándida

La cándida, nombre corto para *Candida albicans*, se refiere a una levadura que usualmente vive acompañando a nuestra piel y a veces nuestras membranas mucosas. En las membranas mucosas, la cándida forma parches blanquecínos visibles. Los parches no se cae fácilmente y causar irritación y comezón. En la boca de los bebés y niños pequeños, la infección por cándida es llamada *ubrera*. En condiciones normales, nuestro sistema inmunológico nos protege muy bien del crecimiento de esta levadura. Sin embargo, si nuestro sistema inmunológico está disfuncional, el sobrecrecimiento de la cándida se hace rampante, infectando las membranas mucosas del tracto intestinal, boca y pulmones. Otro factor en el control de la cándida son las muchas bacterias que viven con nosotros. Las bacterias y la levadura compiten por sustento. La bacteria suprime el crecimiento de la cándida. Cuando estas bacterias son exterminadas por el uso prolongado de antibióticos potentes esto resulta en el sobre crecimiento de la cándida.

A la cándida le gusta vivir en la vagina. Crecen muy bien dónde exista humedad, calor y buenas provisiones de su nutriente favorito-- glucosa. La dominancia del estrógeno aumenta la glucosa en la mucosa, facilitando así el crecimiento de la cándida. En los hombres, la cándida puede sobrevivir (pero no prosperar) bajo la piel del pene, causando a veces una irritación y otras veces causando síntomas no discernibles. En las relaciones sexuales, la cándida se pasa fácilmente de uno a otro.

Muchos medicamentos son muy efectivos para suprimir el crecimiento de la cándida, pero las condiciones dentro de la vagina son tales que la reinfección es muy probable. La cándida se encuentra frecuentemente en los pliegues del ano, desde donde se reinfecta la vagina. El tratamiento exitoso de la cándida incluye una dieta baja en azúcar y carbohidratos simples, buena higiene y protección contra la reinfección por su pareja sexual usando condón o ducharse después de tener sexo, y el tratamiento apropiado de sí mismo y de su pareja sexual con un remedio para la infección por levadura (pregúntele a su farmacólogo), y la corrección de la dominancia de estrógenos en la mujer. Esta corrección se cumple por la progesterona natural suplementaria. Cuando se restablece el balance hormonal usando la progesterona, es poco probable que persista el crecimiento de la cándida. La bacteria benigna normal se restaura y el cuerpo sana por sí mismo de su población de cándida.

Algunos escritores han dicho que la suplementación de progesterona aumenta el riesgo de cándida. Esto puede ser verdad si se aplican altas dosis de progesterona, lo cual crea un caos hormonal. Tristemente, muchos profesionales del cuidado de la salud no entienden que lo más no es siempre lo mejor cuando se trata de hormonas, y sobredosifican a sus pacientes con crema de progesterona, o más frecuentemente con progesterona oral. Cuando los pacientes inevitablemente desarrollan los efectos secundarios de la sobredosis, el profesional de la salud concluye que se trata de la progesterona.

Alergias

Las sustancias que potencialmente causan alergias son abundantes en el ambiente. Éstas no provocan una respuesta alérgica a menos que su carga exceda la habilidad de nuestro cuerpo para lidiar con ellas. La cortisona adecuada bloquea la respuesta histamínica a los alergénicos. La progesterona no sólo es el precursor del estrógeno y la testosterona, sino también de todos los corticosteroides hechos por la glándula suprarrenal. El estrés, la deficiencia de vitamina C, y la deficiencia de progesterona, son el resultado del agotamiento suprarrenal. Muchas de mis pacientes que usan progesterona, me dicen que sus problemas de alergia se han reducido bastante. Una mujer me llamó desde el supermercado para decirme que cuando caminaba por un pasillo donde estaban los descongestivos y los antihistamínicos, de repente se dio cuenta de que desde que comenzó a usar la progesterona no había tenido su congestión crónica de sinusitis. Éste no es un incidente aislado; es una experiencia común de la que oigo bastante.

Artritis

Artritis, es una palabra genérica del griego que normalmente significa solamente que las articulaciones o el tejido alrededor de estas, duele o esta inflamado. No se refiere a ninguna causa específica o a ningún mecanismo específico de acción. Es más una traducción griega del síntoma que del diagnóstico.

Si sus articulaciones, o el tejido conectivo alrededor de ella duele, su doctor se inclina a llamarlo artritis y le receta medicamentos antiinflamatorios no esteroidales (NSAIDs) como la aspirina, ibuprofeno o cualquiera de una docena de medicamentos similares. Usted debe saber que el dolor en sus articulaciones no se debe a una deficiencia de estos medicamentos, y que la receta de su doctor está tratando meramente los síntomas, no las causas.

Los dolores en el tejido conectivo tiene una variedad de causas. Algunas de ellas incluyen:

- Deficiencias nutricionales;
- Continuo trauma al cartílago y al tejido conectivo que mantiene las articulaciones juntas (como los dedos y las manos de un pianista);
- Tensión continua que causa lágrimas microscópicas en el tejido conectivo alrededor de las articulaciones y la cubierta de los tendones (como el síndrome de túnel carpal);
- Reacciones inflamatorias a esta tensión en el tejido conectivo debido al desbalance de prostaglandina secundario a las opciones de la dieta (como demasiada leche y carne y no suficientes alimentos con ácidos grasos omega-3 y omega-6); y
- La falta de respuestas fisiológicas de cortisona para comprobar las reacciones inflamatorias.

Aquí es donde entra la progesterona. La progesterona natural tiene propiedades anti inflamatorias que los análogos sintéticos no tienen. Muchas de mis pacientes que usan crema de progesterona natural reportan el alivio del dolor crónico, y también otros doctores lo han hecho. Usted puede frotarse la crema o aceite de progesterona directamente en la articulación que le duele. No tengo una buena explicación de por qué funciona, pero la consistencia de los reportes me hace pensar que así es. Aquí hay otra excelente oportunidad de investigación.

Trastornos Autoinmunes

Los trastornos autoinmunes son aquellos estados de enfermedad en los que nuestros propios anticuerpos atacan a algunas glándulas o tejidos en nuestro cuerpo. Normalmente sus anticuerpos le protegen de invasores nocivos, pero en este caso van en contra del tejido normal. La verdadera causa nunca se ha encontrado. Los trastornos o desórdenes autoinmunes, en general, son más comunes en las mujeres. ¿Por qué pasa esto? Es natural sospechar del estrógeno, la única hormona que es más abundante en las mujeres que en los hombres durante la vida. Después del agotamiento de folículo o la menopausia, algunas mujeres hacen menos progesterona que los hombres de la misma edad. El comienzo del trastorno autoinmune es frecuentemente en una edad media, cuando la dominancia del estrógeno se hace común. La tiroiditis de Hashimoto, la enfermedad de Sjögren, la enfermedad de Grave (bocio tóxico), y el lupus eritematoso no sólo son más comunes en la mujer, sino que parecen relacionarse a la suplementación de estrógeno o a la dominancia del estrógeno. Estudios recientes han demostrado que las mujeres que usan la terapia de reemplazo de hormonas con estrógeno, tienen más probabilidad de contraer lupus.

Muchos de mis pacientes con enfermedad autoinmune, que comenzaron a usar la progesterona natural para aliviar los síntomas de la menopausia, reportaron que los síntomas de su enfermedad desaparecieron gradualmente. Esta es una pregunta clínica que obsesiona mi mente: ¿Es éste un síntoma desconocido de la toxicidad del estrógeno, o el hecho de que la progesterona puede "bajar" el trastorno modulado de anticuerpos? Se necesita más investigación.

Problemas del Tracto Urinario

La urgencia urinaria y la incontinencia son grandes negocios en estos días, como lo podemos ver en los medios. En estos días esta condición es llamada "vejiga hiperactiva", una frase que no me gusta debido a que abulta muchos problemas diferentes-- que tienen diferentes causas y tratamientos-- como si fuera sólo un problema que causa la urgencia urinaria o la incontinencia en las mujeres. Y sugiere incorrectamente que el problema es con la vejiga e implica que una sola píldora lo corregirá.

La verdad es que puede haber muchas fuentes para el problema del tracto urinario. Aquí están las causas más comunes, así como las soluciones:

Ligamentos y músculos caídos

Algunas mujeres con urgencia urinaria o incontinencia tienen los ligamentos pélvicos y los músculos estirados. Esta condición permite que la vejiga se caiga (prolapso) de una manera que distorsiona a la uretra (el tubo por el que pasa la orina) y permite una fuga de orina, especialmente cuando se tose, ríe o se levanta algo pesado, como una bolsa de supermercado.

Las causas más frecuentes de los tejidos estirados o débiles, son partos difíciles o múltiples, de bebés grandes, seguidos por un desbalance hormonal, particularmente testosterona. Los tejidos estirados o debilitados pueden ser sanados con testosterona suplementaria (dosis fisiológicas en crema), la hormona principal para ligamentos y músculos, y ejercicios Kegel, que pueden reforzar los músculos que mantienen la orina en la vejiga, previniendo así el prolapso de los órganos pélvicos y corrigiendo el problema urinario.

Inflamación, infección y bajos niveles de estrógeno

Algunas mujeres con urgencia urinaria e incontinencia tienen inflamación o infección crónica de la uretra. Esto es verdad particularmente en las mujeres post menopáusicas, muchas de las cuales tienen infecciones crónicas del tracto urinario recurrentemente. Debe recordarse que las infecciones tienen dos factores subyacentes: patógenos (bacterias o viruses) y la resistencia del huésped.

Todas las superficies externas de nuestro cuerpo están expuestas a patógenos de muchos tipos, los cuales no obstante no nos causan enfermedades porque nuestros cuerpos los resisten (resistencia del huésped). Esto es especialmente verdad en la vagina, la cual está continuamente expuesta a patógenos coliformes como todas las variedades de *E. coli* que se encuentran en las heces. En muchas mujeres pre menopáusicas, las células vaginales son saludables y bien queraticinadas (con fuertes membranas celulares) como resultado de buenos niveles de estrógeno. En algunas mujeres, los niveles de estrógeno caen después de la menopausia tanto que se desarrolla resequedad vaginal y las células vaginales se hacen débiles o se atrofian. Como resultado, se pierde la resistencia del huésped.

Raz y Stamm reportaron en el *New England Journal Of Medicine* en 1993 que el estriol intra vaginal en dosis bajas (aplicado como crema vaginal), es notablemente efectivo previniendo infecciones del tracto urinario en mujeres post menopáusicas. Su estudio mostró que el tratamiento con estriol daba por resultado la regeneración de la bacteria amistosa *Lactobacilli*, y la eliminación casi completa de las bacterias del colon, así como la restauración de la mucosa vaginal normal y el pH normalmente bajo, lo cual inhibe el crecimiento de muchos gérmenes.

Sin el tratamiento de estrógeno, el tratamiento antibiótico por sí mismo está destinado a fracasar ya que casi siempre es seguido por infecciones recurrentes. Los antibióticos, como ya sabemos, no sólo llevan a la resistencia bacterial sino que también matan a la bacteria amistosa que necesitamos para que nos proteja.

Una buena higiene pélvica-- incluyendo la higiene de su pareja sexual-- también es importante para prevenir las infecciones del tracto urinario. Puede ser útil para ambos hombre y mujer, orinar dentro de una media hora más o menos después de la relación, para limpiar el tracto urinario.

Progesterona y estrógenos bajos

La progesterona también juega varios papeles para prevenir las infecciones vaginales y del tracto urinario. Se olvida frecuentemente que el estrógeno y la progesterona se ayudan uno al otro. El estrógeno es necesario para que las células hagan receptores de progesterona, y la progesterona ayuda a hacer los receptores de estrógeno más sensibles. Cuando la progesterona es deficiente, los receptores de estrógeno se hacen menos sensibles al estrógeno. Por lo tanto, muchas mujeres con suficiente estrógeno, no obstante tendrán signos de deficiencia de estrógeno, como resequedad vaginal y bochorno, así como síntomas de dominancia de estrógeno. Cuando la progesterona se restablece a los niveles fisiológicos normales, los receptores de estrógeno se hacen más sensibles, y los signos de deficiencia de estrógeno desaparecen: los bochornos disminuyen en intensidad y frecuencia, regresa la lubricación vaginal y los problemas del tracto urinario se van.

También, debe recordarse que la progesterona es parte de nuestro sistema inmunológico de defensa que previene infecciones: la progesterona ayuda en la formación de secretores de IgA, una inmunoglobulina que atrapa a los gérmenes antes de que entren al tejido mucoso como los que se encuentran en la vagina. Es por esto que muchas mujeres que comienzan a usar la crema de progesterona se dan cuenta de que sus alergias y sus sinusitis desaparecen. Por lo tanto, cuando el estrógeno se dá, o la progesterona es deficiente, es conveniente suplementarla con dosis fisiológicas normales de progesterona para optimizar nuestras defensas inmunes.

Desequilibrios, Sensibilidad a los Alimentos, Estrés y Medicamentos

La urgencia urinaria y la incontinencia no necesariamente implican la infección por gérmenes. La vagina es el huésped de muchas bacterias incluyendo la llamada bacteria amistosa que mantiene a la no amistosa a raya.

Recuerdo una paciente con irritación del tracto urinario y vaginal que su doctor pensaba que era cándida o infección tricomonal. En mi examen no pude encontrar ninguno de esos patógenos. Desconcertado, referí este paciente a un especialista en gineco obstetricia quien finalmente se dio cuenta de que ella usaba altas dosis de vitaminas B, especialmente la B1 (tiamina), y que su nivel en la sangre era muy alto. Después de poner un alto a las vitaminas, desapareció la irritación vaginal. Aparentemente la vitamina estimuló un sobrecrecimiento de la bacteria "amistosa" suficiente para causar la irritación.

Algunas mujeres (y hombres también) desarrollan la urgencia urinaria y la incontinencia de la sensibilidad a los alimentos. En particular, el café y otros productos altos en cafeína, pueden ser irritantes para la vejiga. Yo había tenido algunos pacientes quienes extrañamente, yo pensaba, desarrollaron la urgencia en la vejiga del café, pero no del té, que también contiene cafeína. Cuando cambiaron al café descafeinado el problema persistió. Para estas personas, no sólo la cafeína no les causaba irritabilidad, sino también otros componentes en el café.

Además, el estrés puede causar problemas en el tracto urinario. Los músculos involucrados con una orina normal son esencialmente autónomos en su función; su desempeño no es dirigido por un esfuerzo consciente. Cuando estamos bajo estrés, la combinación de la contracción de la vejiga y relajación del esfínter no están en perfecta sincronía. El resultado puede ser que no se orine completamente, y que la vejiga retenga cantidades significativas de orina. Ya que el flujo de orina desde los riñones hacia la vejiga es continuo, no tomará mucho tiempo para que la vejiga se llene otra vez y dé la señal de necesidad de orinar.

Muchos medicamentos pueden afectar el proceso autonómico necesario para orinar apropiadamente. Éstos medicamentos incluyen antihipertensivos (medicamentos para la alta presión arterial), diuréticos, algunos tranquilizantes, y los inhibidores selectivos de la recaptación de serotonina, como el Prozac. Es conveniente no comenzar con otro medicamento para tratar el problema de la orina hasta que haya revisado los efectos secundarios conocidos del medicamento que está tomando en la actualidad.

Las infecciones del tracto urinario recurrentes, también parecen estar relacionadas con las píldoras de control natal. Debido a este eslabón, frecuentemente se asume que las infecciones del tracto urinario se deben a la promiscuidad sexual. Sin embargo, también pueden deberse a la supresión de la producción de progesterona debido a la progestina sintética en las píldoras de control natal.

Lo más importante que debe recordarse es esto: La clave para tratar los problemas del tracto urinario es buscar la fuente del problema, no sólo tratar el síntoma. Tomarse el tiempo para jugar al detective puede ahorrarle mucha pérdida de tiempo, energía y dinero y evitarle los innecesarios efectos secundarios del medicamento.

Enfermedad de la vesícula biliar y el flujo de la bilis

La mayor parte de la gente ni siquiera sabe dónde está la vesícula biliar, ni saben lo que hace, aún así, la enfermedad de la vesícula biliar es la enfermedad digestiva más común en los Estados Unidos. Afecta a cerca de 20 millones de americanos, con un millón de nuevos casos diagnosticados cada año. La mitad de ellos irá a cirugía para extirpar cálculos biliares o la vesícula. Las mujeres son dos veces más propensas que los hombres a desarrollar cálculos biliares, probablemente más grandes debido a la dominancia de estrógenos no identificadas y al estrógeno excesivo usado en la terapia de reemplazo hormonal (TRH).

Los llamados ataques de vesícula biliar son extremadamente dolorosos. Estos dolores frecuentemente se sienten en el cuadrante derecho superior del abdomen, el área derecha de la clavícula o debajo del omóplato derecho (el hueso con forma de ala por debajo del hombro y que cubre las costillas superiores en la espalda). Al no estar localizados donde está la vesícula biliar, estos dolores son llamados "referidos". Otros síntomas incluyen hinchazón, gases, náusea y dolor estomacal, especialmente después de los alimentos.

Si el ducto biliar está bloqueado, se puede desarrollar ictericia (color amarillo) en la piel y la esclera (lo blanco de los ojos). La buena noticia es que la mayoría de las mujeres pueden evitar los cálculos biliares y la enfermedad de la vesícula biliar totalmente conociendo unas cuantas instrucciones simples para prevenirla.

Otros factores de riesgo además del TRH convencional incluyen la dieta general, especialmente la que involucra una pérdida de peso rápido y la obesidad. Por conocimiento general, se piensa que los alimentos fritos provocan ataques de vesícula biliar pero, cuando se estudia objetivamente, esta conexión es inconsistente. Del mismo modo, los intentos para identificar los alimentos que disparan los ataques de vesícula biliar son inconsistentes. La mayor parte de los pacientes encuentran difícil asociar un alimento específico con sus ataques de vesícula biliar.

El trabajo interno de la vesícula biliar

La producción de bilis por el hígado está controlada por varios factores incluyendo el alimento que consumimos y una variedad de hormonas polipéptidas gastrointestinales. Una de estas hormonas, la somastatina, es un importante regulador en el sistema nervioso central (producido por la glándula pituitaria), pero también está hecha por la médula suprarrenal, el páncreas y el tracto gastrointestinal, un hecho que confirma la unidad esencial del cerebro y el cuerpo. Estas hormonas son automáticas y no pueden ser alteradas voluntariamente. Sin embargo, las hormonas sexuales y la fibra también juegan un papel en el flujo de la bilis y sus constituyentes, y éstos están bajo nuestro control. Para entender sus papeles, uno debe entender como se lleva la bilis hacia los intestinos y los factores que influyen en la fluidez de la bilis.

El conducto biliar común

El hígado es un órgano grande funcionalmente dividido en dos lóbulos. A una pulgada más o menos saliendo del hígado, los dos ductos hepáticos se unen para formar el conducto biliar común. A otra pulgada más, más o menos, un pequeño ducto contorneado se ramifica frente a la vesícula biliar, una bolsa hueca con forma de pera más o menos del tamaño de un pulgar. Como resultado una poca de bilis es drenada dentro de la vesícula para formar una reserva extra de bilis, por si se requiere. El ducto biliar principal más allá de la ramificación en dirección hacia la vesícula biliar se llama *ducto biliar común*.

El ducto biliar común pasa bajo el píloro (el esfínter a través del cual pasan los alimentos cuando salen del estómago) hacia el duodeno (las primeras 10 pulgadas más o menos del intestino delgado), para llegar al esfínter de Oddi, el cual, al contraerse o dilatarse, controla el flujo de bilis hacia el duodeno. El duodeno sigue un sendero con forma de C, y está fijo, por así decirlo, contra la parte trasera del abdomen, manteniéndolo en su lugar, a diferencia de el resto de los 20 pies de intestino que se mueve libremente en el abdomen. Por lo tanto, el duodeno es un lugar fijo para la entrada del conducto biliar común.

Interesantemente, el páncreas también está asegurado contra la parte trasera del abdomen, sentado como en un camastro con su cabeza en la cavidad del sendero con forma de C del duodeno. El páncreas segrega insulina en el torrente sanguíneo, pero también segrega enzimas digestivas a través de un ducto desde su "cabeza" dentro del mismo esfínter de Oddi. El paso de las secreciones de dos órganos diferentes a través de un solo esfínter, es verdaderamente notable.

Mantener el flujo de la bilis

El flujo de la bilis es muy importante para la salud. Sus dos más grandes funciones son excretoria y digestiva. En su función excretoria, la bilis actúa como un portador de toxinas y desperdicios excretados del cuerpo. Por ejemplo, los glóbulos rojos se hacen "senescentes" (viejos, incapaces de funcionar) en 120 o 140 días. El bazo y el hígado seleccionan estas células viejas, guardan el hierro y excretan el resto como bilirrubina a través del hígado. Es la bilirrubina la que da a la bilis su color característico. Los sólidos indeseables como la arena, el hollín y las partículas de metal también son capturadas en el hígado y desechadas a través de la bilis.

La acción digestiva de la bilis es doble: Primero, su alto contenido de bicarbonato, crea un pH aproximadamente de 8, lo cual es muy alcalino. Esto es necesario para contrarrestar la acidez del jugo gástrico que llega desde el estómago y permite a las enzimas pancreáticas y del intestino trabajar efectivamente para digerir los alimentos. Segundo, la bilis es un maravilloso emulsificante, lo que significa que desdobla las grasas que ha comido en pequeñas gotitas, para que sean rápidamente digeridas para la enzima pancreática lipasa.

Las enzimas pancreáticas son muy potentes--la amilasa digiere almidones y féculas; la proteasa digiere proteínas; y la lipasa digiere grasas. Para mí, es una maravilla cómo es que el ducto pancreático puede llevar estas potentes enzimas y no ser digerido.

El flujo de la bilis y las secreciones pancreáticas a través del esfínter de Oddi, es primordialmente un asunto de (1) el tamaño del esfínter abriéndose y (2) la fluidez de las secreciones. Si el esfínter está constreñido, el flujo disminuye. La progesterona (y no el estrógeno, la testosterona, la tiroides o la insulina) causa un relajamiento del esfínter, de este modo aumentando el flujo de bilis. Por lo tanto, las personas con dominancia de estrógeno (deficiencia relativa de progesterona), son más propensas a tener un esfínter de Oddi constreñido. Quizá es por eso que tantas mujeres me dicen que su digestión es mucho mejor después de que corrigieron su dominancia de estrógeno con la suplementación de progesterona.

Otra razón para comer mucha fibra

La fibra ayuda a prevenir el engrosamiento de la bilis reduciendo la absorción de colesterol en el intestino, y también reduce la síntesis de colesterol. Un ingrediente primario de la bilis es el colesterol, mucho de el cual está en la forma de cristales de monohidrato de colesterol. Esto, junto con los gránulos de calcio bilirrubinado, crea un lodo biliar. El lodo biliar puede obstruir el esfínter de Oddi. Además, estos gránulos y cristales pueden unirse para formar cálculos biliares, que pueden obstruir totalmente el esfínter de Oddi, o pueden acumularse en la vesícula biliar, llevando así eventualmente a extirpar quirúrgicamente la vesícula biliar.

Cuando el esfínter está obstruido, la bilis se reserva en el ducto pancreático. Esto es particularmente desastroso ya que la adición del efecto emulsificante de la bilis, combinado con las potentes enzimas digestivas pancreáticas, causan daño al tejido pancreático y conducen a la pancreatitis. El lodo biliar es la causa probable del 30 al 50% de la incidencia de pancreatitis recurrente, lo cual no es solamente extremadamente doloroso y difícil de tratar, sino que también a veces es fatal.

Otros factores que contribuyen a alentar el flujo biliar son el azúcar y los almidones y féculas altamente refinadas, sobrealimentarse y el estilo de vida sin actividad. Una vez que una persona tiene pancreatitis, todo tipo de alcohol debe descontinuarse.

DIRECTRICES PARA LA PREVENIR DE LA ENFERMEDAD DE LA VESÍCULA BILIAR

- Evite los alimentos fritos especialmente si ha tenido ataques después de consumirlos.
- Evite el azúcar y los almidones y féculas altamente refinados.
- Tome mucha agua.
- Reconozca la dominancia de estrógeno y corríjala.

- Asegúrese de que tiene la progesterona adecuada (examen de saliva).
- Consuma de 20 a 24 grs. de fibra al día. Los suplementos pueden ayudar.
- No tema consumir aceite de oliva y buenos ácidos grasos Omega-3.
- Mantenga su hígado saludable.
- Si ha tenido un ataque de pancreatitis evite el alcohol.
- No se sobrealimente.
- Evite las dietas ultra rápidas (para bajar de peso).
- Mastique bien su comida. Tome su tiempo para comer tranquilamente dejando de lado el estrés y el enojo.

ALGUNOS ALIMENTOS ALTOS EN FIBRA

frutas
ciruelas pasas
vegetales
frijoles
trigo y salvado de avena
nueces
semillas
palomitas
arroz moreno
pan integral
cereal integral

PARTE III

CREAR Y
MANTENER
EL BALANCE HORMONAL

CAPITULO 19

CÓMO UTILIZAR EL
SUPLEMENTO DE PROGESTERONA

El propósito de este capítulo es evaluar los tipos de progesterona disponibles y darle detalles acerca del uso de la progesterona. En su mayor parte, cómo use usted la progesterona natural, dependerá primero de si usted es premenopáusica o menopáusica más que su lista de síntomas individuales. Si usted actualmente está tomando TRH o tiene migrañas, necesitará instrucciones especiales, y la información acerca de esto se cubre más delante en el capítulo. La dosis que usted use y los días exactos de su ciclo (si todavía lo tiene), cuando la use, variará de acuerdo a su bioquímica individual. Revisaremos esos criterios más delante.

Tipos de suplemento que progesterona

Si se ha decidido la suplementación de progesterona, una mujer puede seleccionar entre cremas y aceites para la piel, sublinguales (bajo la lengua), gotas y cápsulas.

Cremas y aceites
Mi preferencia entre las varias formas disponibles de suplemento de progesterona permanece en la ruta transdermal, lo que significa "a través de la piel." Mis razones tienen que ver con lo apropiado de suplemento hormonal. Recuerde que la meta es el *balance fisiológico* hormonal. Por fisiológico quiero decir que las dosis se aproximen (y no excedan) las necesidades hormonales y respuestas normales. Cuando se interviene en un sistema

de controles de bio-retroalimentación, es imprudente exceder las respuestas normales de la glándula saludable. En el caso del hipotiroidismo o deficiencia suprarrenal, las dosis suplementarias más grandes de lo normal suprimirán la función normal de la glándula objetivo. El Dr. William Jeffries, en su libro *El uso seguro del cortisol*, señala esto de una manera convincente. Yo trato de seguir el mismo principio con respecto a la suplementación de la hormona sexual, y fuertemente recomiendo, dosis que se aproximen a la producción normal de progesterona de los ovarios. Lo que estamos tratando es la deficiencia de progesterona después de el agotamiento del folículo. No queremos suprimir cualquier función de los ovarios que aún quede.

El hecho de que la progesterona transdermal sea bien absorbida, como se muestra por su buena concentración en los tejidos objetivo como son los senos, sin un aumento demostrable en los niveles de plasma (sangre), es desconcertante para muchos. De hecho, algunos doctores discuten esto debido a que les dan a sus pacientes crema de progesterona, toman una muestra de sangre un mes después, y no se ve un aumento en la progesterona, y esto es prueba de que la progesterona no se absorbe bien cuando se aplica en la piel. La explicación, sin embargo, es muy simple.

La progesterona es soluble en grasa por lo tanto no es soluble en el plasma líquido de la sangre, que es la parte de la sangre que se prueba para los niveles hormonales. Cuando pasa a través del hígado, la progesterona se une a la proteína, haciéndose soluble en el plasma. Sin embargo, la proteína de progesterona no está disponible biológicamente. La unión a las proteínas interfiere con la unión de la progesterona a su receptor en las células del tejido objetivo. Cuando el suero o plasma se usa en los análisis de "sangre", más del 90% de la progesterona está unida a la proteína que no está bio-disponible, y solamente del uno al 9% está "libre" (no unido a la proteína). En contraste, cuando la progesterona se absorbe a través de la piel o mucosas (como en la boca), no está unido

344

a la proteína y solamente una pequeña fracción se encuentra en el plasma. Está en su mayoría a través del torrente sanguíneo en los glóbulos rojos, como cuando el polen es llevado por las abejas, o las semillas son llevadas por los pájaros. Ahí está compatible con el colesterol, la vitamina A, la vitamina E y otros componentes de la estructura grasa de la membrana de la célula. Por estas razones, la progesterona llevada de esta manera se acerca al 100% biológicamente disponible, como se muestra en los ensayos de hormonas salivarias.

La progesterona transdermal se absorbe a través de la piel dentro de la capa de grasa subyacente, desde donde se difunde a los capilares permeando la grasa, desde donde puede ser tomada por la sangre cuanto se necesite. Comienza a circular de la sangre en segundos después de su aplicación, y alcanza su pico después de tres o cuatro horas. Después de cerca de ocho horas los niveles comienzan a bajar y la mayoría de la progesterona sale del cuerpo después de 12 horas de su aplicación. Cuando escribí este libro, había mucho debate en la comunidad médica acerca de qué si era realmente absorbida. Desde entonces, un buen número de estudios han salido mostrando irrefutablemente que la progesterona es bien absorbida. Además, la medicina convencional ahora usa estrógeno y parches de progestina para el TRH y la contracepción, así que, en lo que a mí concierne, el debate terminó.

La progesterona transdermal viene en cremas y aceites. Los aceites pueden ser gruesos y pegajosos usados transdermalmente; lo puede diluir con aceite de oliva o coco cuando lo use o simplemente protege la aceite rápidamente en sus palmas, donde se absorbe rápidamente.

La progesterona transdermal en crema es fácil y rápidamente absorbida por el cuerpo, para que pueda aplicarla casi en cualquier parte con éxito. De cualquier modo, yo recomiendo rotar las áreas donde lo aplica para evitar la saturación de cualquier área. Es mejor absorbida donde la piel es relativamente delgada y bien suministrada con flujo sanguíneo capilar, como en la cara, cuello, pecho superior, senos, interior de los brazos, las palmas de las manos y las plantas de los pies.

Algunas personas dicen que la progesterona transdermal se acumulan en las células grasas y crea niveles extremadamente altos de progesterona en el cuerpo. Al ser soluble en grasas (como son la progesterona endógena y todas las hormonas sexuales endógenas), será naturalmente soluble en las células grasas, como lo es la progesterona endógena. El único problema que tienen estas críticas es con la dosificación excesiva. En lo mejor de mi conocimiento, todas esas personas estuvieron usando dosis muy altas de crema, algunas hasta más de 100 mg por día. Como lo expliqué antes, esto es mala administración médica y es casi garantía de que causará efectos secundarios. Nunca he visto que ocurra una sobredosis cuando se usan las dosis fisiológicas que yo recomiendo.

Gotas de aceite sublinguales o bucales

La progesterona viene ahora en una variedad de formas que pueden ser puestas en la boca y mantenidas ahí (sin tragar) por unos cuantos minutos. Es importante no tragar por al menos un minuto después de aplicar las gotas de esta manera para que las gotas sean absorbidas, más que tragadas. Si no se tragan, son absorbidas a través de las membranas mucosas de la boca en minutos, llevando a la pronta elevación de los niveles de progesterona. Sin embargo, los niveles caen en tres a cuatro horas debido a la rápida metabolización y excreción, o absorción por la grasa corporal. Por lo tanto, para mantener los niveles de sangre estables, las gotas deben ser administradas tres a cuatro veces por día, aumentando la posibilidad de la sobredosis. El número de gotas a aplicar varía con el producto, así que tendrá que checar los niveles en la saliva y experimentar para encontrar lo que funcione mejor para usted.

Estos tipos de formulaciones líquidas también pueden aplicarse en la piel.

Cápsulas

La progesterona disuelta en aceite de cacahuate se vende comercialmente como cápsulas bajo el nombre de Prometrium. Es usado frecuentemente por especialistas de la fertilidad para tratar a las mujeres con defecto de la fase lútea, lo que significa que no pueden producir suficiente progesterona después de la ovulación para mantener un embarazo, el Proterium sólo está disponible con receta.

La desventaja de tomar cápsulas orales, es que necesitan administrarse en grandes dosis, de 100 a 200 mg por día, para compensar el 85 al 90% que será metabolizado o excretado antes de tener la oportunidad de entrar en el torrente sanguíneo. Esto es de 10 a 20 veces más que la dosis transdermal para obtener solamente de 10 a 15 mg de progesterona circulando en la sangre. No veo ninguna razón para poner al hígado todo este trabajo cuando la aplicación transdermal es mucho más eficiente.

Los médicos tienden a creer que el uso de progesterona en cápsula les da una dosis más precisa que las cremas transdermales, pero ésta es una noción equivocada. De hecho, las cápsulas dan una dosis mucho más impredecible. Esto es por que la progesterona que se toma oralmente, es tomada por la vena porta, que la transporta directamente al hígado, donde la mayor parte es metabolizada y conjugada para su excreción en la bilis. Esto es denominado "pérdida del primer paso" a través del hígado. Indudablemente algo se absorbe por los quilomicrones, pequeños trocitos de grasa que flotan en el torrente sanguíneo, y circularán a través del cuerpo, pero el índice de en el que esto sucede, varía grandemente de acuerdo a la salud del tracto digestivo y el hígado, niveles de estrés, dieta y muchos otros factores, incluyendo la bioquímica básica individual, y por lo tanto es impredecible. En general, las dosis orales de progesterona deben ser más grandes que las dosis transdermales para crear los equivalentes efectos biológicos. Por ejemplo, el éxito del Dr. Joel Hargrove de la Universidad de Vanderbilt al usar progesterona para el SPM, requiere de 300 a 400 mg o más por día para cumplir lo que yo he observado en pacientes usando solamente de 30 a 40 mg por día por la vía transdermal.

Debido a la gran seguridad de la progesterona y su libertad de efectos secundarios, no estoy al tanto de ningún peligro al usar dosis orales más grandes a corto plazo. Sin embargo, no veo razón para sujetar al hígado a este trabajo extra, y a largo plazo, los receptores de el estrógeno y la progesterona se apagarán, resultando en desequilibrios hormonales y el regreso de los síntomas. Además, algunas mujeres que toman la progesterona oral se quejan de somnolencia, lo que indica que se les está dando una dosis más grande de lo necesario. Me preocupa, además, que los metabolitos generados de la progesterona oral por el hígado puedan haber disminuido la molécula de progesterona natural.

Pruebas de los niveles de hormonas

La prueba de saliva

La manera usual para probar los niveles hormonales eran un análisis de sangre que medía el contenido hormonal del suero sanguíneo o plasma. Estos análisis son inherentemente irrelevantes desde que la hormona "libre" bio-disponible, no se disuelve en el suero. Las hormonas sexuales bio-disponibles, son solubles en grasas y circulan en la sangre vía sustancias grasas que no se encuentran en el suero, como las membranas celulares rojas. Lo que es importante, es qué tanta progesterona circula a través de los tejidos objetivo para la acción de la progesterona. Ahora sabemos que la molécula hormonal no adherida a la proteína, cuando circula a través del tejido salivario, se filtrara directamente a la saliva, mientras que la hormona adherida a la proteína no. Por lo tanto, los niveles de saliva reflejan los niveles de tejido de las hormonas sexuales, y las pruebas de suero no.

Las hormonas hechas en los ovarios, testículos o suprarrenales están envueltas en sobres de proteína llamada globulina de unión, a hormonas sexuales (SHBG por sus siglas en inglés) o globulina de unión a cortisol (CBG por sus siglas en inglés) para que puedan ser llevadas en la sangre. Estas hormonas unidas a la proteína no son completamente biológicamente activas. La saliva contiene sólo las moléculas hormonales libres biológicamente activas. Cuando la progesterona se absorbe a través de la piel, no está revestida con proteína y se lleva en los componentes grasos de la sangre, como los quilomicrones o membranas celulares rojas. Sólo cuando la progesterona absorbida excede la capacidad de carga en el material graso en la sangre se desbordará, por así decirlo, en el suero. De este modo, cuando se observa que los niveles de suero se elevan, es probablemente un signo de sobredosis. Por otro lado, la absorción de la progesterona transdermal es rápida y eficiente, mostrándose en la saliva en unas pocas horas, indicando que es bien absorbida y disponible para las células de forma biológicamente activa. El examen de saliva es más rápido, económico y menos doloroso que los análisis de sangre, y es una manera confiable para su doctor para medir los niveles hormonales y analizar las deficiencias hormonales. El examen de saliva, confirmará que las hormonas que usted está tomando se absorben y se utilizan; no tiene que ir al laboratorio o entregar sangre; y es lo suficientemente económica como para que se haga varias pruebas, incluso varias durante un día o un mes. Para aquellas mujeres que desean monitorear sus propios niveles hormonales para saber si están ovulando, por ejemplo, se pueden ordenar los análisis y hacerse fácilmente en casa sin una receta médica.

El análisis salivario hecho por el Dr. Zava en el laboratorio ZRT de Beaverton, Oregon, para analizar la absorción de la crema de progesterona transdermal, confirma que esta forma funciona mejor que otros métodos o rutas porque la hormona es absorbida más eficientemente, el efecto dura más, y no tiene las altas y bajas creadas con las gotas orales o sublinguales. Aunque estas últimas dos formas alcanzan niveles pico aún más rápido que las cremas, también son excretadas más rápido. Yo creo que las altas y bajas interrumpidas de una hormona como la progesterona, es confuso para el hipotálamo, llevando a niveles fisiológicos que pueden de hecho desregular la respuesta del receptor. Mi meta, es imitar los niveles fisiológicos normales de la progesterona, para estimular lo que los ovarios estarían haciendo si sus folículos estuvieran trabajando en orden.

Prueba del suero de la sangre o plasma
Los niveles de suero de la progesterona aumentarán a los tres meses de usar la crema de progesterona. Esto puede ser un signo de sobredosis, y sería prudente hacer una prueba de saliva. Si su doctor quiere medir los niveles de progesterona en su suero, aquí hay unas directrices: las mujeres post menopáusicas normales, no tratadas (TRH), mostrarán un nivel de progesterona en suero de 0.03 a 0.3 ng/ml, y después de tres meses de progesterona transdermal, este nivel a aumentará de 3 a 4 ng/ml, o 10 veces mayor. En las mujeres pre menopáusicas normales, los niveles de progesterona en el suero en la fase lútea (a mitad del ciclo) son de 7 a 28 ng/ml. Nótese que este es un rango cuatriplicado. Ya que algunas mujeres tienen más hormonas sexuales unidas a proteínas que otras, el nivel de suero no puede indicar que tanto de esa concentración de 7 a 28 ng/ml se compone de hormonas "libres" o por hormonas unidas a proteínas.

No todo el "extracto de ñame silvestre" es progesterona

Una palabra de precaución: no todos los productos con etiqueta que dice "extracto de ñame silvestre" contiene de hecho progesterona. Algunos sí; otros no. Por práctica histórica, muchos productos nutricionales, enlistan meramente sus ingredientes con un etiquetado no específico. Por lo tanto, el "extracto de ñame silvestre" puede no ser ñame silvestre, puede que sea diosgenina (un extracto del ñame silvestre), o pudiera ser progesterona. Si la progesterona no está específicamente enlistada en la etiqueta, la única manera de saber si existe algo allí adentro es llamar a la compañía. Además, algunas de estas cremas de "ñame silvestre" contienen cantidades muy pequeñas de progesterona, así que si la cantidad de progesterona no está enlistada en la etiqueta o en el tríptico, asegúrese de saber que tanto contiene. Debido a que existen muchas excelentes cremas de progesterona disponibles a precios razonables, la mejor propuesta sería permanecer con las cremas que están claramente etiquetadas.

La progesterona se obtiene extrayendo componentes específicos de las plantas (p.ej. diosgenina de ñame silvestre o frijoles de soya) y luego convertirlas a progesterona en el laboratorio (en otras palabras, bio-idéntica). La diferencia clave es que la estructura molecular de las progestinas no se encuentra en la naturaleza, y ciertamente tampoco en el cuerpo femenino. Aunque la progesterona se sintetiza en el laboratorio, aún existe la progesterona "natural". Ya que existe sólo una molécula llamada progesterona, si no es progesterona no puede ser llamada progesterona. Los productos con algunas acciones parecidas a la progesterona son progestinas.

La progesterona está disponible en el mercado farmacéutico al mayoreo. Es usada por las grandes compañías farmacéuticas como base para sintetizar sus productos de estrógenos, testosterona, cortisona y claro, su progestina. Desafortunadamente, las primeras compañías alternativas de nutrición quienes incorporaron esta misma progesterona en sus productos la enlistaron como "extracto de ñame silvestre." Ahora, con el éxito de la suplementación de progesterona, muchas compañías están haciendo productos que dicen contener extracto de ñame silvestre, pero de hecho no contienen progesterona. Lo que estos productos contienen es diosgenina, de hecho el precursor del laboratorio de la progesterona y otras hormonas, pero no existe evidencia de que el cuerpo humano convierta a la diosgenina en hormonas. De hecho, los estudios de suplementación con diosgenina en roedores y humanos mostró que solamente a veces crea una disminución en los niveles de colesterol.

Otra advertencia: aún cuando una crema contenga progesterona, no será efectiva si no está suspendida en el medio apropiado. Los productos que contienen aceite mineral o cera, pueden evitar que la progesterona de sea absorbida por la piel. Otros productos no han estabilizado apropiadamente a la progesterona, por lo que se deteriora con el tiempo con la exposición al oxígeno y puede estar disipada para cuando usted llegue al fondo del contenedor.

CÓMO Y CUANDO USAR PROGESTERONA NATURAL

Las mujeres son diferentes en casi cada aspecto de su fisiología. Aunque los humanos somos 99% del tiempo genéticamente lo mismo, esa diferencia del 1% puede explicar la increíble variedad de cómo funcionan los detalles. No es racional para un doctor ordenar la misma dosis de cualquier medicamento para cada paciente, y lo mismo aplica para la progesterona natural.

Aún que los médicos pueden darle instrucciones, está en usted encontrar la mejor dosis para su cuerpo. Idealmente, usted debería ser capaz de encontrar la cantidad mínima que usted puede usar para obtener y sostener el alivio para sus síntomas. Debido a que la progesterona natural es tan segura, no le dolerá usar un poquito más de la dosis óptima. Esto deja mucho espacio para la experimentación.

En la otra mano, como con casi todas las sustancias, demasiada progesterona puede causar problemas. Como el uso de la progesterona se ha hecho muy popular, los profesionales en el cuidado de la salud han desarrollado muchas maneras diferentes de usarla, y muchos de ellos usan dosis muy altas de progesterona. Esta práctica es contraproducente y lleva a un desequilibrio hormonal, sin mencionar el puñado de interesantes teorías acerca del porqué la progesterona no trabaja como dice el Dr. Lee.

Aquí está la respuesta amigas: *Es la sobredosis.*

Crónicamente las altas dosis de progesterona durante muchos meses eventualmente causan que los receptores de progesterona se apaguen, reduciendo su efectividad. Usar dosis excesivas de progesterona también puede causar los efectos secundarios que se enlistan. Pero tenga en mente que no todas las mujeres sufren de estos efectos secundarios cuando usan dosis excesivas de progesterona.

Posibles efectos secundarios de la progesterona

Solía decir que no existían efectos secundarios conocidos de la progesterona cuando se tomaba en pequeñas dosis fisiológicas, esto es, alrededor de 20 mg por día. Sin embargo, después de casi una década de tener millones de lectores de mis libros y boletines, me he dado cuenta de que establecer eso es invitar correo para informarme lo contrario. Por otro lado, el 99% del tiempo encuentro que estos efectos secundarios tienen muy buenas razones para existir. La razón más común para los efectos secundarios de la crema de progesterona es la sobredosis. He escuchado historias de profesionales de la salud y farmacólogos que recomiendan 100 mg diarios de crema de progesterona. Este tipo de mala información médica garantiza causar no sólo efectos secundarios sino también un serio desequilibrio hormonal incluyendo el apagamiento de la hormona receptora. Otra causa común de los efectos secundarios, son las cremas que incluyen una mezcla de otras hormonas como el estrógeno y la testosterona. Las hormonas transdermales deben tomarse individualmente para qué puedan regular la dosis por si tiene síntomas de deficiencia o sobredosis.

Dosis extremadamente grandes de progesterona pueden causar letargo, aún que muchas mujeres reportan que simplemente sienten calma. Enormes dosis pueden causar un efecto de anestesia o embriaguez. Algunas mujeres reportan síntomas de dominancia de estrógeno por una semana o dos después de comenzar con la progesterona, pero esto es causado por la sintetización de los receptores de estrógeno y generalmente desaparece en unas pocas semanas. En algunas mujeres, puede tomar unos cuantos meses para que las hormonas se balanceen. Si usted aún tiene período y toma progesterona fuera de fase con su ciclo, esto puede cambiar el ritmo de su ciclo o causar algunas manchado.

Sobre todo, el porcentaje de mujeres que sufren efectos secundarios genuinamente es extremadamente bajo, y puede ser debido a muy raras variaciones en la bioquímica individual, o algún tipo de reacción autoinmune.

Letargo/adormecimiento Este es probablemente un efecto de la alopregnenolona, un subproducto en la progesterona, en el cerebro.

Edema (retención de líquidos) Probablemente causado por el exceso de conversión a decoxycortisona, un mineral corticoides hecho en las glándulas suprarrenales que causa retención de líquidos.

Cándida Las bacterias presentes en una infección por levaduras; el exceso de progesterona puede inhibir los neutrófilos (glóbulos blancos).

Hinchazón El exceso de progesterona disminuye el transporte gastrointestinal, y con el tipo equivocado de flora gastrointestinal, así como la cantidad, puede producir hinchazón y gases. (Durante el embarazo los altos niveles de progesterona disminuyen el transporte de alimentos a través del tracto gastrointestinal para aumentar la absorción de nutrientes).

Disminución de la líbido El exceso de progesterona bloquea una enzima llamada *alfa reductasa 5,* y lo que normalmente causa la conversión de la testosterona de DHT. La testosterona es buena para la libido en ambos mujeres y hombres. El exceso de progesterona también puede disminuir la libido por que satura y desregula los receptores de progesterona, como cuando el exceso de luz en sus ojos reduce su sensibilidad a la luz.

Depresión leve El exceso de progesterona desregula a los receptores de estrógeno y la respuesta cerebral a los estrógenos se necesita para producir serotonina.

Síntomas de deficiencia de estrógenos El exceso de progesterona desregula a los receptores de estrógeno y de-sintetiza el tejido en estrógeno. Debido a que los receptores de progesterona dependen del estrógeno de primera mano a través del receptor de estrógeno, el exceso de progesterona en la ausencia del estrógeno puede causar muchos problemas. Esto puede ser especialmente verdadero en las mujeres que tienen muy bajo estradiol y están tomando grandes dosis de progesterona.

Entonces existe la cuestión de los metabolitos de progesterona (algunos mencionados en la lista de arriba), los subproductos creados por el exceso de progesterona. En adición a los efectos secundarios arriba mencionados, estos subproductos ciertamente ponen una carga extra e innecesaria al hígado, ya que trabaja tiempo extra para excretarlos. Esto sucede más frecuentemente cuando las mujeres usan la progesterona oral (en forma de píldora). Tanto como el 90% de la dosis oral es destruida en el tracto gastrointestinal en 15 minutos más o menos después de haberla tomado. La progesterona que se destruye se convierte en subproducto o metabolitos que entran al hígado donde ellos, y la verdadera progesterona, son transportados hacia el torrente sanguíneo. Algunos grupos de investigación, incluyendo uno en Francia y otro en los Estados Unidos, usando métodos de análisis altamente sofisticados, llegaron a la conclusión de que cerca del 80% de lo que se mide como progesterona en los exámenes convencionales de sangre son realmente metabolitos inactivos de progesterona. Luego entonces, si usted está tomando 100 mg de progesterona oral y su análisis de sangre es de 10 ng/ml, el verdadero nivel de progesterona es muy probable que sea de sólo 2 ng/ml y el resto metabolitos inactivos, o metabolitos que causan efectos secundarios más que beneficios. Lo más probable es que estos metabolitos no lleguen a la saliva, y por lo tanto una evaluación de la progesterona bio-disponible (a través de un examen de saliva) dará niveles más precisos que el suero.

Aunque algunas mujeres toman demasiada progesterona, también existen algunas cremas con virtualmente nada de progesterona (de 5 a 10 mg por bote de crema), y las mujeres que usan esas cremas están sobre dosificadas. 10 mg de progesterona por bote de crema no es suficiente para oponerse a los efectos del estrógeno o construir hueso. Estas cremas no son recomendadas.

Yo siempre prefiero que las mujeres trabajen en sociedad con un profesional de la salud competente y hábil al balancear sus hormonas. Es notoriamente difícil ser objetivo en un diagnóstico y tratarse uno mismo y llevar cuenta de cualquier cambio que este ocurriendo. Con o sin un profesional de la salud, es una buena idea al menos en los primeros pocos meses de iniciar el régimen de balance hormonal, llevar un diario con registros de lo que comen, lo que toma como suplementos, y cómo se siente.

Recomendaciones de dosificación para la progesterona

Todas las recomendaciones de dosificación en este capítulo se basan usando un contenedor de dos onzas de crema de progesterona que contiene de 900 a 1,000 mg de progesterona (de un 1.6 a un 2.0 por ciento de crema de progesterona). Esto es cerca de 40 mg por ½ cucharada, 20 mg por ¼ de cucharada y 10 mg por 1/8 de cucharada. La mayoría de mujeres premenopáusicas necesitan solamente de 15 a 20 mg de progesterona por día durante la fase lútea al de su ciclo-- lo que el cuerpo haría si estuviera haciendo su propia progesterona. Algunas mujeres lo hacen mejor con cerca de 30 mg; otras lo hacen bien con cerca de 10 mg. La gente y sus necesidades metabólicas difieren.

Otra manera de observar esto es, si una mujer premenopáusica usa 20 mg de progesterona por día por 14 días cada mes, la dosis mensual es de 280 mg, aproximadamente un tercio del contenedor de dos onzas. Cuando se usan las cremas con la concentración que yo recomiendo, esta dosis de 20 mg se encuentra en ¼ de cucharada de crema. Esto es comúnmente una dosis aceptable. Yo no recomiendo las cremas de super altas dosis que contienen 3,000 mg, que son típicamente enlistadas como crema 10% y que contienen cerca de 100 mg de progesterona por ¼ de cucharada. Es muy fácil obtener demasiada crema con estas dosis, ya que luchamos por el balance.

Si está tomando una dosis fisiológica (una cantidad aproximada que tu cuerpo haría por sí mismo en circunstancias normales) y sus síntomas no se van después de cuatro a seis meses, o si regresan, es mejor continuar trabajando en sociedad con un profesional de la salud competente para saber por qué. En muchos casos otros desequilibrios hormonales necesitan ser corregidos, comúnmente la deficiencia de estrógeno, la deficiencia de andrógenos (particularmente problemática en las mujeres que han tenido una histerectomía completa), función suprarrenal pobre, que causa bajos o altos niveles de cortisol o deficiencia tiroidal. Nunca hay razón para agregar un suplemento de estrógeno a una mujer que aún tiene períodos mensuales; el hecho de que esté menstruando es evidencia de que ella hace bastante estrógeno.

Después de la menopausia, los ovarios continúan haciendo pequeñas cantidades de estrógeno y testosterona. Además, el estrógeno continúa siendo hecho por la grasa corporal. En dos tercios de las mujeres después de la menopausia, los niveles de estradiol son suficientes.

Una mujer deficiente en progesterona que comienza a usar la crema de progesterona natural en las dosis recomendadas se dará cuenta de que en tres o cuatro meses, la progesterona en su grasa corporal alcanzará el equilibrio fisiológico. La mayoría de las mujeres serán capaces de juzgar por sí mismas, basadas en los síntomas, que el desequilibrio hormonal previo está ahora corregido.

En una mujer menopáusica (que no está preparando su útero para el embarazo), he descubierto que de 10 a 12 mg de progesterona por día por 24 a 25 días del calendario mensual funcionan bien, esto es la mitad de un cuarto de cucharada. Un contenedor de dos onzas le durará fácilmente por al menos tres meses.

Ultimadamente, la manera en que alcance su meta de dosificación mensual vendrá probablemente con su preferencia personal, con el consejo de su profesional de la salud, la manera en que usted se sienta, será un buen indicador de sí está funcionando bien para usted. En muy pocas mujeres, las primeras semanas al empezar el régimen de balance hormonal puede involucrar el empeoramiento de algunos síntomas y probablemente algunos nuevos, pero esta fase pasa generalmente rápido. Si una mujer se sintió bien por cuatro o seis meses con una dosis, y luego se da cuenta de que no está funcionando bien, esto es usualmente una señal de que debería reducir su dosis. Un análisis de saliva sería muy útil aquí.

La crema puede aplicarse una o dos veces por día. La propuesta óptima es una dosis dividida, con una dosis más grande a la hora de acostarse, y una dosis más pequeña en la mañana. El obtener una aplicación de crema del tamaño exacto no es tan importante aquí, porque existe un efecto amortiguador cuando la progesterona se absorbe en la grasa subcutánea. La liberación de la hormona desde la grasa corporal, sirve para hacer que el efecto de la progesterona sea relativamente estable, aún si las dosis diarias son muy pequeñas.

Cómo sacar el máximo partido de la crema de progesterona

Aquí están algunas instrucciones generales de cómo sacar el máximo partido de su dosis de crema de progesterona:

- Entre más grande sea el área de la piel donde la dosis es aplicada, la absorción será mejor.
- Usted debería aplicar la crema sobre la piel más delgada con alta densidad capilar-- como los lugares donde usted se ruboriza. A través del análisis en su laboratorio, el Dr. David Zava ha descubierto que los mejores puntos son las palmas (si no tienen callos), el pecho, el interior de los brazos, el cuello y la cara. Las plantas de los pies también son buenas si no están callosas por caminar descalza.
- La crema de progesterona debe ser aplicada después, no antes, de un baño caliente.
- Si usted usa la crema antes de dormir, puede ser relajante y ayudarle a dormir. Si se aplica la crema dos veces al día, use una aplicación más grande en la noche y una más pequeña en la mañana.
- Debido a que otros ingredientes de la crema generalmente no son absorbidos, el uso continuo de la crema en un área en particular eventualmente la saturará, y esto podría reducir la absorción de la progesterona. Practique alternar las áreas de aplicación en diferentes días.

Cuándo durante el mes usar la crema de progesterona

En esta sección, primero le daremos una información general acerca de cuándo usar la crema de progesterona, y luego diferentes maneras para usarla en problemas específicos. Una vez más, por favor tome en cuenta que no es útil usar demasiada crema de progesterona.

Las mujeres menopáusicas pueden usar la crema de progesterona de 24 a 26 días del mes calendario. Las mujeres que experimenten una recurrencia de bochornos u otros síntomas durante el descanso, pueden intentar reducir la dosis gradualmente en un período de 2 a 3 días antes de tomar el descanso, o si esto no funciona, reducir el descanso a sólo 3 días. El descanso mensual es importante ya que las mujeres post menstruales aún hacen estrógeno, y la adición de progesterona puede causar la recurrencia de los períodos menstruales. Es recomendable permitir el derramamiento completo, lo cual ocurre usualmente cuando permite que la progesterona caiga por varios días. Si los períodos regulares se reanudan, entonces regrese al programa premenopáusico usando la progesterona dos semanas cada mes menstrual, deteniéndose un día o dos antes del periodo esperado. Cuando los períodos se detienen por tres o cuatro meses, entonces puede reanudar el programa de 24 a 26 días una vez más. Si el manchado continúa, sería prudente consultar a su médico. El uso de la crema de progesterona no prevendrá que ocurra la menopausia.

Las mujeres premenopáusicas con señales de dominancia de estrógeno y deficiencia de progesterona, pueden usar progesterona durante las dos semanas previas a su período, deteniéndose un día o dos antes del periodo esperado. Cuando una mujer tiene deficiencia de progesterona, los receptores de estrógeno se hacen menos sensibles. Cuando se corrige la deficiencia de progesterona, estos receptores de estrógeno retoman la sensibilidad normal. Esto puede causar la hinchazón y la sensibilidad de los senos en algunas mujeres por algunas semanas o hasta dos a tres meses. Esta hinchazón se debe al efecto del estrógeno en los senos, lo que causa la retención de líquidos en las células mamarias y normalmente se resuelve en dos a tres meses. Las mujeres que tienen este problema deben intentar usar dosis más pequeñas de la crema de progesterona.

Si usted tiene un ciclo menstrual promedio de 26 a 30 días, usted puede comenzar su primer mes de uso de crema de progesterona entre el día 10 y el 12 de su ciclo menstrual, contando el primer día de su período como el día uno. Continúe hasta un día o dos antes de su período esperado, lo cual para la mayoría de mujeres es entre 26 y 30 días. (Si usted no sabe cuánto dura su ciclo es debido a que ha tenido sangrado irregular, o si su ciclo ha sido muy largo o corto, use su intuición y escoja un día). Si su período comienza antes de su último día seleccionado, deje de usar la crema y comience contar una vez más al día 10,11 o 12. Puede tomarle de dos a tres ciclos descubrir la sincronía de su cuerpo.

Puede ser perfectamente normal tener un ciclo menstrual tan corto como 18 días y tan largo como 32 días. Si su ciclo es más corto o más largo que el promedio, utilice el siguiente método para determinar cuándo usar la crema: Use el calendario para averiguar cuánto esperar el primer día de su próximo periodo, luego cuente hacia atrás dos semanas. Aquí es cuando usted debería de comenzar a usar la crema. La razón para esto es que el número de días desde el día 1 de su período, hasta el día que usted ovula, puede variar bastante, pero para casi todas los mujeres el número de días entre la ovulación y el comienzo del siguiente período es de 14 días. Cuanto más cerca se pueda llegar a tomar la progesterona, cuando la ovulación o justo después, estará más en sintonía con su propio ciclo.

Aún si puede decir que a ovulado, esto no significa que no necesita la suplementación de progesterona. La ovulación no garantiza la producción continua de progesterona a través de la fase lútea. En muchas mujeres, la producción de progesterona puede caer después de la ovulación y se vuelven estrógeno dominantes una vez más una semana antes de su período. Esto se llama *falla de la fase lútea*, y es común en las mujeres americanas después de los 35 años. La falla de la fase lútea es una causa común de ciclos irregulares y de infertilidad.

Puede tomar hasta tres meses de uso de progesterona para reestablecer los ciclos menstruales normales. Cuando las mujeres se aproximan a la menopausia, la producción de estrógeno se vuelve variable. Bajo estas circunstancias, sería muy irreal esperar tener ciclos regulares, aún con la crema de progesterona.

Es mejor sincronizar su suplementación de progesterona con los ciclos hormonales de su cuerpo como sea posible. La disfunción menstrual es normalmente el resultado de más que sólo la deficiencia de progesterona. Los factores como el estrés, la dieta y el cortisol o la hormona tiroides juegan un papel importante en este asunto. La cooperación entre el hipotálamo, la glándula pituitaria, y los ovarios puede estar fuera de sincronía debido a que el cuerpo está fuera de balance. El agregar progesterona en el momento justo y en las cantidades adecuadas ayuda a este complejo sistema a retomar su equilibrio.

La ovulación comienza frecuentemente a ser irregular de ocho a 10 años antes de la menopausia. Cada ciclo anovulatorio envía a la mujer más profundamente hacia la dominancia de estrógeno tan pronto como las reservas de progesterona en la grasa corporal son agotadas.

Las mujeres muy delgadas con muy poca grasa corporal entran en la dominancia de estrógeno mucho más rápido. En las mujeres que tienen mucho tiempo con deficiencia de progesterona, su grasa corporal carece de progesterona. En esas mujeres, los primeros uno o dos meses son usados para reabastecer las reservas en la grasa corporal, así que tiene sentido usar altas dosis durante este tiempo. Después de dos o tres meses de usar progesterona, la dosis puede ser reducida con un buen efecto. Las mujeres que comienzan a usar ¼ de cucharada de la crema dos veces al día (40 mg por día) dos semanas antes de su período, usualmente se dan cuenta de que pueden reducir la dosis a la mitad (20 mg por día) para estas mismas dos semanas cada mes y aún tener buenos resultados.

No podemos enfatizar suficientemente que la línea de fondo en el dosificamiento de la progesterona siempre es observar efectos fisiológicos. ¿Han mejorado sus síntomas SPM? ¿Está aumentando menos de peso antes de sus periodos? ¿Sus fibroquístos de pecho o útero se han reducido? ¿Ya no cambia de humor? ¿Es menos ansiosa? Se trata de encontrar la dosis que corrige el problema, y luego reducir esta dosis al mínimo necesario para mantener el efecto deseado.

Instrucciones para la mujer menopáusica

La mayoría de mujeres menopáusicas puede simplemente usar de 10 a 15 mg de progesterona diariamente por 24 a 26 días seguidos del mes calendario. Muchas mujeres encuentran que es más fácil empezar usando la crema el primero de cada mes y parar desde el día 24 o 26 hasta el próximo mes. Otras mujeres prefieren tomar su descanso hormonal los primeros cinco a seis días del mes calendario y luego usar la crema hasta el fin del mes. Es mejor usar la crema en dosis divididas: la mitad antes de ir a la cama y otra mitad en la mañana. Sin embargo, si eso no le funciona bien a usted, no se preocupe, sólo escoja un momento del día cuando le es más conveniente usarla y aplique toda la dosis.

Instrucciones para la mujer premenopáusica que menstrúa pero no ovula

Los ensayos salivarias que se hacen durante el ciclo lúteo o mitad de ciclo, cuando los niveles de progesterona deberían estar normalmente más altos, pueden determinar si usted está teniendo ciclos anovulatorios. Si sus niveles de progesterona estan bajos, esto indica ya sea que usted no ha ovulado o que el folículo es incapaz de producir la cantidad apropiada de progesterona. El Dr. David Zava encuentra con la prueba de saliva, que la anovulación está asociada normalmente con niveles bajos de estradiol y progesterona, y ocurre frecuentemente en las mujeres que han tenido control natal, particularmente Depo Provera. Estas mujeres frecuentemente sufren los síntomas característicos de la deficiencia de estrógeno y progesterona.

En contraste, la ovulación con insuficiencia lútea está asociada con estrógeno alto y baja progesterona, junto con un huésped de síntomas de dominancia de estrógeno. Si usted tiene síntomas de dominancia de estrógeno, eso es un muy buen indicador de que su producción de progesterona es inadecuada. Su profesional de la salud puede ayudarle a determinar dónde está usted.

En un estudio de un grupo de 18 mujeres con ciclos regulares, con un promedio de edades de 29. 7 (39%), se descubrió que eran anovulatorias y no estaban produciendo progesterona durante la fase lútea. Muchas mujeres que aparentan ser normales por su grupo de edad, no ovula y tienen niveles muy bajos de progesterona.

Si ésta es usted, trate de usar un tercio del contenedor de dos onzas de crema que contiene aproximadamente de 900 a 1,000 miligramos por contenedor desde el momento de la presunta ovulación, hasta un día antes de su período (1/8 de cucharada dos veces por día). Eso le dará cerca de 300 mg de progesterona por mes. Ya que la progesterona producida diariamente por las mujeres con un buen funcionamiento de los ovarios va desde 12 a 24 mg por día, su meta es reestablecer la progesterona a estos niveles normales.

La sensibilidad de las mujeres hacia las hormonas difiere tremendamente, así que su dosis dependerá en su sensibilidad individual. Debido a que la progesterona es una hormona segura, no tema experimentar un poquito para encontrar la dosis que mejor le acomode. Lo que es normal para una mujer no es necesariamente normal para otra. Como se mencionó previamente, en la mujer premenopáusica que ha tenido deficiencias de progesterona por años, es común que la aplicación inicial de progesterona causará retención de líquidos, dolores de cabeza y senos hinchados-- síntomas de dominancia de estrógeno. Esto ocurre porque los receptores de estrógeno apagados por la deficiencia de progesterona se están "despertando." Es importante recordar que estos síntomas usualmente desaparecerán de dos semanas a dos o tres meses.

Instrucciones para las mujeres con endometriosis
La endometriosis involucra pequeñas isletas de tejido endometrial distribuidas aquí y allá alrededor del útero,

otros órganos pélvicos, la pared del colon y hasta en los pulmones. Aunque la causa no es clara, estas isletas de tejido endometrial responden al estrógeno como lo hacen las células endometriales en el útero-- se llenan con sangre cada mes, causando dolor severo. Durante el embarazo, la endometriosis cede, sólo para recurrir después del embarazo cuando los periodos normales regresan. Esto sugiere que los altos niveles de progesterona durante el embarazo inhiben la endometriosis estimulada por estrógeno.

Durante los ciclos menstruales regulares, la producción de estrógeno aumenta alrededor del día siete al ocho de cada ciclo y cae más o menos un día antes de que comience su período. La producción de progesterona, por otro lado, comienza después de la ovulación (alrededor del día 12), alcanzando niveles algunos cientos de veces más grandes que el estrógeno, y cae abruptamente más o menos un día antes del periodo. Usando este concepto como modelo, la progesterona transdermal puede ser aplicada en dosis similares a aquellas de las del embarazo temprano, empezando en el día ocho y continuando hasta el día 26 de un ciclo de 28 días. La experiencia muestra que este tratamiento es efectivo frecuentemente, aliviando los síntomas de la endometriosis. Su meta es encontrar la dosis más baja de progesterona necesaria para controlar la estimulación endometrial.

Durante las primeras semanas del embarazo, la producción de progesterona se duplica o triplica, desde los 12 a 24 mg por día normales a los 40 a 60 mg por día. Estos niveles son fácilmente alcanzados usando ¼ de cucharada de crema de progesterona dos o tres veces al día durante estos 18 días del ciclo. Se encuentra el éxito usando un bote o tubo de dos onzas de la crema recomendada en cada ciclo. La mejoría es notoria después de algunos meses de uso de crema de progesterona de este modo. Si no se ve mejoría en dos meses, la dosis puede ser aumentada a una onza por semana, puede tomar hasta seis meses para que los síntomas sean controlados, y aún entonces puede que no se disipen por completo. Si los síntomas desaparecen eventualmente, la dosis de progesterona puede ser disminuida gradualmente para encontrar la dosis efectiva más baja. (De otra manera use la dosis que sea más efectiva para controlar los síntomas). Esto usualmente debe continuarse hasta que la menopausia pase, ya que las recurrencias son comunes y la protección con progesterona baja demasiado. Si ocurre un estallamiento, aumente la dosis al nivel efectivo previo. Si las dosis altas de crema de progesterona le dan sueño, es una señal de que está tomando demasiada. Reduzca la dosis hasta que la somnolencia desaparezca.

Instrucciones para las mujeres con fibroides uterinos

Las mujeres con fibroides son frecuentemente estrógeno dominantes y tienen niveles bajos de progesterona. En las mujeres con fibroides más pequeños (del tamaño de una mandarina o más pequeños), cuando la progesterona se restaura a niveles normales, los fibroides frecuentemente se encogen un poquito y dejan de crecer, lo cual es probablemente debido a la habilidad de la progesterona para ayudar a acelerar la limpieza de estrógeno del tejido. Si este tratamiento puede continuarse a través de la menopausia, a veces la histerectomía puede evitarse.

Sin embargo, algunos fibroides, cuando alcanzan cierta "masa crítica" son acompañados de la degeneración o muerte de las células en la parte interior de los fibroides, y tendrá una interacción con los glóbulos blancos, que terminará en la creación de más de estrógeno dentro del fibroide mismo. También contienen factores de crecimiento que son estimulados por la progesterona. Bajo estas circunstancias, el extirpamiento quirúrgico del fibroide (miomectomía) o del útero (histerectomía) puede hacerse necesario. Cuando piense en tratar fibroides pequeños, debe pensar en términos de mantener su estrógeno tan bajo como sea posible, y cuando trate fibroides más grandes, todas las hormonas deben mantenerse tan bajo como sea posible.

El tomar estrógeno si tiene fibroides, estimulará su crecimiento. Si usted es estrógeno dominante, es importante usar suplemento de progesterona, usualmente en dosis de 20 mg por día durante la fase lútea del ciclo. A veces esto funciona para atrasar o detener el crecimiento del fibroide, y a veces esto no ocurre. Vale la pena intentar. Reducir el estrés, aumentar el ejercicio y reducir las calorías también son buenas estrategias para retrasar el crecimiento del fibroide.

Instrucciones para mujeres con fibroquístos en los senos
Los fibroquístos en los senos son quistes fibrosos llenos de fluido, usualmente sensibles y dolorosos, más durante los últimos siete a ocho días del ciclo menstrual, debido primordialmente a la dominancia de estrógeno por un largo periodo de tiempo. Este es un signo de que sus ovarios no están produciendo suficiente progesterona. Los fibroquístos de seno responden notablemente bien a la progesterona tópica, un hecho que los franceses reconocieron hace algunos 30 años.

La crema de progesterona, a 15 a 20 mg por día, desde la ovulación hasta el día o dos antes de que comience su período, usualmente dará por resultado el regreso del tejido del seno a lo normal en tres a cuatro meses. Algunas de mis pacientes encontraron útil aplicar la crema de progesterona en los senos cada pocos días. También puede tomar 400 UI de vitamina E antes de ir a dormir, así como 300 mg de magnesio y 50 mg de vitamina B6 a diario, para muchas mujeres esto ayuda a cortar la cafeína (café y otras bebidas), y reducir los azúcares y las levaduras refinadas en la dieta. Una vez que los fibroquístos están bajo control, la progesterona natural es usualmente disminuida al mínimo necesario para ayudar a prevenir la recurrencia.

Instrucciones para mujeres que usan suplemento de estrógeno
Algunas mujeres que tienen sangrados irregulares, son recetadas con estrógeno por sus doctores. Esta es una

práctica equivocada. Los períodos irregulares se deben más frecuentemente a la deficiencia de progesterona. Sin el aumento normal y caída de la progesterona cada ciclo, el útero no sabe cuándo derramar su cubierta. No existe una buena razón para dar estrógeno a una mujer que aún está menstruando. A menos que usted esté cerca de la menopausia o experimentando evidentes síntomas de deficiencia de estrógeno como son los bochornos, sudoración nocturna y resequedad vaginal, el hecho de que usted esté menstruando indica que no es deficiente de estrógeno.

Algunas reducen la dosis de estrógeno a la mitad cuando agregan la progesterona, y gradualmente la reducen para encontrar la dosis correcta, lo cual no es ningún suplemento. Aproximadamente dos tercios de las mujeres de hasta 80 años continúan haciendo suficiente estrógeno después de la menopausia, y por lo tanto no necesitan estrógeno.

La prueba de saliva usualmente muestra 1 a 2 pg/ml de estradiol. El índice saludable de progesterona al estradiol es de 200 o 300 a 1. Por lo tanto, usted querría que el nivel de progesterona estuviera alrededor de 400 a 500 pg/ml. Sin la suplementación de progesterona, el nivel de progesterona en la saliva es frecuentemente menor a 50 pg/ml. Además de la deficiencia de progesterona, muchas mujeres son deficientes de testosterona. La prueba de saliva es invaluable para el balance apropiado de las hormonas. Si usted usa tabletas de estrógeno y necesita media dosificación, las tabletas pueden partirse la mitad.

Los parches de estrógeno dan una baja y estable cantidad de estrógeno y en este sentido imitan más de cerca la producción de los ovarios. Muchos de los parques disponibles están sobredosificados, lo que lleva a subir de peso, retención de líquidos y otras señales de dominancia de estrógeno. Los productores de estos parches no usan pruebas de saliva sino que aumentan la dosis de estrógeno hasta que aparece en los análisis de suero. Algunos de los parches más recientes son hechos como un panal de abejas y pueden cortarse en pedazos para usar dosis más pequeñas. Además, muchas mujeres descontinuaron el uso del parche por la irritación en la piel producida por el adhesivo.

También existen cremas de estrógeno, que funcionan muy bien, pero como los parches, tienen en dosis excesivas. Aquí, otra vez, la prueba de saliva ayuda a restablecer la dosificación apropiada.

Instrucciones para problemas específicos de la premenopausia

Para mujeres con SPM. La SPM usualmente involucra al estrés y altos niveles de la hormona cortisol. El cortisol en exceso no sólo reduce la producción de progesterona sino que también compite con la progesterona por los receptores comunes, así que puede necesitar una dosis más alta de progesterona de lo usual. En los primeros dos meses, es común usar un contenedor completo de dos onzas del día 10 al 12 hasta el día 26 al 30. Las mujeres tratando el SPM, pueden intentar usar la crema en un patron "in crescendo", con pequeñas aplicaciones en la noche comenzando en el día 10 al 12 y gradualmente aumentando a dos aplicaciones por día por la mañana y por la noche. Termine en los últimos tres o cuatro días con aplicaciones más grandes, o aplicando la crema tres veces al día. Cuando los síntomas cedan, la dosis puede ser reducida para encontrar la dosis más baja efectiva. Ya que el SPM es un síndrome con múltiples factores causales, es prudente buscar ayuda en los asuntos del manejo del estrés, la dieta y otros consejos nutricionales.

Para mujeres con migraña menstrual. Use progesterona natural durante el los 10 días antes de su período (el día 16 al 26). Mis pacientes quienes sienten la característica "aura" que usualmente precede a las migrañas, aplican ¼ de cucharada hasta que los síntomas cesan (esto ocurre usualmente en sólo una o dos aplicaciones). También puede aplicar la crema directamente a su cuello o las sienes.

Instrucciones para las mujeres que han tenido una histerectomía o una ovariotomía

Histerectomía completa, un término que algunos doctores usan inapropiadamente para referirse al retiro quirúrgico de ambos, el útero y los ovarios, también se conoce como "menopausia quirúrgica," y lo abrupto de esta es duro para el cuerpo. Si usted ha tenido una ovariotomía, todas las hormonas que producen los ovarios se pierden. El reemplazo de hormonas en estas circunstancias debe incluir estrógeno de baja dosis y crema de progesterona natural en dosis fisiológicas normales por 24 a 26 días del mes calendario. Muchas mujeres, después de la ovariotomía, tienen deficiencia de testosterona, lo que causa a bajos niveles de energía, depresión y falta de líbido. La mejor manera de confirmar el diagnóstico, es midiendo los niveles de testosterona "libre" (como en el ensayo de la hormona de la saliva), y no por medio de las análisis regulares de sangre. Si la deficiencia de testosterona está presente, puede ser tratada efectivamente con testosterona transdermal en dosis tan bajas como 0.15 mg por día. (Vea el capítulo 20 para detalles en el suplemento de testosterona).

El restaurar el balance hormonal en las mujeres castradas requiere atención a las tres hormonas sexuales. Si sólo se ha removido el útero (histerectomía), los niveles de progesterona caen en uno a dos meses, y los niveles de estrógeno caen en uno o dos años, como en la menopausia normal. Debido a que la histerectomía reduce seriamente el flujo de sangre hacia los ovarios, el balance hormonal es un poco más complejo que con la menopausia ordinaria. Se debe poner atención al estrógeno, progesterona y testosterona como en la pérdida de hormonas por ovariotomía. Como se estableció antes, bajo ninguna circunstancia debe darse estrógeno sin progesterona.

¿La crema de progesterona elevará los niveles de mis otras hormonas?

Esto ha sido probado extensamente por el Dr. David Zava del laboratorio ZRT usando pruebas de nivel de hormona en la saliva y la respuesta es no, la crema de progesterona no aumenta los niveles de otras hormonas. El cuerpo usa progesterona endógena para crear otras hormonas, pero esto no ocurre con la progesterona suplemental. El uso de suplemento de progesterona en alguien que tiene deficiencia mantendrá a los receptores de estrógeno trabajando eficientemente, y mejorará la función tiroidal.

¿Puedo usar progesterona natural y estoy tomando píldoras anticonceptivas?

La respuesta honesta a esta pregunta es que no estoy seguro. Sospecho que las progestinas más potentes en las píldoras de control natal bloquearán a la progesterona de sus receptores, pero la progesterona tiene muchos efectos en diferentes partes del cuerpo, así que podría tener algo de beneficio. Por otro lado, no está claro si la progesterona interferirá con la acción de los contraceptivos orales o no. Sospecho que no, pero no estoy seguro. Se necesita más investigación para estudiar esta cuestión.

Si yo soy menopáusica y tomo progesterona, ¿otra vez comenzarán mis periodos?

No acostumbradamente. La acumulación de sangre en el útero es estrictamente una función del estrógeno. En la menopausia, la producción de estrógeno no cae a cero; cae a un nivel justo más bajo que el necesario para los periodos mensuales. Es probable, sin embargo, que la producción de progesterona se acerque al cero. Sin progesterona, los receptores de estrógenos son menos sensibles. Cuando se restablece la progesterona, los receptores de estrógeno se hacen más sensibles, esto es, es más probable una respuesta al estrógeno. Por lo tanto algunas mujeres pueden notar que después de una semana o dos de progesterona puede ocurrir un sangrado vaginal debido a su propio estrógeno. En ese punto, una mujer puede detener la progesterona por una semana y luego comenzar otra vez por tres semanas, como lo haría si estuviera menstruando. El ciclo debería ser tres semanas de progesterona y una de descanso. Durante la semana de descanso de la progesterona, puede haber algún sangrado. Esto se debe a la persistencia de la producción de estrógeno, que disminuirá con el tiempo. Esta es la ventaja de detener la progesterona por una semana cada mes: esto permite a la acumulación de sangre inducida por el estrógeno derramarse si esta ahi.

Después, cuando no ocurre ningún sangrado menstrual, se puede continuar con la progesterona en base al calendario: 24 días de progesterona, luego deteniéndose por el resto del mes. En casos de que el manchado persista o haya sangrado vaginal, consulte a su médico.

Dónde encontrar progesterona natural

En este momento, la crema de progesterona natural está disponible con o sin receta en las farmacias. Usted puede encontrarla en las tiendas de productos para la salud y es fácil de encontrar en el Internet. Asegúrese de que es real. Si la etiqueta dice "extracto de ñame silvestre", no compre el producto sin llamar o enviar un correo a la compañía y confirmar que contiene la cantidad necesaria de progesterona y que no sea diosgenina o dioscorea, que son los precursores de la progesterona de laboratorio, y no se "convierten" en progesterona en el cuerpo.

Su doctor puede ordenar una crema de progesterona de una farmacia, pero tenga cuidado con las cremas "10%" que contienen cantidades muy altas de progesterona. Tomar una dosis más alta de la recomendada no contribuye al balance hormonal. Yo recomiendo una crema de 1.6% por peso, con cerca de 450 a 500 mg de progesterona por onza. En ¼ de cucharada de crema, es una cantidad de 15 a 20 mg de progesterona.

Muchas cremas de progesterona natural contienen ingredientes que no son progesterona, que pueden ser activos, incluyendo "el extracto de ñame silvestre", el cual es usualmente diosgenina, así como una variedad de hierbas y aceites aromáticos. No sabemos cuáles son las activas y cuales no, o qué efectos bioquímicos pudieran tener o no estos ingredientes, ni tampoco sabemos qué efecto pudieran tener cuando se usan por mujeres que están embarazadas o lactando. En una investigación extensa de cientos de hierbas usadas tradicionalmente para desequilibrios hormonales, el Dr. David Zava no ha identificado aún una que tenga la actividad similar a la de la progesterona natural. Por esta razón, sentimos que las cremas de progesterona que contienen hierbas deberían evitarse por las mujeres que están tratando de embarazarse, o están embarazadas o están lactando. A las mujeres que hacen esta selección se les aconseja usar una de las cremas que contienen sólo progesterona como ingrediente activo. (Esto no quiere decir que los otros ingredientes no sean útiles para las mujeres con desequilibrios hormonales-- sospechamos que probablemente lo son).

Algunas hierbas se han usado tradicionalmente para detener el embarazo, para inducir periodos menstruales, o para inducir la labor. En esta investigación, el Dr. Zava ha descubierto que esta hierbas interactúan con los receptores de progesterona pero no activan al receptor de la misma manera que la progesterona natural. De hecho, muchas se comportan más como la antiprogesterona, que es consistente con su uso.

Si una crema de progesterona se siente granulosa, probablemente signifique que la progesterona se ha precipitado y debe regresarla o cambiarla. No use cremas que contienen DHEA o cualquier otra hormona aparte de la progesterona.

Al final de este libro usted encontrará una lista de crema de progesterona que contienen la dosis de progesterona que yo recomiendo. Los fabricantes no han pagado para estar en esta lista, se ofrece como un servicio a mis lectores.

Un recordatorio final

Este capítulo ha cubierto bastante terreno en lo que concierne al uso de la progesterona natural. He explicado porqué la progesterona transdermal es el sistema preferido. Las ventajas de la aplicación transdermal es que son absorbidas más gradualmente y evitan el paso por el hígado. Las gotas sublinguales son absorbidas muy rápidamente y también son excretadas más rápidamente que la aplicación de crema transdermal. También expliqué por qué la prueba hormonal de saliva es superior a la de sangre. Es importante pensar en términos de dosificación fisiológica, más que en la dosificación farmacológica, y el conocimiento del estado de las hormonas "libres" es la clave. Tenga en mente que las personas difieren; no estamos hechos con el mismo molde. La individualización en el balanceo hormonal es necesaria. Saber cómo funcionan las cosas es una gran ventaja para hacer lo correcto.

CAPITULO 20

CÓMO UTILIZAR EL ESTRÓGNO, LA DHEA, LA PREGNENOLONA, LOS CORTICOSTEROIDES, LA TESTOSTERONA Y LA ADROSTENEDIONA

Si usted es realmente deficiente en una hormona esteroide, probablemente sea una buena idea suplementarla, pero nunca al punto de crear un exceso. Al suplementar hormonas esteroides siempre recuerde: Balance óptimo significa riesgo mínimo y efectos secundarios. Esto significa hacerse un examen de nivel hormonal en la saliva cuando empiece a usar suplementos. Si sus síntomas se resuelven, sus niveles hormonales probablemente estan bien; si no, puede hacerse una prueba seis meses después de la suplementación para ver qué es lo que sigue en desequilibrio. Si usted está en riesgo de cáncer de mama o de una recurrencia a la enfermedad, yo recomiendo que no use suplemento de hormonas, excepto por la progesterona, a menos que sus niveles hormonales sean más bajos de lo normal. Aún así, si usted sabe que no va a llevar cuenta cuidadosa de sus niveles hormonales mientras toma los suplementos, entonces no lo haga.

Si usted tuvo una histerectomía, o tiene bochornos y sudoraciones nocturnas, o no tiene líbido o está perdiendo masa ósea, aún cuando use cremas de progesterona, suplementar el estrógeno y/o la testosterona, es una consideración. Es importante hacerse una prueba de nivel hormonal en la saliva primero, para asegurarse de que los síntomas que usted experimenta son realmente una deficiencia o desequilibrio hormonal. Por ejemplo, si ha tenido cáncer de mama, su baja líbido puede tener mucho que ver tanto con el trauma emocional como con la baja testosterona, y usted no quiere agregar testosterona a su cuerpo a menos que sea verdaderamente necesario.

Estrógeno

Cerca de un tercio, un 35% de mujeres post menopáusicas (usualmente aquellas con menos grasa corporal) pueden beneficiarse de la suplementación de estrógeno en dosis bajas. Las dosis de estrógeno en el TRH son típicamente más grandes de lo que una mujer post menopáusica necesita. Las sobredosis de estrógeno prescritas a mujeres post menopáusicas son un gran factor en la causa de muchas de las enfermedades que padecen.

Como el Dr. Cummings et al. descubrió en un artículo publicado en 1998 en el *New England Journal of Medicine*, cuando medía los niveles de estradiol en mujeres post menopáusicas entre los 65 y 80 años de edad, sólo un tercio de ellas tenían deficiencia de estrógeno. También fue descubierto que las dosis de estrógeno en la TRE o la TRH, eran de ocho a 10 veces más altas de lo necesario. En un reporte reciente de *Lanceta*, por ejemplo, la dosis de estradiol para un efecto óptimo en los huesos en las mujeres con osteoporosis era de 0.25 miligramos por día más que el 1 a 2 miligramos aplicados usualmente. Tome en cuenta el hecho de que la progesterona no funcionará sin al menos un poco de estrógeno para preparar a sus receptores.

Después de una histerectomía total, el problema es un poco diferente. Cuando se quitan los ovarios, también se quitan todas las hormonas producidas por ellos. Comúnmente, los doctores recetan sólo estrógeno. Esto es un error; estas mujeres en realidad necesitan progesterona, no sólo para su propio beneficio, sino también para balancear el estrógeno suplemento. Nadie debe de tomar estrógeno sin progesterona.

Si usted está tan inclinada, puede intentar usar algunos de los más suaves fitoestrógenos primero, como comiendo más soya, o extracto de trébol rojo, y vea si eso ayuda a aliviar sus síntomas. Si usted no tiene riesgo de cáncer de mama, entonces está bien usar las cantidades apropiadas de estrógeno, *si lo necesita*.

Los estrógenos naturales para humanos son la estrona, estradiol y estriol. Toda la evidencia disponible que tenemos indica que el estriol es seguro de usar para controlar los síntomas de la menopausia y que hasta puede proteger contra el cáncer de mama. La investigación esta dividida en que si el estriol construye hueso, pero las indicaciones son de que tiene al menos algunas propiedades que construyen huesos. Si usted está experimentando resequedad vaginal, sudoración nocturna, o bochornos, usted podría intentar el suplemento de estriol, el cual está disponible con receta en la farmacia.

No podemos enfatizar lo suficiente que ninguna mujer, con o sin útero u ovarios, nunca debe tomar estrógeno de ningún tipo sólo. Siempre debe ser combinado con progesterona natural.

La dosificación de estrógeno puede variar bastante de mujer a mujer, y su efecto es variable dependiendo de si usted está usando dosis orales o cremas. Ya que el estrógeno es una hormona con prescripción solamente, yo recomiendo que usted trabaje con su doctor para descubrir la dosis más baja que aliviará sus síntomas y que usted use regularmente las pruebas de nivel hormonal en la saliva para llevar cuenta de sus niveles de estradiol y de estrona.

DHEA

Cuando a las personas con bajos niveles se les da DHEA, tienden a experimentar un aumento en la energía, la función inmune, la habilidad para adaptarse al estrés, sentimiento de bienestar e instinto sexual. La DHEA puede tener efectos masculinizadores en las mujeres, y en exceso puede tener el efecto opuesto de las dosis bajas, aumentando su riesgo de diabetes y cardiopatía. Esto sucede más en las mujeres que en los hombres. Si usted comienza a ver cambios como acné, pérdida del cabello o crecimiento de cabello facial, deje de tomarlo o reduzca su dosis. Estos efectos secundarios son reversibles al descontinuar su uso.

El suplemento de DHEA se puede convertir en estrógeno y teóricamente puede aumentar los niveles de estrógeno más de lo que usted desea. Investigaciones recientes muestran que tiene un efecto estimulante en las células de los senos, particularmente cuando el estrógeno está bajo. De cualquier modo, otros estudios han demostrado una asociación entre los niveles bajos de DHEA y la metástasis del cáncer de mama, pero los estudios epidemiológicos no han encontrado una asociación entre los niveles de DHEA y el cáncer de mama.

Por lo tanto, si sus niveles de DHEA están bajos, tomar lo suficiente para reestablecer los niveles normales puede ser benéfico, pero tome en cuenta que el exceso de DHEA puede ser peligroso. Si decide usarlo, vigile de cerca sus niveles hormonales en general, haciéndose pruebas cada seis meses más o menos.

La dosis recomendada de DHEA para mujeres, es de cinco a 10 mg por día. Si usted checa sus niveles de DHEA en un prueba de sangre, recuerde que éste, esta en una forma relativamente inactiva. La prueba de saliva es una medida más precisa para medir el DHEA activo en la sangre.

Pregnenolona

La pregnenolona está hecha del colesterol por las mitocondrias y es el compuesto en las células del cual la DHEA, la progesterona, los estrógenos, el cortisol y la testosterona son creados. Puede parecer que tomar grandes dosis de pregnenolona pudiera ser una buena manera para alcanzar el balance hormonal, dándole al cuerpo lo que necesita para hacer otras hormonas esteroides. Desafortunadamente, no funciona necesariamente de esa manera. La pregnenolona es un intermediario en la biosíntesis de otras hormonas esteroides. Si los ovarios o testículos han perdido la habilidad para crear estas hormonas esteroides, la presencia de la pregnenolona no cambiará la situación. En otras palabras, si sus ovarios están funcionando bien, el suplemento de pregnenolona puede convertirse en otras hormonas esteroides. Si sus ovarios no funcionan bien, podrían no ser capaces de usar la pregnenolona para hacer otras hormonas-- la pregnenolona no es una manera confiable de suplementar hormonas.

La pregnenolona aparentemente tiene algunos beneficios en los síntomas de la artritis reumatoide. Aquellas que tienen esta enfermedad autoinmune podrían intentar de 10 a 50 mg tres veces al día. Déle al menos un mes para trabajar. Algunos clínicos usan dosis de 100 a 200 mg por día, pero por favor use estas cantidades sólo bajo la supervisión de un profesional de la salud, quien monitoreará su salud.

Los investigadores han descubierto recientemente que la pregnenolona bloquea los receptores del neurotransmisor GABA (ácido gamma aminbutírico). Los altos niveles de GABA pueden tener el efecto de bloquear la memoria y la pregnenolona parece compensar ese efecto. También aumenta la actividad de las células cerebrales. Aquellos que tienen problemas para aprender o recordar pueden beneficiarse de 50 a 100 mg de pregnenolona entre los alimentos, pero una vez más, con estas dosis por favor trabaje en sociedad con un profesional de la salud y monitoree sus niveles hormonales.

Los corticosteroides

Los corticosteroides son hechos por la corteza suprarrenal en respuesta al estrés de largo plazo. Incluye el cortisol, que es un glucocorticosteroide que regula la respuesta inmune, se opone a la insulina y estimula la conversión de proteínas a glucosa en el hígado (gluconeogénesis).

Otros corticosteroides como la corticosterona, ayudan a regular el balance mineral. La aldosterona es la más potente de éstas, actuando en el túbulo renal (riñón) para promover la retención de sodio y el exceso de secreción de potasio. También puede llamar a estas hormonas *cortisonas*, que es el término genérico de las hormonas de la corteza suprarrenal. Éstas hormonas responden a cualquier estresante que aumente el requerimiento de energía. El ayuno, la infección, el ejercicio en exceso, el dolor o el estrés emocional estimulan la secreción de una hormona liberadora del hipotálamo en el cerebro, que le dice a las suprarrenales que segreguen cortisol extra. También hay un ciclo diario regular de liberación de cortisol en el torrente sanguíneo, con picos en la mañana y tarde y bajas en la media tarde, y durante el sueño profundo.

El cortisol es extremadamente importante para sobrevivir cuando surge el estrés de cualquier índole. Si un animal puede estar libre de estrés, la falta de cortisol no amenaza su vida. Pero sin los corticosteroides, no podríamos sobrevivir ni el más ligero estrés. Las personas a quienes se les han removido sus glándulas suprarrenales o aquellas personas cuyas suprarrenales no hacen suficiente cortisol, están en peligro de morir hasta de la enfermedad más ligera. Éstas personas deben usar un reemplazo del cortisol por el resto de sus vidas, aumentando su dosis ante cualquier señal de estrés extra o infección. El exceso de cortisol, por otro lado, crea un amplio rango de efectos secundarios incluyendo la obesidad, glucosa elevada, hipertensión, cara de luna, acumulación grasosa llamada "joroba de búfalo" detrás del cuello y tórax superior, osteoporosis, fácil amordazamiento, una susceptibilidad a las infecciones por hongos y desórdenes del sistema inmune. Si es producido por estimulación excesiva por hormonas prioritarias, lo que resulta es una enfermedad llamada enfermedad de Cushing. Si resulta de una producción excesiva suprarrenal independiente del control pituitario, la enfermedad se llama el síndrome de Cushing.

El estrés crónico conduce a altos niveles de cortisol crónicos en el torrente sanguíneo, lo que lleva a una necesidad más grande de ambas DHEA y progesterona para mantener el balance. Además de los síntomas de la enfermedad de Cushing y el síndrome, el cortisol crónico excesivo es tóxico para las células del cerebro y en altas concentraciones puede causar pérdida de la memoria a corto plazo. Una vida de niveles de cortisol altos también puede ser la causa primaria de la enfermedad de Alzheimer y la demencia senil. El cortisol alto también puede ser la causa primaria de la osteoporosis porque bloquea los efectos de la progesterona que construyen huesos. El cortisol alto también bloquea la acción de las hormonas esteroides y la tiroides.

La manera en que esta hormona se usa en la medicina convencional es otro buen ejemplo de la diferencia dramática entre la dosificación fisiológica y la farmacológica con las hormonas. Las personas que toman medicamentos poderosos de cortisona sintética como el prednisone, prednisolone, y dexamethasone, por sus efectos antiinflamatorios, sufren efectos secundarios como la hinchazón de la cara, acné, crecimiento del cabello facial y corporal, baja resistencia a la infección, aumento de peso, irregularidades menstruales y problemas fisiológicos que van desde la depresión hasta la ansiedad y la psicosis. Con su uso a largo plazo, estos medicamentos causan que la producción de cortisol suprarrenal se apague por completo, y luego detener el medicamento podría tener complicaciones fatales.

En contraste, la hidrocortisona natural o acetato de cortisona, usada en pequeñas dosis varias veces por día, tiene muy poca incidencia de efectos secundarios, y ha sido usada con éxito para tratar los síntomas de la insuficiencia suprarrenal. Suplementar la hidrocortisona natural o acetato de cortisona en dosis de 2.5 a 5 miligramos de dos a cuatro veces por día, puede ser seguro y efectivo para reabastecer las suprarrenales agotadas. (Tomarlo demasiado tarde en el día puede causar insomnio, así que ajuste su dosificación apropiadamente, o ya no lo tome tarde en el día). El uso apropiado de cortisol natural puede corregir problemas tan diversos como el asma, la artritis reumatoide y la fatiga crónica. Sin embargo, es muy importante combinar el suplemento de cortisona con mucho descanso, buena nutrición y balance hormonal, con la meta de sanar las glándulas suprarrenales y no tener que usarlo a largo plazo. Una vez que haya balanceado su cuerpo, puede usarlo ocasionalmente cuando sea necesario, lo cual usted sabrá por los síntomas.

Yo sugiero que use suplemento de cortisona natural bajo las instrucciones de un profesional, porque aún la cortisona natural no es segura si la toma demasiado, y es un balance muy delicado de mantener. Si la toma cuando no la necesita realmente, puede causarle problemas.

Si no tiene síntomas de deficiencia de cortisol pero vive una vida extremadamente agitada, trabajando y haciendo deporte sin tomar tiempo suficiente para dormir y relajarse, probablemente está usted haciendo demasiado cortisol. Aún si sus suprarrenales pueden sostener ese tipo de energía sin fallar nunca, usted aún corre el riesgo de tener niveles altos de cortisol crónicos. La salud óptima se obtiene con el balance de la actividad y descanso.

La testosterona

Si usted ha usado crema de progesterona por al menos seis meses y aún tiene baja líbido, cheque sus niveles de testosterona y de DHEA para ver si el problema puede deberse a bajos andrógenos. Usted debe primero checar sus niveles de andrógenos para asegurarse de que la baja líbido es causada por bajos andrógenos, porque este problema es frecuentemente causado por otros desequilibrios hormonales como la baja tiroides o hormonas de alto estrés como el cortisol. En la prueba de saliva, el Dr. David Zava ha visto muchos casos donde las mujeres han tenido niveles de andrógenos perfectamente normales y a veces altos y baja líbido.

Éstas mujeres usualmente tuvieron otros problemas como alto estrés y síntomas de baja tiroides causados por la dominación de estrógeno. El estrógeno excesivo o la excesiva terapia de reemplazo de progesterona natural también puede suprimir la líbido, así que si usted está tomando estas hormonas, cheque los niveles de estradiol y progesterona para asegurarse que no está usando demasiado.

La deficiencia de testosterona puede causar pérdida de energía, depresión, lapsos de memoria, resequedad vaginal, incontinencia y pérdida de la líbido. Los síntomas similares a estos para la deficiencia de testosterona también pueden ser causados por el agotamiento suprarrenal o la deficiencia de la tiroides. Estos, también, deben ser revisados por un médico.

El Dr. Zava ha descubierto con la prueba de saliva, que la mayor parte de las mujeres que han tenido una histerectomía total, sufren de bajos andrógenos. Un estudio reciente descubrió que las mujeres después de una histerectomía completa (ovarios removidos), frecuentemente sufren de baja energía, depresión y falta de líbido. Al probar la testosterona "libre" se demostró que estas mujeres eran deficientes de testosterona. La testosterona transdermal, en dosis de 0.15 mg por día, aumenta los niveles de testosterona "libre" cinco veces y alivia efectivamente los síntomas. Los médicos reportan que han usado con éxito dosis de 0.15 a 1 mg por día, con una dosis promedio para una mujer menopáusica de 0.5 mg por día.

La testosterona está disponible en su forma de crema, gotas sublinguales, tabletas orales y parche transdermal. En una farmacia puede encontrar crema de testosterona y gotas sublinguales. Al cuestionar a los médicos practicantes que usan testosterona suplemento, he encontrado que combinar testosterona y progesterona en una sola crema no se recomienda. Es muy fácil para las mujeres obtener más testosterona de la que necesitan, para poder ajustar sus dosificaciones, si se dan cuenta de los síntomas del exceso.

La testosterona sólo está disponible con receta. Si usted se interesa, hable con su médico. Asegúrese de sólo usar la forma natural, pues los sintéticos son poderosos y pueden tener desagradables efectos secundarios.

La androsteneidona

Esta hormona esteroide es la precursora de la testosterona y los estrógenos, y puede actuar teóricamente como precursor del DHEA. Segregada desde la suprarrenales y los ovarios a la circulación, tiene un trabajo que hacer antes de ser convertida en otras hormonas en el hígado. En mujeres mayores de edad, viaja desde los ovarios hasta las células grasas, donde se convierte en estrógeno.

La andostenediona es un suplemento popular de los físico culturistas, quienes la usan para aumentar sus niveles de testosterona, incrementar la masa muscular, y disminuir el tiempo necesario para recuperarse de ejercicios difíciles. Muchos de los efectos positivos de la testosterona suplemento, incluyendo el aumento de energía, líbido y bienestar general, también se atribuyen a la androsteneidona.

La andostenediona también puede estar involucrada en el mantenimiento de la fuerza de los huesos. Se convierte en estradiol en los huesos mismos, y en estradiol, ayuda a retardar la pérdida de hueso.

No debe haber ninguna razón para que una mujer menopáusica use la androsteneidona.

CAPITULO 21

NUTRICIÓN PARA
HORMONAS SALUDABLES

Este capítulo incluye una sinopsis de cómo llevar sus hormonas de regreso al equilibrio con la ayuda de cambios en su estilo de vida, particularmente una buena nutrición. Como mencioné en la introducción, no quiero que piense que la progesterona es una vara mágica o una píldora mágica. El solo hecho de tomar los pasos en este capítulo para cambiar su dieta y estilo de vida, pueden variar lo suficiente para devolverles el equilibrio a sus hormonas. Cuando damos un ambiente óptimo, nuestros cuerpos son notablemente resistentes y capaces de curarse a sí mismos y restaurar el equilibrio.

La menopausia y la premenopausia no son enfermedades. Son transiciones naturales que no necesitan tratamiento. Si hay síntomas indeseables que acompañan a estos procesos biológicos normales, significa que algo ha salido mal en algunas mujeres. Estos síntomas son usualmente causados por un ambiente poco óptimo, lo que lleva a tensiones que alteran los procesos metabólicos normales, como en las situaciones de estrés, nutrición y más. Mi meta en este capítulo es mostrarle como crear un ambiente nutricional lo más sano posible para usted. Y quiero que sepa que, sin importar qué tipo de estilo de vida haya tenido en el pasado, nunca es demasiado tarde para la salud. Cada paso hacia la mejoría de su salud hará una gran diferencia.

Si usted ha pasado décadas consumiendo alimentos procesados, evitando el ejercicio y exponiéndose a los xenoestrógenos, parecerá un reto tomar los pasos hacia el equilibrio hormonal en un principio. Cambiar los hábitos no es fácil, y muchos de los alimentos procesados son alimentos fáciles, que consumimos cuando estamos molestos o necesitamos alimentarnos. Esto es verdad especialmente por las papitas, los dulces, las galletitas, el helado y los productos horneados. Si usted sabe cuáles son sus alimentos fáciles, por favor no intente eliminarlos de repente y completamente de su dieta. Ese es un paso demasiado difícil para la mayoría de nosotros. Si estamos consumiendo ciertos alimentos y luego de repente los suspendemos, todas esas partes por dentro se rebelarán. Y usted sabe lo que eso significa-- obsesión por la comida, atracones y culpa. Eso es tan poco saludable como continuar consumiendo estos alimentos.

En su lugar, disminuya gradualmente la cantidad que come. Coma 2 galletas en lugar de 10. Coma ¼ de bolsa de papitas en lugar de la bolsa completa. Coma un kiss de hershey en lugar de una barra. Comience a pensar en estos alimentos como antojos ocasionales en lugar de un sustento diario mientras encuentra maneras más saludables de alimentarse. Usted se dará cuenta que tiene menos antojos de comida chatarra dulce y salada cuando sus hormonas comiencen a regresar al equilibrio y el azúcar en su sangre comience estabilizarse.

¿Necesito decirle a cualquiera que debería dejar de fumar? Si es el caso, déjelo. Ahora.

No tengo nada contra el consumo del alcohol, pero recomiendo que limite su consumo a dos tragos por día. Más que eso, cobra una cuota en su hígado, agotará sus nutrientes y le pondrá en un riesgo más alto de contraer cáncer.

Carbohidratos refinados

Una inseparable conexión existe entre la grasa y el estrógeno porque las células grasas son fábricas de estrógenos. Las mujeres se ven atrapadas en un ciclo donde la grasa corporal aumenta los niveles de estrógeno, y el estrógeno aumenta la tendencia a acumular grasa corporal. Antes se creía que la dieta occidental causaba el aumento de peso por su alto contenido de grasas, pero hoy lo sabemos. La evidencia está en todas partes: ¿Cuánta gente conoce que se haya puesto a dieta con una dieta baja en grasas, aumentando su consumo de alimentos bajos en grasas pero ricos en carbohidratos, y terminó más pesado de lo que era antes de comenzar? y ¿cuánta gente conoce que haya perdido peso en una dieta alta en proteínas y grasas como la que desarrolló el finado doctor Robert Atkins?

La grasa dietética no necesariamente engorda. De hecho, son las grandes cantidades de azúcar y carbohidratos refinados (pan, pasteles, galletitas, pastas, etc.) consumidas por el típico occidental. La eliminación de grasas de la dieta en el intento de perder peso y mejorar la salud, ha abierto el camino no nada más para los vegetales y las frutas, sino para productos empacados, procesados bajos en grasas y altos en carbohidratos con muchas calorías y con poco o ningún valor nutritivo.

Un factor de crecimiento intracelular parecido a la insulina llamado IGF-1, si se excede, puede interactuar con el estrógeno y aumentar el riesgo de índices más altos de replicación de células del cáncer de mama humano. Los niveles de IGF-1 en el cuerpo de una mujer aumentan con la resistencia a la insulina, lo que se relaciona con la ingesta de carbohidratos refinados y grasa corporal. Una dieta de carbohidratos refinados prepara al cuerpo para ganar peso y aumentar los estrógenos más de lo que lo hace una dieta con cantidades de grasas balanceadas de aceite de oliva y alimentos integrales.

Exceso de calorías, no sólo exceso de grasa

La dieta occidental es relativamente alta en calorías en comparación con las necesidades de energía. Casi todas las personas en el mundo occidental consume más calorías de las que necesita a diario. La dieta del tercer mundo es relativamente alta en fibra y extensamente basada en las plantas, la ingesta de calorías es considerablemente baja y los niveles de ejercicio son considerablemente más altos.

Ahora esta claro que el exceso de calorías se guarda como grasa, lo que aumenta los niveles de estrógeno. Cuando la energía necesita la ingesta de calorías, la grasa corporal total y el estrógeno declinan. Cuando la ingesta de calorías excede las necesidades de energía, el estrógeno aumenta. Esta es una manera de la naturaleza para reducir la fertilidad durante los tiempos cuando el alimento es escaso y aumenta la fertilidad cuando el alimento abunda. El Dr. Peter Ellison de Harvard, quien ha conducido ensayos mundiales de niveles hormonales salivarios, cree que la ingesta excesiva de calorías es la razón principal para los altos niveles de estrógeno observados en las mujeres premenopáusicas en las culturas industrializadas.

Una gran fuente de exceso de calorías en las dietas occidentales son los carbohidratos refinados de los alimentos como los panes, pasteles, muffins, pastelillos y waffles, así como la mayoría de los cereales y la mayoría de pastas americanas, también el dulce, galletitas, pretzels y sodas y también otras bebidas endulzadas. Estos alimentos son malas noticias, no sólo porque tienen bastantes calorías sin un valor nutritivo real, sino porque mantienen los niveles de azúcar e insulina de la sangre volando y luego cayendo como una roca, y predisponen a las personas a la diabetes adulta. Investigaciones recientes han demostrado que la resistencia a la insulina, una condición prediabética causada primordialmente por el consumo excesivo de calorías y una vida sedentaria, aumenta el riesgo de cáncer de mama, y que la obesidad es un factor de riesgo mayor para casi todos los cánceres.

Grasas buenas y grasas malas

Usted necesita grasa en su dieta para crear y mantener muchas partes de su cuerpo, incluyendo las membranas celulares, el colesterol, las hormonas esteroides y las prostaglandinas. Las prostaglandinas son una clase de hormonas producidas dentro de las células a través del cuerpo. Afectan una variedad de procesos corporales como son: la presión arterial, la inflamación y la función inmune. Algunas prostaglandinas promueven la inflamación mientras otras la inhiben. Sin embargo, las prostaglandinas que promueven la inflamación no son necesariamente "malas"; su cuerpo necesita todos estos tipos de hormonas para funcionar adecuadamente. Lo que causará problemas es demasiado de cualquier tipo de prostaglandinas. Un balance saludable es la clave de un cuerpo saludable.

La manufactura de las prostaglandinas es realizada en gran parte por las grasas y aceites que comemos. Por lo tanto, es importante comer las grasas que mantienen nuestras prostaglandinas en un balance apropiado. Comer demasiada carne roja, por ejemplo, tiende a aumentar las prostaglandinas que son pro inflamatorias, lo cual significa que aumenta la vasoconstricción, la agregación de placa y la proliferación celular, y suprime el sistema inmunológico, aumentando así los coágulos en la sangre y el riesgo de un accidente cerebrovascular. Los aceites vegetales y de pescado, en las cantidades correctas tienden a ser antiinflamatorios, o sea, que crean vasodilatación, inhiben la agregación de plaquetas, controlan la proliferación celular y mejoran el sistema inmunológico.

Las prostaglandinas son otro ejemplo de cómo funciona el sistema corporal para mantener un balance dinámico para una buena salud. Aunque el tema del balance de las grasas y las prostaglandinas es muy complejo, una buena lección para aprender es que las grasas frescas, sin procesar y naturales comunes para consumo humano en los pasados miles de años son, en general, mucho más sanas que los ácidos grasos sintéticos, como los que se encuentran en los aceites de semillas procesadas y los alimentos fritos, tan comunes en estos días. Yo recomiendo el libro de la Dra. Mary Enig "Conoce tus grasas" (Know your fats Bethesda Press,

2000) y el Dr. Andrew Stoll "La conexión Omega-3" (*The Omega-3 Conecction* Simon & Schuster, 2001) si usted busca sonido científico e información detallada de este tema. Sufijo esto para decir que las categorías de las grasas saturadas, mono o poli instauradas, son menos importantes para su salud que la distinción entre grasas naturales y ácidos grasos sintéticos. Aprenda a evitar los ácidos grasos, que se muestran más frecuentemente en los alimentos y sus etiquetas como aceites hidrogenados o parcialmente hidrogenados.

Las mujeres que se alimentan con aceite de oliva (el cual se extrae de una oliva sin alta presión o alta temperatura) aparentan disfrutar de un disminuido riesgo de cáncer de mama comparado con las mujeres que comen más de los trans-grasos. Los estudios en tubos de ensayo y animales muestran que esto podría explicarse por los efectos de estas grasas en los niveles de prostaglandina en los senos. La prostaglandina E2, por ejemplo, la cual se aumenta comiendo cantidades excesivas de carne roja, aumenta la actividad de la aromatosa, una enzima que convierte otros esteroides en estrógeno en las células del seno. Los estudios en ratas muestran que las grasas Omega-6 que se encuentran en los aceites no saturados como el de maíz y el cártamo, pueden acelerar la fase de promoción del cáncer de mama mejorando la formación de la prostaglandina pro inflamatoria, lo cual puede aumentar el daño al DNA provocado por los radicales libres y estimular la proliferación de células y niveles más altos de estrógeno libre. En contraste, los Omega-3 parecen promover las prostaglandinas anti inflamatorias que inhiben la proliferación de células.

Esto no significa que debe dejar por completo la carne roja o el aceite de maíz, significa que debería consumir este tipo de alimentos en balance con una amplia variedad de otros alimentos. Examinemos lo que esto significa más de cerca.

Aquí hay una regla general: Las grasas buenas son parte de los alimentos integrales. Esto significa pescado, vegetales, nueces y semillas, huevos, granos integrales y leguminosas. Esto no significa que los aceites de semilla altamente procesados son buenos para usted. El proceso convierte sus grasas naturales en trans grasas, para que duren más en el mercado.

El aceite de oliva y cantidades modestas de mantequilla para cocinar y hornear son parte de una dieta saludable. Cuando pueda, sustituya el aceite de oliva por otros aceites que requieren mayor procesamiento. Busque los aceites de oliva de color verde oscuro extra virgen. Son caros, pero no existe nada mejor para usted, que gastar ese dinero en una dieta saludable. Sabe tan bien que sólo necesitará usar una pequeña cantidad. El aceite de aguacate es otra grasa mono-insaturada que es rica en ácidos grasos saludables esenciales.

El aceite de canola también es mono-insaturado, pero está altamente procesado para usos comerciales y por lo tanto menos deseable debido a su contenido de trans-grasas. Es mejor usar este aceite sólo muy ocasionalmente. Si le gustan las papas fritas y el maíz frito e insiste en comerlos, las papitas fritas en aceite de canola son probablemente más seguras que las fritas en aceites altamente procesados poliinsaturados como el aceite de cártamo, maíz, soya, cacahuate o semilla. Los aceites poliinsaturados tienden más a hacerse rancios para cuando abre el bote para usarlos, así que puede imaginarse qué tan lejos están cuando han estado en el anaquel de la tienda por un rato, o cuando han sido calentados a altas temperaturas y usados para freír. Es mejor evitar completamente los aceites poliinsaturados o hidrogenados hechos con soya, maíz, cacahuates y semillas.

Grasas saturadas como la mantequilla, aceite de coco y la manteca de cerdo son sólidos a temperatura normal y son muy estables. Y puede dejarlos allí sin preocuparse de que se echan a perder, y los puede calentar sin crear radicales libres. El aceite de coco sin refinar y la mantequilla son mejores para hornear. Una vez más, recuerde que estas grasas tienen un mal nombre, pero sólo porque han sido consumidas en exceso; en cantidades moderadas son benéficas para su salud.

Los aceites hidrogenados son los ácidos trans-grasos usados para hacer de todo, desde margarinas hasta alimentos horneados y papas fritas y postres congelados, y ahora están siendo ligados al aumento del riesgo de enfermedad arterial.

Las grasas Omega-3 se encuentran muy abundantemente en los peces del fondo del mar como la caballa, el arenque, las sardinas y el bacalao. Sin embargo, la FDA ha prevenido recientemente a las mujeres embarazadas de alimentarse de caballa debido a su alto contenido de mercurio, así que puede sacar a este de la lista. El atún blanco es también una buena fuente pero también, puede acumular mercurio, aunque menos que la caballa; sólo modérese en la frecuencia en la que los consume. El salmón silvestre del pacífico también es una buena fuente de grasas Omega-3, y si está fresco tiene un sabor suave que hasta los niños usualmente prefieren. Trate de comer pescado rico en Omega-3 dos o tres veces por semana.

Los vegetales verdes y las nueces también contienen Omega-3.

Las semillas de lino son especialmente ricas en grasas Omega-3. El aceite de semillas de lino, sin embargo, se echa perder (se hace rancio o se oxida) fácilmente; de hecho es uno de los más inestables aceites que se conocen. Es mejor comprar las semillas y molerlas en casa (con un pequeño moledor de café) para espolvorearlos en el cereal o las ensaladas. Aunque los aceites con Omega-3 son benéficos, usted no los necesita en grandes cantidades. Por ejemplo, yo uso tres cucharaditas de semillas de lino cada y cuando, agregándoselas a algunos cereales del grano integral (como la avena a la antigua), o tomadas con jugo de naranja. Esta es una cantidad más modesta de aceites Omega-3.

Los aceites vegetales contienen ácidos grasos Omega-6, que son benéficos para usted en pequeñas cantidades. Se hacen rancios fácilmente y por lo tanto son mejores si se agregan a la dieta mientras se consumen muchos vegetales frescos.

Los alimentos integrales son los mejores

Claro, hay mucho más para comer bien que los tipos de grasas que consume. Algunos populares libros de dietas enfatizan la ingesta de proteínas y carbohidratos; algunos se enfocan en "súper alimentos" específicos, que se suponen tener efectos milagrosos en la salud; algunos se enfocan en suplementos nutricionales o vitaminas, minerales y otros nutrientes de alimentos saludables. Con todos los consejos dietéticos que están disponibles hoy, seleccionar correctamente puede parecer confuso.

Si yo tuviera que escoger un consejo para darle, que pudiera mejorar su salud, sería aprender a alimentarse con cantidades modestas de alimentos frescos, integrales, orgánicos y sin procesar. Estos contienen vitaminas, minerales y otros nutrientes que usted necesita, en abundancia. Contienen fibra, que es muy importante para una digestión apropiada de los alimentos y el tránsito intestinal, y para el balance hormonal.

¿Qué significa comer alimentos integrales? Significa alimentarse de granos integrales como del arroz moreno, mijo, y amaranto (realmente una semilla), que son sabrosos y pueden ser usados solos o en guisados. Mire las etiquetas en el pan de la tienda. Puede estar anunciado como trigo integral, pero los contenidos enlistados usualmente se refieren a la harina hecha de estos granos. Harina significa la fibra exterior, la cubierta rica en minerales ha sido removida y el "germen" del grano con todas sus vitaminas solubles en grasa también han sido removido. Conviértase en un comprador inteligente. Lo que usted está buscando es harina "de grano integral". Si su tienda no vende buen pan, pídale al gerente que lo ordene.

Comer alimentos integrales significa comer frijoles, incluyendo los productos tradicionalmente preparados de frijol de soya como el tofu y el miso. Los frijoles no causarán gases en la mayor parte de las personas si se introducen gradualmente en la dieta. También son útiles si se remojan por la noche y luego se descarta el agua. También pueden usar un producto llamado Beano, que contiene la enzima necesaria para digerir los frijoles, hasta que su propio cuerpo aprenda a hacer las enzimas. Sólo ponga unas cuantas gotas en los frijoles antes de consumirlos. La mayoría de las tiendas de alimentos saludables y farmacias tienen Beano.

El comer alimentos integrales, sin procesar significa con énfasis vegetales frescos. Los vegetales contienen docenas de compuestos naturales que pelean contra el cáncer, inhiben la iniciación del cáncer y su promoción. El horrible hábito de hervir los vegetales hasta que están pastosos y sin sabor les han dado un mal nombre. El enlatado también les quita sabor. Congelarlos es algo mejor, pero también se pierden importantes enzimas y vitaminas cuando congelan los alimentos. Los vegetales frescos son deliciosos crudos o ligeramente vaporizados. Las raíces frescas vegetales como las remolachas, zanahorias, nabos, cebollas, ajo y papas son fabulosos horneados con algo de aceite de oliva y hierbas frescas. Experimente con algunos de los más exóticos vegetales verdes como la col y el bok choy. El brócoli, la coliflor, el repollo y la col de Bruselas son especialmente potentes para combatir el cáncer, como también son el ajo, la cebollas y los puerros. Una vez que se acostumbre a estos alimentos, se dará cuenta de que son fáciles y rápidos para preparar y muy sabrosos.

Como lo mencioné en la sección de las grasas, el pescado es altamente nutritivo en adición a una dieta de alimentos integrales. Una excelente fuente de proteína, el pescado, sólo contiene los ácidos grasos Omega-3 y DHA, que parecen ofrecer alguna protección contra el cáncer de mama así como contra la cardiopatía.

Por último pero no menos, comer alimentos integrales sin procesar significa comer fruta fresca en lugar de postres cargados con azúcar blanca, fructosa o jarabe de maíz. Antes de que se frustre con la idea de gastar dinero en algunas uvas caras o una papaya, deténgase y piense cuánto pagaría por un pay, un pastel o un helado. Si usted realmente tiene un buen gusto, intente comer manzanas, peras o duraznos con canela y luego hornéelos. Aún así, su consumo de frutas no debe exagerarse. Son primordialmente azúcar, lo que afectará su balance de azúcar en la sangre si las consume demasiado. Recuerde que la fruta seca contiene todo el azúcar de la fruta normal, así que moderese con la fruta seca también. Si le gusta el jugo de fruta, invierta en un extractor de jugos y tome solamente el jugo de frutas y vegetales frescos. La pasteurización y almacenaje de los jugos empacados les roba nutrientes y enzimas.

Lo obvio opuesto a consumir alimentos integrales es consumir alimentos procesados. No soy partidario de lo extremo, pero es mejor en general evitar los carbohidratos altamente refinados como aquellos contenidos en la harina blanca o el azúcar, así como los alimentos que contienen aditivos, preservativos y colorantes. Se dará cuenta de que es más fácil mantener un balance general si consume ese helado o galleta de vez en cuando, ya que consumir alimentos dulces a diario le preparará para una larga lista de problemas de salud. Si un helado le tentará a comer más azúcar, no lo haga, use su sentido común aquí.

Consuma alimentos orgánicos cuando sea posible

La agricultura no ecológica destruye el suelo, agotándolo de los minerales que necesita para producir plantaciones saludables y resistentes a las plagas. Cualquier planta que sea sacada de este tipo de suelo necesita muchos fertilizantes, herbicidas y pesticidas para sobrevivir el mercado. La hibridización de las plantaciones-- que es lo que hace esos grandes y uniformes, casi perfectos e insípidos vegetales que usted ve en el supermercado-- significa más agotamiento de su contenido nutriente. Las frutas y los vegetales que crecen convencionalmente son hibridizados, bajos en nutrientes, y fertilizados con todo tipo de compuestos venenosos, muchos de ellos con propiedades de estrógeno, y no saben tan bien como los productos orgánicos. Los residuos del pesticidas en esa bonita manzana roja pueden ser pocos, pero si usted agrega eso a todos los otros pesticidas a los que está expuesto, la carga tóxica puede ser demasiado.

Los productos orgánicos son de plantaciones usualmente locales y más frescas en las variedades convencionales. Si usted tiene un mercado de granja en su área, tome toda la ventaja de él. Usted puede encontrar usualmente bastantes alimentos orgánicos a precios razonables porque los está comprando directamente del proveedor. Si usted no tiene un mercado de granja, comience uno en su área o, puede decirle al gerente de su supermercado local que a usted le gustaría consumir productos orgánicos. Están floreciendo nuevos supermercados por todo el país que ofrecen carne libre de hormonas, alimentos integrales y productos orgánicos en respuesta a la creciente demanda de estos productos. Si hay alguno en su área, vale la pena gastar esos pesos extra por semana. Piense en ello como una inversión a largo plazo en su salud.

¿El vegetarianismo protege?

Aunque no puedo discutir con aquellos que son vegetarianos por razones filosóficas, ser vegetariano no es necesariamente más saludable para la mayoría de las personas. Algunos vegetarianos pueden ser más saludables porque comen muchos vegetales, pero muchos tienen deficiencias nutricionales causadas por la falta de nutrientes que se encuentran en la carne y los productos lácteos. En otras palabras, usted tiene que saber lo que está haciendo, y comer muy cuidadosamente. Comer solamente zanahorias y bagels no contribuirá a su bienestar nutricional. Ninguno de los grandes estudios a largo plazo que observan el consumo de carne y el cáncer de mama han mostrado un aumento en el riesgo. Aunque hay buenas razones para no sobrealimentarse con carne roja, no existe evidencia de que al consumir pequeñas cantidades de carne aumente su riesgo de cáncer de mama. El pollo y la carne vacuna son nutritivos y buena compañía de los vegetales y granos integrales. Si usted no exagera con las hamburguesas o grandes filetes, no existe razón para que no pueda disfrutar de estos alimentos como parte de una dieta balanceada para prevenir el cáncer. Más que ver a las carnes principalmente, mire hacia los vegetales y use la carne como condimento.

Opte por las carnes sin asar, huevos y pollo

El ganado criado al aire libre es naturalmente magro. Las grasas que se encuentran en la carne de una vaca que ha estado pastando al aire libre son estables grasas saturadas, mientras la carne de las vacas criadas en granjas de fábricas contienen una conglomeración de grasas poliinsaturados y saturadas, químicos y hormonas. La carne de fabrica puede venir del ganado que ha sido alimentado con una mezcla de aceites, granos, y desperdicios de plantaciones fertilizadas químicamente, viejos periódicos orinados por otros ganados, y hasta las partes no vendibles de sus hermanos sacrificados. Si usted es lo que come, también es lo que lo que sea que come, come.

Mucho de este ganado es inyectado rutinariamente con estrógeno para engordarlos para el mercado. Este estrógeno aún está en la carne cuando llega a su mesa. La carne y los huevos de los pollos criados convencionalmente contienen los antibióticos y xenobióticos petroquímicos (pesticidas) de los que se alimentan. Muchas de estas toxinas están concentradas en los tejidos grasos de los productos animales, lo que significa que usted obtiene una dosis mucho más potente con estos alimentos que con los vegetales.

El punto aquí es que usted y su familia están mucho mejor alimentándose de carnes orgánicas y huevos. Si tiene un presupuesto apretado y le alcanza solamente para comprar algunos de sus alimentos orgánicos, entonces estos son los que debe de comprar. Busque los productos de carne, pollo y huevos criados al aire libre y libres de hormonas.

Los métodos de cocina también hacen una diferencia cuando se trata de carnes. El asar las carnes con sustancias que producen alto calor son reconocidas por iniciar los cambios cancerosos en las células. Hornear o freír son mejores alternativas que asar a flama abierta.

¿Los alimentos lácteos son buenos para usted?

Muchas culturas en el mundo son alérgicas a la leche de vaca y, después de la pubertad, no tienen las enzimas para digerir su lactosa. Algunas culturas del norte de Europa pueden tolerar la leche hasta cierto punto, pero por la mayor parte, no existe una buena razón que yo pueda encontrar para que la leche sea el alimento principal de la dieta de nadie. Hace siglos la gente del Mediterráneo aprendió a agregar cultivos bacteriales a la leche para digerir la lactosa y convertirla en ácido láctico, el proceso que produce un sabor más bien agrio en el producto que llamamos yogur. El cultivo bacterial puede incluir *lacteobacilos acidophilus* o *bulgaricus*, u otros con poderes para fermentar la lactosa. Esto hace que la leche cause menos gases e indigestión por la deficiencia de lactosa de uno, pero no hace al producto más saludable. El queso, otro producto de la fermentación de la leche, es más bien proteína y no contiene lactosa. El queso, probablemente como resultado de su fermentación, que cambia las proteínas de la leche, no se relaciona con los problemas que traen la leche líquida como son la cardiopatía, por ejemplo. Con el fuerte registro de enfermedad coronaria del corazón de mi familia, renuncie a la leche en 1951, durante mi primer año en mi escuela de medicina, pero seguí comiendo queso. Aquí estoy 52 años más tarde, aconsejando mis lectores evitar la leche líquida pero disfrutar los buenos quesos hechos de la leche.

El magnesio es necesario para utilizar el calcio para la construcción de huesos y la leche tiene un índice pobre de calcio a magnesio. Sin el magnesio adecuado, el calcio derivado de la leche tiende a formar depósitos de calcio en las articulaciones, ligamentos y tendones, más que en los huesos. Además, las vacas lecheras son forzadas a existir en condiciones intolerablemente insalubres y están cargadas con antibióticos y otras drogas para compensar. Cuando tome leche u otros productos lácteos, se está dosificando con estas drogas. La cantidad en un vaso de leche puede ser minúscula, pero agregada a otras fuentes el efecto puede ser acumulativo.

Coma sus fitoquímicos

Defensas naturales contra el cáncer

Los *fitoquímicos* son compuestos de plantas, muchos de los cuales tienen efectos saludables en el cuerpo. Se estima que existen más de 10,000 diferentes compuestos en las plantas que comemos. Los fitoestrógenos son una familia de plantas fitoquímicas que tienen una débil actividad parecida al estrógeno. Sus estructuras químicas son muy similares a las producidas por estrógeno en el cuerpo y por esta imitación química son capaces de activar los receptores de estrógeno a través del cuerpo. Sin embargo, su vinculante es más débil que los estrógenos como el estradiol y sus efectos más débiles. En altos niveles pueden desplazar al estradiol de sus receptores y al hacerlo actúan como débiles anti estrógenos. Compiten por los receptores de estrógeno a través del cuerpo, ayudando a bloquear los efectos del exceso, o estrógenos más fuertes. Si usted come una variedad de vegetales frescos y productos fermentados de soya unas cuantas veces por semana, tomará los beneficios de estos bloqueadores naturales del estrógeno. Algunas hierbas, como el trébol rojo y la raíz de regaliz, el anís y el hinojo, contienen fitoestrógenos, pero es prudente consultar con un doctor herbolario antes de usar estas plantas medicinalmente por un largo periodo de tiempo.

Sea cuidadoso con los rumores acerca de la soya. Mientras contienen fitoestrógenos que pueden ayudar a balancear sus hormonas, también contienen otros petroquímicos llamados *fitatos* que bloquean la absorción de nutrientes como el zinc y el yodo, y eso deshabilita a las enzimas que su cuerpo necesita para tener acceso a otros nutrientes. La fermentación desnaturaliza estas sustancias y por lo tanto el efecto bloqueador de los nutrientes de la soya. Las dietas asiáticas utilizan mayormente soya fermentada como el mijo en pequeñas cantidades, y también le agregan algas, lo que es rico en minerales.

Coma más fibra

La fibra es materia no digerible de las plantas, que pasa por todo el tracto digestivo. A su paso tiene un importante efecto limpiador y también absorbe desperdicios en el intestino grueso. Las personas que se alimentan con comidas ricas en fibra tienen índices muy bajos de cualquier tipo de cáncer, especialmente de colon. El agregar fibras a una dieta pobre no parece ser efectivo para prevenir o detener el cáncer de colon y la lección es: Coma alimentos integrales.

La pared celular de las plantas es nuestra única fuente de fibra dietética. La fibra no es sólo una escoba que hace los movimientos intestinales más fáciles; también sirve como una fuente de importantes nutrientes para nuestros cuerpos y para la bacteria amigable que vive en nuestro tracto digestivo. La celulosa, que se encuentra en la mayoría de los alimentos de origen vegetal, se une al agua en el tracto digestivo, lo que hace una mejor y más frecuente eliminación. Otras variedades de fibra forman gel dentro del cual el exceso de colesterol es atrapado y no absorbido. Los mucílagos son un tipo de fibra que se encuentra en los frijoles y alrededor de la capa interior húmeda de las semillas, y tienen un efecto potente al bajar el colesterol. Las ligninas (fibras indigeribles muy pequeñas) se desdoblan en compuestos que son protectores contra el cáncer.

La mejor manera posible de poner fibra en su dieta es comer alimentos integrales sin procesar. Los granos integrales, frutas frescas, vegetales, leguminosas y las nueces tienen mucha fibra. Si su dieta en el presente consiste mayormente en alimentos procesados, por favor introduzca la fibra gradualmente para que su sistema digestivo tenga tiempo de ajustarse.

La fibra dietética lleva el exceso de estrógeno fuera del cuerpo. Después de que los estrógenos han terminado su trabajo en las células, activando el crecimiento y el desarrollo en tejidos como el de los senos y el útero, regresan al torrente sanguíneo. Son llevadas en la sangre hacia el hígado, donde son metabolizados como conjugados de estrógeno inactivo. Estos conjugados son entonces incorporados a la bilis que los lleva al tracto gastrointestinal. Ahí, los microbios convierten el estrógeno inactivo otra vez en estrógeno activo, que es entonces reabsorbido dentro del torrente sanguíneo. La fibra absorbe ambos conjugados de estrógeno, activo e inactivo, en el tracto digestivo, previniendoles de ser reabsorbidos. La eliminación de estrógenos en las heces ayuda a disminuir la carga de estrógeno en el cuerpo. Los estrógenos causan más grasa corporal; la grasa corporal es convertida en más estrógeno. Cuando el estrógeno es dominante, su cuerpo no puede quemar la grasa para energía. Es un círculo vicioso. Al mantener una buena ingesta de fibra, usted excreta más estrógeno y por lo tanto hace menos grasa. De esta manera, las mujeres que tienen una buena ingesta de fibra tienen menos tendencia a engordar o tener cáncer de mama, accidentes cerebrovasculares o ataques cardiacos.

La mayor parte de los animales de nuestro tamaño que comen plantas y viven en el campo podrían tomar de 30 a 90 g de fibra al día. El humano promedio obtiene solamente 10 g por día. La mayoría de los animales omnívoros mueven sus intestinos más de una vez al día, después de los alimentos. Si usted sigue nuestras recomendaciones dietéticas, usted consumirá más fibra. Como un bono: en una dieta alta en fibra usted se sentirá satisfecha con menos comida que con una dieta baja en fibra. Comerá menos y probablemente perderá algunas libras.

Si usted necesita agregar aún más fibra a su dieta (debido a la constitución por ejemplo), puede tomar una cucharada de cáscara de semilla de psyllium en un vaso de ocho onzas de agua con jugo cada mañana. (Usted necesita agitarlo vigorosamente y tomarlo inmediatamente). El psyllium puro que usted encuentra en su tienda de salud es el mismo ingrediente que se encuentra en el Metamucil y otros productos similares, sin los endulzantes, preservativos y colorantes.

Tome bastante agua limpia

El agua es el limpiador interior de la naturaleza. Todas las acciones metabólicas requieren una cantidad de agua en la cual funcionar. La mayoría de la gente en los países industrializados no toma suficiente agua y están crónicamente deshidratados. Ellos toman café,, jugo y soda pero raramente agua. El café, el té y la soda tienden a actuar como diuréticos, causando que el cuerpo pierda más agua, y el jugo contiene una cantidad respetable de azúcar, así que no se recomienda que la tome en grandes cantidades. El alcohol deshidrata los tejidos. El tomar agua limpia y ayudará a su cuerpo a deshacerse de desperdicios y toxinas que pueden contribuir al desarrollo del cáncer. La deshidratación puede crear un desequilibrio de minerales, lo que contribuye al desequilibrio hormonal.

En mi opinión, la mayoría del agua que sale de su llave ahora está contaminada más allá del punto en el que es seguro tomarla, y generalmente sabe terrible por la adición de cloro. Ya que no siempre puede confiar en el agua embotellada comercial, la mejor manera de obtener agua limpia es poner un filtro en la llave de su cocina. Un simple filtro de carbón no hará el trabajo. Asegúrese de conseguir un tipo que filtre el cloro, los metales pesados, el benceno y la bacteria. Usted no tiene que hacer el gasto de un sistema de ósmosis inversa, un filtro cerámico o de cobre y zinc hará la tarea y tomará unos minutos instalarlo. Chéquelo en su directorio telefónico en la sección "agua."

Tome sus multivitaminas

Nuestras plantaciones hoy en día tienen la mitad de los nutrientes que tenían hace un siglo, y aunque nuestro consumo de alimentos es más de lo que necesitamos, consumimos menos nutrientes que nuestros ancestros (que pasaban gran parte del día realizando trabajo físico). Obsérve el hecho de que tendremos a cocinar muchos de los nutrientes de nuestros vegetales, agregue las grandes cantidades de alimentos procesados que han reemplazado los alimentos integrales en muchas dietas y generalmente una pobre digestión y verá la triste imagen de la ingesta nutricional del americano moderno promedio.

Debido al hecho de estos cambios en nuestros alimentos, muchas personas discuten que deberíamos tomar un multivitamínico diario de alta potencia. Esto es, sin embargo, evidencias científicas de que tomar simples nutrientes aislados, aún en combinación, es tan nutritivo como comer una buena dieta. Piénselo como una especie de seguro contra deficiencias nutricionales.

La mayoría de los multivitamínicos de calidad requieren que usted tome de tres a seis tabletas o cápsulas con cada alimento. Si usted no puede tolerar tomar tantas píldoras, al menos trate de tomar algún suplemento de vitamina C y magnesio cada día. Los hombres deberían de tratar de obtener de 15 a 20 mg del zinc y selenio para la salud de la próstata. Si usted vive en un clima nuboso, algo de suplemento de vitamina D es una buena idea. Si usted está teniendo infecciones crónicas, tome un suplemento de vitamina A. (Ahora usted comienza a ver por qué es mejor tomar un multivitamínico).

Aunque muchos multivitamínicos lo contienen, no necesariamente recomendamos el betacaroteno. Los vegetales verdes y amarillos contienen 600 diferentes carotenos que trabajan en sinergia para crear sus efectos antioxidantes. El betacaroteno por sí mismo no tiene los potentes efectos de otros vegetales.

Seleccionar un multivitamínico puede ser difícil porque existen muchos allá fuera, pero voy a tratar de hacérselo un poco fácil dándole algunas instrucciones básicas de cuales vitaminas y minerales deberían ser incluidas. Yo recomiendo que escoja una multivitamina que contenga lo siguiente:

Vitamina A: 5000 a 10,000 UI
Este antioxidante es soluble en grasa y y sus reservas pueden ser almacenadas en el hígado por largos periodos de tiempo. Esto también significa que puede tener efectos positivos duraderos. Sin embargo, también significa que pueden crear niveles tóxicos si se toman más de 10,000 UI diariamente por un largo período de tiempo. Los aceite de pescado y de hígado de pescado son naturalmente ricos en vitamina A.

Vitaminas B
Tiamina (B1): 10 a 25 mg.
Riboflavina (B2): 10 a 25 mg.
Niacina (B3): 50 a 100 mg.
Acido pantoténico (B5): 10 a 50 mg.
Piridoxina (B6): 50 mg diarios.
Vitamina B12: 1,000 a 2,000 mcg (microgramos).
Biotin: 100 a 300 mcg.
Colina: 50 a 100 mg.
Acido fólico/folato/folacina: 400 a 800 mcg.
Inositol: 150 a 300 mg.

Las vitaminas B juegan múltiples papeles en la función cerebral, la transformación de alimentos en energía dentro de las células, y neutralizando a un tóxico producto del metabolismo de la proteína llamado *homocisteína*. El riesgo cardiovascular de la *homocisteína* elevada en el suero o en la orina fue reconocido hace más de 30 años y finalmente es aceptado como un factor de riesgo bastante sustancial para la cardiopatía porque daña directamente las paredes de los vasos sanguíneos. El tratamiento involucra el ácido fólico, B6 y B12.

El ácido pantoténico es esencial para el funcionamiento saludable de sus glándulas suprarrenales, y la vitamina B12 es necesaria para la apropiada absorción de algunas vitaminas. Las vitaminas B se encuentran en los granos integrales, frutas, vegetales y carnes. Es mejor tomar todas las vitaminas B juntas por que sus efectos son sinérgicos.

Vitamina C: 1,000 a 2,000 mg

Este nutriente super antioxidante a hecho noticia por décadas, desde que Linus Pauling y Ewan Cameron comenzaron a investigar sus asombrosos efectos disparadores de la inmunidad. La vitamina C también ayuda a crear el colágeno, el bloque básico del tejido conectivo. Sin la suficiente vitamina C, el resultado es escorbuto, una enfermedad debilitadora de tejido conectivo degenerado. El nombre químico de la vitamina C es ácido ascórbico, lo que significa ácido que previene el escorbuto. Es soluble en agua, así que usted elimina lo que no necesita. Las glándulas suprarrenales dependen de la adecuada vitamina C; éstas concentran vitamina C más de 100 veces. Cuando usted está enferma o estresada, la vitamina C se usa a un ritmo mucho más rápido. Es buena idea mantener un bote de vitamina C cerca para que pueda tomar más cuando venga un resfrío o una gripa, o se encuentre bajo este punto, 1 o 2 g (1,000 a 2,000 miligramos) por día debería ser suficiente cuando se siente mejor. Las buenas fuentes en la alimentación incluyen las frutas cítricas, tomates, mangos, kiwi, paprika y pimientos rojos. Recuerde, el calor destruye a la vitamina C así que no la obtenga de alimentos cocinados.

Vitamina D: 300 a 400 UI

Nosotros hacemos algo de vitamina D cuando salimos al sol, pero un poco extra es buena idea, especialmente para las mujeres. La vitamina D interactúa con el calcio y el fósforo para construir huesos fuertes y saludables. Es soluble en grasa y puede desarrollar niveles tóxicos si se toman dosis más grandes que estas por mucho tiempo. Los aceite de pescado y el hígado de pescado contienen vitamina D.

Vitamina E: 400 a 500 UI

Los muchos roles de este antioxidante soluble en grasa son sujetos de muchas investigaciones en estos días. Detiene a los radicales libres de dañar las células y reparar otros antioxidantes y vitaminas B "gastados". Ayuda a prevenir que la sangre se haga demasiado pegajosa, alivia el edema, y refuerza las paredes de los vasos sanguíneos. La vitamina E se encuentra en el germen de los granos y las nueces.

Otros antioxidantes

Nuevos y poderosos antioxidantes muestran promesas como previsores del cáncer. Especialmente promisorios son: las prontocianidinas (PCOs) de extracto de semillas de uva; reservatrol del jugo de uva roja y el vino tinto; bioflavonoides como la quecetina, hesperedina y rutina y fitoquímicos que se encuentran en el té verde. El CoQ-10 (coenzima Q10) es también un poderoso antioxidante que ha demostrado en algunos estudios ayudar a prevenir el crecimiento del cáncer de mama.

Minerales

El paso de los minerales dentro y fuera de las células es una operación delicadamente balanceada, que depende de la salud de la membrana alrededor de cada célula. Los niveles demasiado altos de estrógeno junto con las progestinas sintéticas deterioran la acción de las membranas celulares, mientras que la progesterona natural sana las membranas celulares y permite que se restablezca el balance mineral normal. Asegúrese de que su multivitamínico contenga cantidades óptimas de los siguientes minerales:

Boro: 1 a 5 mg.

Este mineral juega un papel en el mantenimiento de huesos saludables.

Calcio: 300 mg.

Yo recomiendo menos calcio que la mayoría de las guías por que la ingesta total diaria de calcio debería ser alrededor de 600 a 800 mg por día, lo cual es fácilmente logrado con una buena dieta, aún sin leche. Una taza llena de espinacas contiene 300 mg y una cucharada de queso contiene 300 mg por ejemplo.

El calcio es bien conocido por su papel como constructor de huesos y dientes, y ese es el papel del 99% del calcio en el cuerpo. El 1 por ciento que sobra es indispensable para la conducción de los nervios, la contracción de los músculos, y la regulación de los latidos y la presión arterial, coagulamiento de la sangre y el funcionamiento de la glándula tiroides. El tofu, los guisantes de ojos negros, los vegetales de hoja verde, los productos lácteos y el brócoli son buenas fuentes de calcio en la dieta.

Cromo: 200 a 400 mcg (como el picolinato de cromo).

Este oligoelemento ayuda a mantener el azúcar en la sangre estable para que pueda contrarrestar los antojos de azúcar y harinas refinadas. También ayuda a manufacturar nutrientes necesarios como el colesterol y los ácidos grasos. Se encuentra de forma natural en los hongos, carne, remolachas, hígado, trigo entero, levadura de cerveza (usada frecuentemente como suplemento nutricional), y la melaza hecha de azúcar de remolachas. Los alimentos procesados bajos en grasas frecuentemente resultan en deficiencia de cromo.

Cobre: 1 a 5 mg.

El cobre tiene muchos papeles en el cuerpo, incluyendo el saneamiento de las heridas, el transporte de oxígeno a través de la sangre (es un componente de la molécula del cuerpo que lleva el oxígeno, la hemoglobina), y mantiene la integridad de los nervios, piel y huesos. Los mariscos, frijoles, almendras, granos integrales y los vegetales de hoja verde son buenas fuentes de este mineral.

Magnesio: 300 a 400 mg.

El magnesio está involucrado en casi todo aspecto de nuestra fisiología. Hace el 0.05 por ciento de nuestro peso corporal y está incorporado en los huesos así como distribuido a través de nuestros tejidos. Su acción ocurre dentro de las células, siendo el cofactor más común de las enzimas intracelulares, usualmente compartiendo ese papel con la vitamina B6. Ser un mineral intracelular significa que los niveles convencionales de magnesio en el suero son totalmente irrelevantes. Si se desea un nivel relevante, una buena alternativa es una prueba de magnesio en las células rojas de la sangre. El calcio y el magnesio se necesitan uno al otro para cumplir sus papeles. El magnesio intravenoso se usa para tratar las arritmias cardiacas, presión arterial alta, falla cardiaca y el asma, con gran éxito. También es un laxante efectivo.

Debido al agotamiento del suelo, nuestro alimento de las plantas es deficiente en magnesio. La mayoría de los americanos son deficientes en magnesio. Se encuentra en los cacahuates, semillas, higos, maíz, manzanas, leche, frijoles de soya y el germen de trigo. Así como el hierro hace roja a la hemoglobina, el magnesio hace a la clorofila verde.

Si usted tiene asma, calambres musculares crónicos o alta presión arterial, o esta en alto riesgo de osteoporosis o de cardiopatía, tome 300 mg en la mañana y en la noche para un total de 600 mg diarios. Reduzca la dosis si le causa diarrea.

Manganeso: 10 mg.

Las vitaminas B y la vitamina C necesitan manganeso para realizar sus trabajos. Este mineral también ayuda a la glándula tiroides y a los ovarios a hacer sus hormonas, y participa en la síntesis de los carbohidratos, ácidos grasos, colesterol y proteína. Es un elemento importante para el balance hormonal así como para la prevención de la cardiopatía y la diabetes. La yema de huevo, los vegetales verdes, semillas y granos integrales contienen generosas cantidades de manganeso.

Selenio: 60 a 100 mcg.

Este mineral es un gran antioxidante soluble en agua. El selenio y la vitamina E trabajan juntos para prevenir la oxidación de las grasas poliinsaturadas en el torrente sanguíneo. Las prostaglandinas no pueden ser producidas sin selenio. Juega un papel en la producción de energía celular, tiene un gran potencial para combatir el cáncer, y tiene propiedades antivirales. En aquellas partes del mundo donde el suelo está agotado de selenio se tiende a tener mayores índices de cáncer.

Sulfato de vanadil: 10 a 20 mcg.

El vanadil es otro mineral que balancea el azúcar en la sangre y trabaja junto con el cromo.

Zinc: 10 a 20 mg.

El zinc ayuda al sistema inmunológico, trabaja en sinergia con la vitamina A, y en los hombres, se requiere para una función saludable de la próstata.

Note la ausencia del hierro en esta recomendación. A menos que usted tenga documentada una deficiencia de hierro o anemia, no hay razón para que tome hierro extra. El exceso de hierro puede ser muy dañino, iniciando la formación de radicales libres. El hierro es el único mineral que no se excreta por la orina. Su absorción es determinada por un factor de transferencia intestinal. El hierro en exceso aumenta el riesgo de cardiopatía, cáncer de hígado y de colon y la degeneración reumatoide de las articulaciones.

Su dieta ideal

Aunque ya tiene algunas instrucciones a seguir para una nutrición óptima, no quiero crear un plan reglamentado y escrito en piedra. No puedo decirle a todas las mujeres que coman de la misma manera, porque el cuerpo de cada mujer es diferente y luchará con una diferente combinación de alimentos. Usted no tiene que adherirse rígidamente a un número específico del gramos de grasa o gramos de carbohidratos; usted no tiene que tomar alimentos que no le gustan. Aprenda a escuchar a su cuerpo; él le dirá lo que es bueno para usted.

Algunas mujeres por ejemplo lo hacen muy bien con una dieta rica en soya, otras tienen una terrible indigestión cuando comen alimentos de soya. Algunas mujeres desean un bonito corte de carne roja un par de veces a la semana; otras sienten que la carne roja es demasiado pesada y se sienten lentas después de consumirla. Algunas mujeres escogen una dieta vegetariana y encuentran que es lo correcto para sus cuerpos; otras mujeres siempre se sienten hambrientas sino comen alimentos ricos en proteínas en sus alimentos. Muchas personas son alérgicas a ciertos alimentos, especialmente el trigo, soya y lácteos, y se sienten mejor cuando eliminan estos alimentos de sus dietas.

La dieta ideal de cada mujer puede cambiar con los años. Los alimentos que le gustaban a los 20 años, pueden no ser lo mejor al llegar a los 50. El punto, es no comer exactamente lo mismo que todos los demás comen, sino encontrar la combinación que funcione mejor para su estructura fisiológica.

Haga algo de ejercicio

Muchas de nuestras enfermedades crónicas, como la cardiopatía, la artritis y el cáncer, pueden ser causadas por una dieta pobre, falta de ejercicio y la obesidad causada por la falta de ejercicio. El cuerpo humano está hecho para el movimiento. Cada sistema en su cuerpo, desde sus órganos, sistemas circulatorio y linfático, hasta sus músculos y huesos se desempeñan mejor cuando se mueven y estiran regularmente. Esto es especialmente verdadero para el balance hormonal. El estrógeno es hecho y almacenado en los tejidos grasos, así que la obesidad es la causa mayor de la dominancia de estrógeno. Las mujeres obesas también tienden a hacerse insulino resistentes, lo que significa que el azúcar no será removida de la sangre ni utilizada apropiadamente. Esto prepara desequilibrios en las glándulas suprarrenales, lo que afecta a los órganos reproductivos. Su cuerpo trabaja en unidad-- cuando una parte está en desequilibrio, el resto tiende a seguirla.

Usted no necesita ir a correr o ir al gimnasio para tener el ejercicio adecuado. Para la mayoría de las personas, una pequeña caminata de 20 a 30 minutos cada día más o menos hará el trabajo. Yo tengo caballos, vacas, pollos, gansos, gatos y perros, así que yo hago mi ejercicio haciendo las tareas dos veces al día. Cuidar el jardín, recoger las hojas, cortar el jardín, y paliar la nieve son todos buenos ejercicios. Nadar, andar en bicicleta, jugar tenis y golf también es bueno. El yoga y los ejercicios de movimiento chinos son excelentes para mantener el cuerpo tonificado y flexible. Algunas personas bailan, algunas hacen aerobics, algunas usan videos de ejercicios y algunas tienen máquinas para hacer ejercicios. Lo importante es encontrar una forma o formas de ejercitarse mientras disfruta, y hacerlo un hábito casi diario.

¿Cómo están funcionando sus glándulas suprarrenales?

Como descubrió antes en este libro, el tener glándulas suprarrenales saludables es esencial para un apropiado balance hormonal.

La falta de reserva suprarrenal o el agotamiento suprarrenal es causado por el estrés crónico, un escenario común en las culturas industrializadas. Puede ser la causa de fatiga debilitante. La clave para tener glándulas suprarrenales saludables es desestresar su vida, dormir bastante y comer una dieta balanceada de alimentos integrales saludables. Si su estrés es principalmente mental, yo le recomiendo que tome alguna forma de medicamento que induzca una respuesta de relajamiento. El ejercicio puede ser relajante, pero si usted tiene insuficiencia suprarrenal, el ejercicio probablemente la cansará más. Debido a que el azúcar estimula la suprarrenales, uno de los primeros pasos que puede tomar para apoyarse, es eliminar el azúcar y el alcohol de su dieta. La progesterona es un precursor de las hormonas corticales, así que usarlas, puede también ser de ayuda significativa.

Si usted sigue las instrucciones antes mencionadas por seis meses y aún se siente cansada la mayor parte del tiempo, pregunte a su doctor acerca de usar algo de hidrocortisona unos pocos meses para apoyar a su función suprarrenal. Esta es una forma natural de la cortisona (la misma molécula como se encuentra en el cuerpo), y en pequeñas dosis fisiológicas no tiene los efectos secundarios de dosis más grandes de la cortisona sintética. De hecho, la historia del uso de la cortisona en los Estados Unidos es muy similar a la de la progesterona: Es una medicina muy efectiva en pequeñas dosis en su forma natural, pero ya que no había beneficios de hacer cortisona natural, las compañías de medicamentos se dieron vuelta a las versiones sintéticas con todos los horribles efectos secundarios. La investigación de la hidrocortisona fue detenida y cayó en el olvido como medicina en su mayor parte. Viene a mi mente que millones de personas que están tomando grandes dosis de cortisona sintética pueden estar sufriendo sin necesidad porque la medicina ha olvidado que tan bien funcionan las cosas.

Digestión

La digestión es una importante clave para la buena salud y el balance hormonal. La indigestión interfiere con la buena absorción de los nutrientes, la hace más susceptible a la enfermedad y puede causar alergias o intolerancias a los alimentos. Es casi imposible tener una buena salud en total sin tener una buena digestión como fundamento. Si usted no está absorbiendo sus nutrientes apropiadamente, no tendrá las vitaminas y minerales necesarios para convertir una hormona en otra.

Los disparadores más comunes para la indigestión y la acidez son demasiada grasa o comida frita, carnes procesadas con nitritos o nitratos en ellas; demasiada azúcar, alcohol, chocolate y medicamentos (especialmente antibióticos); y estrés. Si su tracto digestivo ya está irritado, las sustancias como el café, cítricos, comidas basadas en tomate y los alimentos condimentados, sólo lo irritarán más. Si usted tiene acidez, usted puede curarla simplemente eliminando el café.

Si usted tiene acidez, por favor no tome antiácidos; ellos suprimirán temporalmente los síntomas por una hora más o menos, pero a la larga empeorarán las cosas. Usted hasta podría hacerse dependiente de ellos. Los antiácidos también contienen aluminio, silicón, azúcar y una larga lista de preservativos y colorantes, ninguno de los cuales le ayudará y posiblemente la lastimará. Y no importa cuáles sean las nuevas estrategias de comercialización, definitivamente no le recomiendo tomar calcio extra masticando tabletas antiácido. Los efectos secundarios de estos antiácidos están muy lejos de cualquier ventaja que usted pueda obtener del calcio, que está en una forma pobremente absorbida.

Los bloqueadores del H2 como el Pepcid, Zantac y Tagamet, los cuales la FDA ha permitido que sean vendidos libremente, son aún peores; suprimen la secreción de ácido estomacal y en muchas personas crea una larga lista de efectos secundarios. Interfieren con la absorción de nutrientes, especialmente el calcio. El Tagamet, uno de los mejor vendidos en los Estados Unidos, tiene los peores efectos secundarios: puede causar el engrandecimiento del pecho en los hombres porque interfiere con el metabolismo del estrógeno y la excreción en el hígado. Éste medicamento aumenta los efectos de muchos medicamentos, lo que puede tener efectos secundarios mortales. Su ácido estomacal es también una de las principales líneas de defensa contra las bacterias peligrosas. Suprímalo y el resto de sus sistemas tendrá que trabajar tiempo extra para protegerle.

Independientemente de lo que los fabricantes de Tums, Rolaids, Mylanta, Pepcid, Zantag y Tagamet quieran hacerle creer, en mi opinión, la acidez es raramente causada por demasiado ácido estomacal. De hecho, yo creo que es más frecuentemente causada por demasiado poco ácido estomacal. Cuando crecemos, tendemos a producir menos ácido estomacal. Sin el suficiente ácido estomacal, nuestro alimento no se digiere apropiadamente en el estómago y tiende a quedarse ahí. Entre más tiempo permanezca el alimento sin digerir en el estómago, mejor será la oportunidad para que sea devuelto para irritar el esófago-- la verdadera fuente del dolor de la acidez. Ese sentimiento de tener algo atorado en su garganta es una señal casi segura de demasiado poco ácido estomacal. La acidez crónica es usualmente causada por un esófago que está irritado por la constante exposición al ácido estomacal.

Previniendo la acidez.

- No se recueste justo después de comer. Si su músculo del esófago ya está demasiado relajado o débil, sus alimentos semi digeridos escaparán de regreso a su garganta.
- Coma alimentos pequeños y mastique sus alimentos a conciencia. Comer de más y hacerlo rápidamente son dos de las causas más comunes de la acidez.
- Pierda el exceso de peso; la obesidad puede causar acidez.
- Si usted bebe mucho alcohol, córtelo a no más de dos bebidas al día; esto ciertamente le ayudará a largo plazo, y abstenerse mientras tiene los síntomas ayudará a que se cure más rápido.
- Evite lo dulce, un posible culpable. Por alguna razón, el chocolate es particularmente un agravante para muchas personas.

- Examine sus medicamentos prescritos; muchos causan acidez.
- En caso de que necesite otra razón para dejar el cigarro, deje de fumar y su acidez puede desaparecer. La nicotina relaja el esfínter que separa el esófago del estómago, permitiendo al ácido estomacal refluir.
- Reduzca el estrés, lo que agrava grandemente la acidez al suprimir el ácido estomacal.

La mayor parte de las personas con acidez crónica, especialmente aquellos en edad de 50 años, tienen bajos niveles de ácido hidroclórico (HCl), el principal ácido digestivo en el estómago. Los síntomas más comunes de una deficiencia de ácido estomacal se muestran después de comer, en la forma de acidez, en otros, movimientos intestinales o el sentimiento de pesadez. Si usted siente que la mayor parte de su alimento aún está en su estómago más de 45 minutos después de comer normalmente, su estómago está funcionando ineficientemente. Una manera de estimular sus jugos digestivos es tomar un vaso de agua media hora antes de comer. Otras personas toman una cucharada de vinagre de manzana en 1/3 de vaso de agua antes del alimento. El vinagre es altamente ácido y puede darle a su estómago suficiente acidez para una rápida y fácil digestión.

Si ninguna de estas sugerencias funciona, puede intentar tomar suplementos de betaína hidroclorídrica. Pero por favor no lo tome si está en un caso activo de acidez pues sólo irritará más su esófafgo. Espere hasta que se sienta mejor, luego intente tomar una tableta con la comida. Usted puede aumentar su dosis hasta dos o tres tabletas por alimento, pero sí siente que su estómago le quema, está tomando demasiada. Usted puede comprar suplementos de HCl en tiendas de productos para la salud o en las farmacias.

Cuidando su intestino grueso: probióticos

Durante las últimas etapas de la digestión en el intestino grueso y el colon, lo que una vez fue alimento ahora es en su mayoría producto de desperdicio, fibras, y agua. El colon, en contraste con el estómago libre de gérmenes, está altamente poblado de bacterias buenas y malas. En un sistema saludable, las bacterias buenas ejecutan la "presentación" en el colon, manteniendo a las bacterias malas bajo control. Los probióticos son las bacterias buenas que se encuentran en sus intestinos, así como en otras partes del cuerpo, como en la boca, el tracto urinario y la vagina. Su salud en general está atada de cerca a la salud de estas bacterias. Si ellas enferman, también usted. Junto con sus enzimas digestivas juegan un papel importante al digerir el alimento y moverlo fuera del cuerpo.

Las tres familias más comunes de bacterias amigables son llamadas *Lactobacillus acidophilus*, *Lactobacillus bulgaricus* y *Bifidobacterium bifidum*. Estos versátiles bichos cambian y se adaptan rápidamente, dependiendo de su localización geográfica, bioquímica individual y de qué tipo de bacterias no amigables estén invadiendo el cuerpo en ese momento. Los probióticos son los antibióticos finales, elegantemente diseñados por la naturaleza para combatir las bacterias no amigables sin matar a las amigables. Es simple-- cuide sus bacterias amigables y ellas lo cuidarán a usted.

Los probióticos también juegan otros papeles: El sistema inmunológico depende de ellos; ellos manufacturan las vitaminas B, que juegan un papel importante en la producción de hormonas suprarrenales; reducen el colesterol y ayudan a mantener a todas las hormonas balanceadas.

La manera más segura de meterse en problemas con sus bacterias amigables es tomar antibióticos, que matarán a las bacterias amigables junto con las no amigables. Siempre siga un tratamiento antibiótico con al menos dos semanas de probióticos. Otros factores son una dieta pobre, el estrés y una pobre digestión del estómago y el intestino delgado. Los probióticos también disminuyen con la edad, así que si está teniendo problemas digestivos o está trabajando para balancear sus hormonas es importante agregar suplementos probióticos a su dieta o comer yogur con cultivos vivos diariamente. Muchos supermercados y tiendas de salud también venden *acidophilus*, un producto lácteo que contiene cultivos vivos. Los probióticos están "vivos" y tienen una vida relativamente corta de unos pocos meses. Si usted quiere probar los suplementos probióticos, compre las cápsulas refrigeradas por el líquido. Puede encontrarlas en su tienda de salud.

Hierbas para el balance hormonal

Aunque yo no usé hierbas en mi práctica médica porque no estaba entrenado para su uso apropiado, estoy seguro de que tienen su lugar en el tratamiento de los desequilibrios hormonales. Muchos médicos y otros practicantes del cuidado de la salud han usado con éxito hierbas para ayudar a sus pacientes a balancear sus hormonas, en conjunto con una dieta balanceada, algunos suplementos de vitaminas y minerales y ejercicio. Algunas hierbas contienen niveles relativamente altos de esteroles vegetales, y otras contienen una combinación de sustancias que parecen ayudar al balance hormonal llevando a todo el cuerpo aún mejor balance.

Sobre todo, las tinturas herbales (la hierba extraída y preservada en forma líquida con alcohol) parecen funcionar mejor que las cápsulas o las tabletas, y las tinturas hechas de la planta fresca parecen ser preferibles que la planta seca.

Aunque las hierbas son generalmente más seguras y gentiles que los medicamentos farmacéuticos en sus acciones, deben ser usados solamente como se prescriben. El tomar altas dosis de cualquier medicina puede ser peligroso. Por favor sea sensible y modere el uso de las hierbas. Ninguna de estas hierbas debe ser usada por mujeres embarazadas, excepto bajo la supervisión del practicante de la salud experimentado en su uso. Como usted descubrirá mientras lee acerca de estas hierbas, el hecho de que contengan esteroles vegetales no necesariamente significa que todas tienen el mismo efecto. Por ejemplo, la alholva puede estimular un aborto involuntario, mientras la raíz de unicornio puede prevenirlo. También pueden tener efectos muy diferentes en diferentes personas. Si usted quiere usar hierba para ayudar a balancear sus hormonas, le recomiendo que trabaje con un herbolario experimentado como por ejemplo un doctor de medicina china o un naturo práctico. Incluyo la siguiente lista de hierbas más para aclarar algunos conceptos erróneos acerca de ellas que para darle una guía de cómo usarlas.

Dong quai o angelica (*Angelica sinensis, Angelical polimorpha*) Puede ser mejor llamada como un tónico para la mujer. La hemos redescubierto recientemente en el occidente gracias a los chinos, que la usan extensamente en su medicina. Contrario a la opinión popular, el Dong quai no contiene ningún estrógeno o fitoestrógenos, o ningún tipo de actividad estrogénica. Lo que hace es afectar a los músculos uterinos contrayéndolos o relajándolos, mejorar el metabolismo, mejorar la función del hígado (lo que mejora la excreción de las hormonas), ayuda a la utilización de la vitamina E, estabiliza el ritmo cardiaco, baja la presión arterial dilatando los vasos sanguíneos y tiene una ligera actividad sedante. Sobre todo, el Dong quai podría ser mejor etiquetado como adaptógeno, como el gingseng, tiende a llevar a todo el organismo aún mejor balance. Los chinos lo usan para provocar períodos menstruales, como un tónico para las mujeres que acaban de alumbrar, como un sedante ligero y para dolores de estómago.

Angelica archangelica es otro tipo de Angelica, en una diferente familia de plantas (*Apiaceae*) de la de la angelica del Dong quai (*Umbelliferae*), la cual aparenta tener alguna actividad hormonal. También se conoce como masterwort. Esta planta es más un estimulante que un sedante y en el folclor se usa para provocar períodos menstruales.

Alholva (*Trigonella foenum-graecum*) mejor conocida como un té herbal con un sabor parecido al jarabe de maple. Las semillas de alholva contienen esteroles vegetales, incluyendo diosgenina, en cantidades relativamente altas. La alholva tiene propiedades parecidas al oxytocin, lo que significa que puede inducir contracciones uterinas. Esto puede ser útil cuando un periodo menstrual se retrasa, pero pueden terminar teóricamente un embarazo. La alholva también baja el azúcar en la sangre y el colesterol, y las semillas, cuando se comen pueden actuar como laxante.

Raíz de unicornio (*Aletris farinosa*) no ha sido bien investigada, pero sabemos que contiene una forma de diosgenina y tiene algún tipo de actividad hormonal. Los herbolarios la usan para aliviar los síntomas de la menopausia, para prevenir el aborto involuntario, y para estimular el flujo menstrual, lo que parece ser contradictorio pero las hierbas adaptogénicas parecen funcionar balanceando lo que está fuera de balance. Ya que la raíz de unicornio es una de las más populares de hierbas menopáusicas, puede valer la pena intentar, especialmente en combinación con otras hierbas.

Zarzaparrilla (*Smilax spp.*) Solía venderse como una soda o tónico que se suponía "limpiaba la sangre" y curaba cualquier cosa que le afligiera. Contienen esteroles vegetales llamados "saponinas", y de hecho un componente de ella, llamado "sarsasapogenina," tienen una similitud estructural a algunas de las hormonas humanas esteroides. Los atletas hombres han tratado de usarla como un reemplazo de esteroides, pero yo no se si hay algún estudio que demuestre que funcionó. De acuerdo al herbolario Michael Moore, es un gentil estimulante adrenocortico, que podría ser útil para el balanceo hormonal, particularmente si hay insuficiencia suprarrenal.

Regaliz (*Glycyrrhiza glabra y uralensis*) se dice que es el ingrediente más común en las fórmulas herbales chinas. Sabemos que funciona bien en el tratamiento de las úlceras, probablemente motivando la producción de la mucosa protectora que cubre el estómago. También tiene efectos hormonales que parecen variar de persona a persona. Los chinos usan este hierba extensivamente para tratar cualquier tipo de insuficiencia suprarrenal. Un componente de la regaliz llamado "glycyrrhizin," si se toma en dosis grandes por un largo periodo de tiempo, puede elevar la presión sanguínea causando retención de sodio y pérdida de potasio. Muchas tinturas de regaliz vienen sin este componente, eliminando de este modo cualquier preocupación, pero también posiblemente eliminando muchos de los efectos terapéuticos que podría tener balanceando las hormonas.

Ñame silvestre (*Dioscorea villosa*) era y aún es utilizada extensivamente por las compañías farmacéuticas para manufacturar hormonas esteroides desde su diosgenina, incluyendo la pregnenolona, progesterona, DHEA, estrógeno, testosterona y las cortisona. Este es el uso que ha causado que la progesterona en muchas cremas de progesterona haya sido etiquetada como "extracto de ñame silvestre." Esto, desafortunadamente, se ha convertido en un error, ya que las compañías que buscan usar la progesterona, han agregado diosgenina a la crema (por ignorancia o por el deseo de obtener beneficios), y dicen que hacen lo mismo que la progesterona. La diosgenina no es igual a la progesterona.

CAPITULO 22

**PREGUNTAS FRECUENTES
ACERCA DEL USO DE LA
PROGESTERONA NATURAL**

Después del cientos de pláticas alrededor del mundo acerca de la progesterona y de recibir miles de cartas y correos electrónicos, he descubierto que las mismas preguntas tienden a realizarse una y otra vez. Mientras todas esas preguntas han sido profundamente contestadas en los capítulos anteriores, espero que esta lista de preguntas y respuestas le den una útil y refrescante guía.

P: Yo tuve una histerectomía pero aún tengo mis ovarios. ¿Cómo debería de usar la crema de progesterona?
R: Parece que remover el útero interfiere con el flujo sanguíneo a los ovarios, y tienden a dejar de funcionar después de un año o dos a lo mucho después de la histerectomía. Si usted sabe que continúa ovulando, usted puede usar progesterona como se recomienda para las mujeres que aún tienen periodos, pero si está insegura, siga las instrucciones para la mujer menopáusica. Si usted se ha removido el útero y los ovarios, usted es por definición menopáusica y puede utilizar la progesterona como se indica para su caso.

P: Tuve una prueba de densidad ósea que muestra que tengo osteoporosis, y mi doctor quiere que comience a usar Fosamax. ¿Esto ayudará a mis huesos?
R: Primero, debe asegurarse que su baja densidad ósea no es simplemente el resultado de tener huesos pequeños.

Si usted es pequeña, puede ser que cualquier prueba de densidad ósea muestre que tiene osteoporosis, porque muchas de estas pruebas no toman en cuenta los huesos más pequeños. Es por eso que yo recomiendo que las mujeres se hagan una prueba de densidad mineral ósea en sus cuarentas, para que tengan algo que comparar cuando tengan 50. Entonces, yo recomiendo que evalúe el capítulo en este libro acerca de la osteoporosis y se asegure de que está haciendo todo lo recomendado ahí para hacer y mantener buenos huesos.

El Fosamax no construye huesos, retarda la reabsorción de los huesos. Esto hará que las pruebas de densidad ósea se vean mejor por unos cuantos años, pero los huesos necesitan ser constantemente reemplazados para estar saludables. En otras palabras, los huesos viejos necesitan ser reabsorbidos para que un nuevo y más fuerte hueso lo reemplace. Si usted sólo está deteniendo la reabsorción sin construir un hueso nuevo, lo que quede será eventualmente de calidad pobre y más propenso a fracturas.

P: ¿Cuánto tiempo tengo que permanecer en la suplementación de progesterona?
R: Ya que la progesterona tiene muchos beneficios positivos, y no se le conocen efectos secundarios cuando se usa como yo recomiendo, no hay razón para descontinuarla. Yo le digo a las mujeres post menopáusicas que continúen hasta la edad de 96 años y luego reevaluaremos. Si usted regresa sus hormonas al balance, y está ovulando y produciendo suficiente progesterona cada mes, entonces no hay necesidad de suplir la progesterona.

P: ¿Cómo sé cuánta progesterona usar?
R: La meta es restaurar los niveles fisiológicos normales de progesterona o al menos dos o tres semanas de un mes. Una mujer ovulando hace cerca de 20 a 24 mg por día por cerca de 12 días cada mes después de la ovulación, o alrededor de 240 mg cada mes. Digamos que una

crema de progesterona provee 480 mg de progesterona por onza (960 mg por contenedor de dos onzas). Este contenedor podría durar hasta tres o cuatro meses. Uno de los problemas más frecuentes que encuentro, son mujeres quienes están tomando una dosis más alta de progesterona. Esto es muy contraproducente porque suprime los receptores de progesterona, y como resultado, la progesterona no puede entrar en las células, y en unos pocos meses la dominancia del estrógeno regresa. Más, no es lo mejor.

P: Aún tengo periodos, pero tengo problemas con los bochornos, retención de líquidos, sueño pobre y cambios de ánimo. ¿Qué es lo que me pasa?
R: Durante los años antes de la menopausia, el estrógeno puede estar disminuyendo ligeramente y más probablemente la ovulación ha dejado de ser o es rara. Sin ovulación, la producción de progesterona es esencialmente cero, y los receptores de estrógeno se hacen menos sensibles al estrógeno que aún se hace. Usted es de hecho estrógeno dominante. Su doctor, sin embargo, probablemente le prescribirá estrógeno, pero los resultados son solamente parcialmente efectivos y muchos de los problemas, como la retención de líquidos, se empeoran. Cuando una progestina sintética (píldora de control natal) es agregada, los resultados usualmente no son buenos debido a que las progestinas no son lo mismo que la progesterona natural y también pueden causar efectos secundarios indeseables. El mejor tratamiento es una dieta baja en azúcar y carbohidratos refinados, suplementos de vitamina E, magnesio, y vitamina B6, además de la progesterona natural. En estos casos, la progesterona puede ser agregada durante la fase lútea, esto es, desde el día 12 (tiempo de ovulación) al día 26 (48 horas antes del período). Por favor, lea mi libro *lo que su doctor podría no decirle acerca de la premenopausia* para información más detallada acerca del balance hormonal previo a la menopausia.

P: Mis periodos a veces son escasos, a veces son pesados y a veces vienen tarde o temprano. ¿Qué debo hacer?

R: Los períodos irregulares en los años antes de la menopausia son otro signo de que ésta se acerca y usted seguramente esta deficiente en progesterona debido al no ovular cada mes. Recuerde, el derramamiento de la cubierta endometrial es disparada primordialmente por la caída en los niveles de progesterona 12 días más o menos después de la ovulación. Si usted no está ovulando, no esta haciendo mucha progesterona, y por lo tanto no habrá una caída de progesterona que dispare el derramamiento. Siga los consejos de las preguntas previas por al menos tres ciclos y sus períodos deberían ser más regulares una vez más.

P: Tengo 43 años y aún tengo periodos, pero he perdido el interés en el sexo. ¿Qué está pasando?

R: Algunos doctores piensan equivocadamente que la líbido (el deseo sexual) viene del estro que lo pronto el hecho de que usted aún tenga períodos significa que está haciendo bastante estrógeno. Pero muy probablemente esté baja en progesterona. La progesterona es un importante factor en la líbido. La testosterona también mejora la líbido. Ya que muchos doctores desconocen este papel de la progesterona, algunos están tentados a dar a las mujeres testosterona para su débil libido. Sin embargo, esta opción no es la deseable a menos que tenga una deficiencia mesurable de testosterona. Siga el consejo de las dos preguntas previas y su líbido muy probablemente volverá a la normalidad. No se preocupe; no se volverá una maniática sexual-- el tipo del otro lado de la habitación se volverá un poco más guapo, eso es todo. Si la progesterona no le ayuda, hágase un examen hormonal en la saliva y descubra si está deficiente en testosterona

P: ¡Socorro! ¡Mi cabello se cae por manojos!

R: Cuando los niveles de progesterona caen como resultado de la falla del folículo del ovario (falta de acumulación o simplemente por disfunción del folículo), el cuerpo responde aumentando su producción del esteroide cortical suprarrenal, la androsteneidona, un precursor alternativo para la producción de otras hormonas corticales suprarrenales. La androsteneidona tiene algunas propiedades androgénicas (tipo hombre), en este caso, patrón masculino de pérdida de cabello. Cuando los niveles de progesterona son elevados por los suplementos de progesterona, el nivel de androsteneidona gradualmente caerá, y el crecimiento normal de su cabello eventualmente continuará. Ya que el crecimiento del cabello es un proceso lento, puede que tome de cuatro a seis meses para que aparezcan los efectos.

P: Mi hermana desarrolló cáncer de mama cuando tenía 45 y aún menstruaba. Hoy yo tengo 43 y mis periodos estan cambiando. ¿Qué debo hacer?

R: El exceso de estrógeno sin oposición de la progesterona es la causa primaria del cáncer de mama. En los países industrializados se ha vuelto una epidemia que la deficiencia de progesterona y la dominancia de estrógeno ocurran entre las mujeres alrededor de sus 30. (Esto es probablemente debido a las toxinas xenobióticas que afectan el desarrollo de los ovarios durante la fase del embrión). La dominancia de estrógeno aumenta el riesgo de cáncer de mama por favor lea *Lo que su doctor podría no decirle acerca del cáncer de mama* para información más detallada acerca de cómo afecta su balance hormonal su riesgo de contraer cáncer de mama.

P: Mi propio doctor parece no saber mucho acerca de la progesterona natural, y de hecho, se burla de la idea. ¿Qué debo hacer?

R: Su doctor se burla de la idea por ignorancia, e incomodidad por su propia ignorancia o quizás ambas. Yo he descubierto una y otra vez que una vez que el doctor se introduce en la ciencia y la lógica detrás de la idea de usar dosis fisiológicas de hormonas naturales, no pueden entenderlo muy rápido. Además, todos los doctores que yo conozco que están usando hormonas naturales en las dosificaciones y tiempos que yo recomiendo, tienen prácticas muy ocupadas y pacientes muy felices.

Usted puede ya sea buscar otro doctor o tratar de educar al que tiene. ¡Yo aquí estoy para educar doctores! También puede darle a su médico una copia de este libro, un libro escrito para médicos, *Progesterona Natural: Los Múltiples Papeles de una Notable Hormona*.

P: ¿Cuál crema de progesterona debo usar?

R: Use una crema de progesterona que contenga al menos 400 mg de progesterona por onza. Algunas cremas en el mercado contienen menos de 10 mg por onza, y esto no funcionará. Ni ninguna de las cremas que contienen los llamados precursores de la progesterona, como la diosgenina o el ñame silvestre. Llamar a la crema de progesterona una crema de "ñame silvestre" es confuso para el consumidor. Ya sea que contenga progesterona real o no, si la compañía no puede o no quiere decirle exactamente cuánta progesterona hay en su crema, busque otra. Prefiero las cremas que contienen solamente progesterona como ingrediente activo, y yo no recomiendo el mezclar varias hormonas en una crema (p.ej. estrógeno y testosterona).

P: ¿Porqué prefiere cremas en lugar de píldoras o cápsulas de progesterona?

R: La madre naturaleza nos guía en esto: El ovario nunca pone sus hormonas en el estómago, y por una buena razón, la progesterona es soluble en grasas y, cuando se absorbe desde el estómago por los intestinos, es tomada por el portal venoso directamente hacia el hígado, donde es eficientemente metabolizado para su excreción en la bilis. Cuando se toman oralmente, alrededor del 85 al 90% de la progesterona se pierde vía la bilis o convertida en el metabolitos que no son lo mismo que la progesterona verdadera. Así, las dosis orales deben ser de 100 a 200 mg por día, de 10 a 20 veces más que las dosis transdermal, sólo para obtener de 20 a 24 mg necesarios diariamente. No veo razón para poner al hígado en todo este trabajo sólo por obtener de 10 a 15% de la progesterona en el torrente sanguíneo.

La progesterona natural es bien absorbida a través de la piel y luego en el torrente sanguíneo, llevada en los componentes grasos y todas las membranas de los glóbulos rojos. (Al ser soluble en grasa, muy poco de la progesterona absorbida por la piel se encuentra en el suero líquido de la sangre). Un estudio australiano por los investigadores Waddell y O'Leary descubrió que la absorción de la progesterona transdermal es equivalente a la progesterona por inyección intravascular.

Nuestra meta es alcanzar la equivalencia con niveles de progesterona fisiológicos normales. La progesterona transdermal hace esto fácilmente. No hay necesidad de tomar dosis orales de 100 a 200 mg por día.

P: ¿Cómo puedo checar mis niveles hormonales?

R: En el pasado, se usaban los niveles séricos en la sangre, pero éstos no medían la progesterona tomada transdermalmente (a través de la piel). Cuando los ovarios hacen estrógeno y progesterona para la circulación en el suero líquido de la sangre, se unen a las proteínas (hormona sexual uniéndose a la globulina en el caso del estrógeno o cortisol uniéndose a la globulina en el caso de la progesterona) para hacerlos más solubles en agua. Las hormonas unidas a las proteínas no son biológicamente activas, pero representan cerca del 90% de las hormonas que se encuentran en el suero. Por lo tanto los resultados de suero no reflejan con precisión las hormonas disponibles biológicamente. Las hormonas salivarias reflejan solamente las hormonas biológicamente disponibles. Los ensayos de hormonas salivarias son menos caros, muy precisos, fáciles de obtener y más relevantes que los ensayos séricos.

Ya que los niveles de progesterona son aptos para estar más altos dos o tres días después de la ovulación, es prudente checar los niveles hormonales alrededor del día 18 al 21 del mes menstrual, contando el día uno como el día que precede a su período. Si descubre que los niveles están bajos en ese momento, probablemente no esté ovulando ese mes y la progesterona en su cuerpo estará baja.

P: ¿Puedo usar progesterona para el control natal?
R: El folklore describe a las hierbas y otras fuentes vegetales como efectivas para el control natal. Teóricamente, la progesterona o los efectos progestacionales, son el mecanismo clave ya que, si son tomados al principio del ciclo, podrían inhibir la ovulación como lo hacen las progestinas en las píldoras anticonceptivas. Sin embargo no tengo experiencia clínica al usar la progesterona natural para este propósito y desconozco cualquier estudio científico probando esta hipótesis, y por lo tanto no lo recomiendo.

P: Dejé el TRH el año pasado y ahora tengo bochornos. ¿Qué debo hacer?
R: Es un error dejar repentinamente de tomar el Premarin o cualquier otro tipo de estrógeno. La medicina convencional tiende a sobredosificar el estrógeno y su cerebro se acostumbra a las altas dosis. Si de repente deja de tomar el estrógeno, tendrá una reacción que puede incluir severos bochornos y sudoraciones nocturnas, irritabilidad, cambios de ánimo, depresión y pensamiento ofuscado. Un mejor enfoque es reducir gradualmente la dosis de estrógeno en un período de 2 a 6 meses, dependiendo en qué tan alta haya sido su dosis.

Yo no enseño que las mujeres no necesitan algún tipo de suplementación hormonal. Yo enseño que el TRH convencional (p.ej. el PremPro) es un error. Cerca del 66% de las mujeres menopáusicas tienen suficiente grasa para hacer suficiente estrógeno durante sus años posmenopáusicos, hasta la edad de 80 años. Las mujeres delgadas hacen menos estrógeno (porque tienen menos grasa corporal) y por lo tanto pueden necesitar algún estrógeno de suplemento. Algunas lo harán bien usando fitoestrógenos, como en las hierbas. Algunas requerirán estrógenos reales como la estrona, el estradiol y/o el estriol. Todos estos pueden ser usados con seguridad asegurándose de que se estén usando dosis fisiológicas, y que la progesterona es administrada junto con ellos. La dosis óptima es 1/8 de lo que se usaba en el TRH convencional. (Véase el capítulo 4 para instrucciones de cómo dosificar el estrógeno).

P: Tuve una mastectomía por cáncer de mama y estoy usando tamoxifén. ¿Puedo tomar progesterona con el tamoxifén?

R: Yo creo que alcanzar el balance hormonal correcto usando progesterona es más importante que el tamoxifén. Si, pueden ser usados juntos pero yo creo que no existe la necesidad del tamoxifén-- la evidencia de beneficio es cuestionable y los riesgos de daño son demasiado grandes. Por favor lea mi libro *Lo que su doctor podría no decirle acerca del cáncer de mama* para información más detallada acerca del cáncer de mama y el tamoxifén.

P: Tuve cáncer de mama y mi doctor quiere que tome Arimidex, ¿qué debo hacer?

R: El Arimidex inhibe la aromatasa, una enzima en la grasa del cuerpo que tenemos los hombres y las mujeres y que convierten los andrógenos suprarrenales en estrona y estrógenos. El doctor prescribe Arimidex para eliminar la puerta del estrógeno con la esperanza de prevenir el cáncer de mama recurrente. Sin embargo, todos necesitamos algo del estrógeno; la pregunta es--¿cómo crear un balance hormonal? En la mayoría de los casos, la respuesta es (1) progesterona transdermal y (2) ensayos de hormonas salivarias para encontrar el balance deseado entre el estradiol y la progesterona. Una vez más, por favor lea mi libro *Lo que su doctor podría no decirle acerca del cáncer de mama* para información más detallada acerca del cáncer de mama y el balance hormonal.

P: Mi madre esta tomando medicamentos para su alta presión arterial, baja tiroides y artritis. Si ella usa crema de progesterona ¿interactuará o interferirá con su medicación?

R: Frecuentemente me llega correo de personas que se preguntan si la progesterona interferirá con su medicación. Las dosis fisiológicas pequeñas de progesterona por sí no interferirán con medicaciones no hormonales, cualquier cosa más que ovular cada mes interferirá con ellas. Sin embargo, la progesterona frecuentemente mejora las condiciones como la alta presión arterial, baja tiroides y la artritis, así que sería buena idea que su madre llevara cuenta de su presión arterial por un mes o dos y que se checara la función de su glándula tiroides para asegurarse de que aún necesita esa medicación. La progesterona también tiende a tener un efecto anti-ansiedad, así que muchas mujeres se dan cuenta de que ya no necesitan píldoras para dormir o antidepresivos una vez que comienzan a usarla. Por otro lado, dosis excesivamente altas de progesterona tomadas por un largo período de tiempo pueden tener un amplio rango de efectos tipo drogas, así que no recomiendo que mezcle medicamentos en altas dosis de progesterona sin la supervisión de un médico.

RESOURCES

Website:
http://www.silviacarnevali.com

Store Location:

Silvia Carnevali
PLAZA FIESTA ANAHUAC MALL
325
MANUEL BARRAGAN AVENUE
LOCAL #2018- SAN NICOLAS DE LOS GARZA
NUEVO LEON, MEXICO
Store Phone (011) 52 (81) 83 32 53 14
Alternative Phone (81) 15 23 72 49

Mexico Distributors can be found online

LECTURA RECOMENDADA

Creating a Toxin-Free Environment

Schultz, Warren. *The Chemical-Free Lawn: The Newest Varieties and Techniques to Grow Lush, Hardy Grass with No Pesticides, No Herbicides, No Chemical Fertilizers.* Emmaus, Penn.: Rodale Press.

Steinman, David. Diet for a Poisoned Planet: *How to Choose Safe Foods for You and Your Family.* New York: Ballantine Books, 1990.

Steinman, David, and Michael R. Wisner. *Living Healthy in a Toxic World.* New York: A Perigee Book, 1996.

Women's Health

The Boston Women's Health Collective. *The New Our Bodies, Ourselves.* New York: Simon & Schuster, 1992.

Love, Susan, MD. *Dr. Susan Love's Breast Book.* Redding, Mass. Addison Wesley, 1990.

Northrup, Christiane, MD. *Women's Bodies, Women's Wisdom.* New York: Bantam Books, Revised Edition, 1998.

_____. *The Wisdom of Menopause: Creating Physical and Emotional Health and Healing During the Change.* New York: Bantam Books, 2001.

Alternative Medicine and Nutrition

Batmanghelidj, F., MD. *Your Body's Many Cries for Water.* Falls Church, Va.: Global Health Solutions, 1995.

Braverman, Eric. R., MD. *The Healing Nutrients Within: How to Use Amino Acids.* North Bergen, N.J.: Basic Health Publications, 2003.

Enig, Mary, PhD. *Know Your Fats: The Complete Primer for Understanding the Nutrition of Fats, Oils and Cholesterol.* Silver Spring, Md.: Bethesda Press, 2000.

Fallon, Sally. *Nourishing Traditions.* San Diego: ProMotion Publishing, 1995.

Galland, Leo, MD. *The Four Pillars of Healing.* New York: Random House, 1997.

Golan, Ralph, MD. *Optimal Wellness.* New York: Ballantine Books, 1995.

Kristal, Harold J., DDS. *The Nutrition Solution: A Guide to Your Metabolic Type.* Berkeley, Calif: North Atlantic Books.

Mindell, Earl, RpH, PhD, and Virginia Hopkins. *Prescription Alternatives.* Chicago, Ill.: Keats Publishing, 1998.

Pizzorno, Joseph N. *Total Wellness.* Roseville, Calif.: Prima Publishing, 1996.

Raffelock, Dean, DC, Robert Rountree, MD, et al. *A Natural Guide to Pregnancy and Postpartum Health: The First Book by Doctors That Really Addresses Pregnancy Recovery.* New York: Avery/Penguin Putnam, 2002.

Rose, Marc, MD and Michael Rose, MD. *Save Your Sight.* New York: Warner Books, 1998.

Sears, Barry. *The Zone.* New York: HarperCollins, 1996.

Todd, Gary Price, MD. *Nutrition, Health and Disease.* West Chester, Penn.: Whitford Press, 1985.

Wilson, James L. ND, DC. *Adrenal Fatigue: The 21st Century Stress Syndrome.* Petaluma, Calif.: Smart Publications, 2001.

Hormones

Barnes, Broda. *Hypothyroidism: The Unsuspected Illness*. New York: Harper & Row, 1976.

Jefferies, William McK., MD. *Safe Uses of Cortisol*. Springfield, Ill.: Charles C Thomas Publishers, 1996.

Khalsa, Dharma Singh, MD. *Brain Longevity*. New York: Warner Books, 1997.

Lee, John R., MD, and Virginia Hopkins. *What Your Doctor May* Not *Tell You About Premenopause: Balance Your Hormones and Your Life from Thirty to Fifty*. New York: Warner Books, 1999.

Lee, John R., MD, David T. Zava, PhD, and Virginia Hopkins. *What Your Doctor May Not Tell You About Breast Cancer: How Hormone Balance Can Help Save Your Life*. New York: Warner Books, 1996.

Sahelian, Ray. *DHEA: A Practical Guide*. Garden City Park, N.Y.: Avery Publishing, 1996.

_____. *Pregnenolone: A Practical Guide*. Marina del Rey, Calif.: Melatonin/ DHEA Research Institute, 1996.

Drugs

Breggin, Peter. *Talking Back to Prozac*. New York: St. Martin's Press, 1994.

Fried, Stephen. *Bitter Pills: Inside the Hazardous World of Legal Drugs*. New York: Bantam Books, 1998.

Lappe, Marc. *When Antibiotics Fail: Restoring the Ecology of the Body*. Berkeley, Calif.: North Atlantic Books, 1995.

Schmidt, Michael, Lendon Smith, and Keith Sehnert. *Beyond Antibiotics*. Berkeley, Calif.: North Atlantic Books, 1994.

REFERENCES

Chapter 1: The Crux of the matter: Menopausal Politics and Women's Hormone Cycles

Goodman, Louis S., and Alfred Gilman. *The Pharmacological Basis of Therapeutics*, 8th edition. Toronto: The Macmillan Company, 1990: Chapter 58.

Kolata, Gina. Hormone replacement study a shock to the medical system. *New York Times*, July 10, 2002.

Premarin Statistics: *Business Week Online*: September 27, 2002.

Textbook of Clinical Chemistry. Norbert W. Tietz, PhD., ed. Philadelphia: W.B. Saunders Co., 1986:1085-1171.

Thomas, J. Hywel, and Brian Gillham. *Will's Biochemical Basis of Medicine*, 2d edition. Oxford: Butterworth-Heinemann Ltd., 1989: Chapter 17.

Chapter 2: The dance of the Steroids

Goodman, Louis S., and Alfred Gilman. *The Pharmacological Basis of Therapeutics*, 8th edition. Toronto: The Macmillan Company, 1990: Chapter 58.

Morley, John E., M.B., 1994. Nutrition modulation of behavior and immunocompetence. *Nutrition Reviews* August, 52(8):S6-S8.

Textbook of Clinical Chemistry. Norbert W. Tietz, PhD., ed. Philadelphia: W.B. Saunders Co., 1986:1085-1171.

Will's Biochemical Basis of Medicine, 2d edition. Oxford: Butterworth-Heinemann Ltd., 1989: Chapter 17.

Chapter 3: The History of Hormone replacement Therapy and the Estrogen Myth

Albright, F. 1936. Studies in ovarian function III: The menopause. *Endocrinology* 20:24.

Barret-Conner, E. 1991. Postmenopausal estrogen and prevention bias. *Annals of Internal Medicine* 115:455-56.

Byyny, R. L., and L. Speroff. *A Clinical Guide for the Care of Older Women.* Baltimore: Williams & Wilkins, 1990.

Coney, Sandra. *The Menopause Industry.* Alameda, Calif.: Hunter House, 1994.

Coronary Drug Project Research Group. 1973 Coronary drug project: Findings leading to the discontinuation of the 2.5 mg/day estrogen group. *Journal of American Medical Association* (hereafter cited as *JAMA*) 226:652-57.

————. 1978. Coronary Drug Project: estrogens and cáncer (letter). *JAMA* 239:2758-59.

Gallagher, J. C., W.T. Kable, and D. Goldgar. 1991. The effect of progestin therapy on cortical and trabecular bone: Comparison with estrogen. *American Journal of Medicine* 90:171-78.

Jaszman, I., N.D. Van Lith, and J.C. Saat. 1969. The perimenopausal symptoms: The statistical analysis of a survey. Parts A and B. *Medical Gynecology Sociology* 4:268-76.

Jayo, M. J., D. S. Weaver, M.R. Adams, and S. E. Rankin. 1990. Effects on bone of surgical menopause and estrogen therapy with or without progesterone replacement in cynomolgus monkeys. *American Journal of Obstetrics and Gynecology* 614:618.

Kaufert, P.A., P. Gilbert, and R. Tate. 1987. Defining menopausal status: The impact of longitudinal data. *Maturitas* 9:217-26.

Lacey, J. V., P. J. Mink, J. H. Lubin, et al. Menopausal hormone replacement and risk of Ovarian cancer. *JAMA*, July 17, 2002, vol. 288, no. 3.

Leather, A.T., M. Savras, and J. W. Stuidd. 1991. Endometrial histology and bleeding patterns after eight years of continuous combined estrogen and progestin therapy in postmenopausal women. *Obstet Gynecol* 78:1008-10.

McKinlay, S. M., D. J. Brambilla, and J. G. Posner. 1992. The normal menopausal transition. *Maturitas* 14:103-15.

Neugarten, B.L., and R. J. Kraines. 1964. Menopausal symptoms in women of various ages. *Psychom Med* 27:266-73.

Prior, J. C. One Voice on Menopause. *JAMWA* 49, no. 1 (January/February 1994):27-29.

————. 1990. Progesterone as a bone-trophic hormone. *Endocr Rev* 11:386-98.

————. 1991. Postmenopausal estrogen therapy and cardiovascular disease (letter). *New England Journal of Medicine* 326:705-706.

Prior, J. C., B. Ho Yuen, P. Clement, et al. 1992. Reversible luteal phase changes and infertility associated with marathon training. *Lancet* 1:269-70.

Prior, J.C., and Y. M. Vigna. 1991. Ovulation disturbances and exercise training. *Clin Obstet Gynecol* 26:180-90.

Prior, J. C. and Y. M. Vigna, N. Alojado, et al. 1987. Conditioning exercise decreases premenstrual symptoms: A prospective controlled six-month trial. *FertilSteril* 47:402-406.

Prior, J. C. and Y. M. Vigna, M. T. Schechter, and A. E. Burgess. 1990. Spinal bone loss and ovulatory disturbances. *New England Journal of Medicine* 323:1221-27.

Reyes, F. L., J. S. Winter, and C. Paiman. 1977. Pituitary ovarian relationships preceding the menopause: a cross-sectional study of serum follicle-stimulating hormone, lutenizing hormone, prolactin, estradiol and progesterone levels. *American Journal of Obstetrics and Gynecology* 129:557-64.

Rinzler, Carol Ann. *Estrogen and Breast Cancer*. New York: MacMillan Publishing Co., 1993:31-32.

Seaman, Barbara, and Gideon Seaman. *Women and the Crisis in Sex Hormones.* New York: Rawson Associates, 1977:82.

Sherman, B. M., J. H. West, and S. G. Korenmam. 1976. The menopausal transition: Analysis of LH, FSH, estradiol and progesterone concentrations during menstrual cycles of older women. *J Clin Endocrinol Metab* 42:629-36.

Strauss, S. 1988. A capsulated history of drug law in the U. S. *U.S. Pharmacist.* November.

Tilt, E. J. *The Change of Life in Health and Disease. A Practical Treatise on the Nervous and Other Affections Incidental to Women at the Decline of Life.* Philadelphia: Lindsay and Blakiston, 1871.

Trial of HRT to prevent CHD halted early because of increased harm. *Lancet*, July 13, 2002, vol. 360, no. 9327.

Vaughn, Paul. *The Pill on Trial.* London: Weidenfeld and Nicolson, 1970:25.

Writing Group for the Women's Health Initiative Investigators, Risks and benefits of estrogen plus progestin in healthy post-menopausal women. *JAMA*, July 17, 2002, vol. 288, no. 3.

Chapter 4: What is Estrogen?

Campbell, B. C., and P. T. Ellison. 1992. Menstrual variation in salivary testosterone among regularly cycling women. *Horm Res* 37:132-36.

DeMarco, Carolyn, MD. *Take Charge of Your Body.* Winlaw, BC, V0G 2J0, Canada: The Well Woman Press, P. O. Box 66, 1994.

Documenta Geigy. *Scientific Tables.* 6th edition. Ardsley, NY: Geigy Pharmaceuticals: 493.

Ellison, P. T., C. Panter-Brick, S. F. Lipson, and M. T. O'Rourke, 1993. The ecological context of human ovarian function. *Human Reproduction* 8:2248-58.

Greer, Germaine. *The Change: Women, Aging and Menopause.* New York: Fawcett Columbine, 1991.

Hammar, M. L., M. B. Hammar-Henriksson, et al. Few oligoamenorrheic athletes have vasomotor symptoms. *Maturitas* 2000 Mar 31; 34(3):219-25

Human Reproduction, December 1993.

Ivarsson, T., A. C. Spetz, and M. Hammar. Physical exercise and vasomotor symptoms in postmenopausal women. *Maturitas* 1998 Jun 3; 29(2):139-46.

Lennon, H. M., H. H. Wotiz, L. Parsons, and P. J. Mozden. 1966. Reduced estriol excretion in patients with breast cancer prior to endocrine therapy. *JAMA* 196:112-20.

Leonetti, H. B., S. Longo, and J. N. Anasti. Transdermal progesterone cream for vasomotor symptoms and postmenopausal bone loss. *Obstetrics and Gynecology* 94 (1999):225-228.

Lipsett, M. P. Steroid hormones, in *Reproductive Endocrinology, Physiology, and Clinical Management.* S. S. C. Yen, and R. B. Jaffe, eds. Philadelphia: W. B. Saunders Co., 1978:80.

Novak's Textbook of Gynecology, 11th edition. Baltimore: Williams & Wilkins, 1987.

Overlie, I., M. H. Moen, A. Holte, and A. Finset. Androgens and estrogens in relation to hot flushes during the menopausal transition. *Maturitas* 2002 Jan 30:41(1):69-77.

Raloff, J. 1993. Ecocancers. *Science News,* July 3, 144:10-13 and reported in article Sperm-count drop tied to pollution rise. *Medical Tribune,* March 26, 1992.

Raz, R. and W. E. Stamm. 1993. A controlled trial of intravaginal estriol in postmenopausal women with recurrent urinary tract infections. *New England Journal of Medicine* 329:753-56.

Rose, D. P. *Obstetrics & Gynecology,* 1977.

Vines, Gail. Oestrogen overdose. *British Vogue.*

Yayha, S., and N. Rehan. Age, pattern and symptoms of menopause among rural women of Lahore. *J Ayub Med Coll Abbottabad* 2002 Jul-Sep; 4(3):9-12.

Zhao, G., and L. Wang. Menopausal symptoms: experience of Chinese women. *Climacteric* 2000 Jun; 3(2):135-44.

Chapter 5: Hormone Balance, Xenobiotics, and Future Generations

Baj, Z., et al. The effect of chronic exposure to formaldehyde, phenol and organic chlorohydrocarbons on peripheral blood cells and the immune system in humans. *J Investig Allergol Clin Immunol* 1994 Jul-Aug; 4(4):186-91.

Begley, S., and D. Glick. 1994. The estrogen complex. *Newsweek*, March 21: 76-77.

Colborn, T., F. S. vom Saal, and A. M. Soto. 1993. Developmental effects of endocrine-disrupting chemicals in wildlife and humans. *Environmental Health Perspectives* 10:378-84.

Cone, Marla. 1994. Sexual confusion in the wild. Pollution's effect on sexual development fires debate. Battle looms on chemicals that disrupt hormones. 3-part series. *The Los Angeles Times.* October 2-4.

Faustini, A., et al. Immunological changes among farmers exposed to phenoxy herbicides: preliminary observations. *Occup Environ Med* 1996 Sep; 53(9):583-85.

Fitzgerald, E. F., et al. Polychlorinated biphenyl (PCB) and dichlorodiphenyl dichloroethylene (DDE) exposure among Native American men from contaminated Great Lakes fish and wildlife. *Toxicol Ind Health* 1996 May-Aug; 12(3-4):361-68.

Hagmar, L., et al. High consumption of fatty fish from the Baltic Sea is associated with changes in human lymphocyte subset levels. *Toxicol Lett* 1995 May; 77(1-3):335-42.

Hileman, Beth. 1994. Reproductive estrogens linked to reproductive abnormalities, cancer. *Chemical and Engineering News* January 31:19-23.

Hoy, Claire. *The Truth About Breast Cancer*. Stoddard, 1995. Lemonick, Michael D. 1994. Not so fertile ground. *Time* September 19:68-70.

McLachlan, John. Diagram "Hormonal mimic" taken from 1993. Functional toxicology: A new approach to detect biologically active xenobiotics. *Environmental Health Perspectives* 10:386-87.

Nagayama, J., et al. Postnatal exposure to chlorinated dioxins and related chemicals on lymphocyte subsets in Japanese breast-fed infants. *Chemosphere* 1998 Oct-Nov; 37(9-12):1781-87.

Raloff, J. 1993. Ecocancers. *Science News* 144, July 3:10-13.

_____. 1994. The gender benders. *Science News* 145, Jan 8:24-27.

_____. 1994. That feminine touch. *Science News* 145, Jan 22:56-59.

Roof, R. L. Gender influences outcomes of brain injury: Progesterone plays a protective role. *Brain Research* 1993, April 2; 607(1-2)333-36.

Ross, P. S., et al. Impaired cellular immune response in rats exposed perinatally to Baltic Sea herring oil or 2, 3, 7, 8-TCDD. *Arch Toxicol* 1997; 71(9):563-74.

Svensson, B. G., et al. Parameters of immunological competence in subjects with high consumption of fish contaminated with persistent organochlorine compounds. *Int Arch Occup Environ Health* 1994; 65(6):351-58.

Van Loveren, H., et al. Contaminant-induced immunosuppression and mass mortalities among harbor seals. *Toxicol Lett* 2000 Mar 15; 112-113:319-24.

Weiss, Rick. 1994. Estrogen in the environment. *The Washington Post*, January 25: 10-13.

Chapter 6: What is Natural Progesterone?

Campbell, B. C., and P. T. Ellison. 1992. Menstrual variation in salivary testosterone among regularly cycling women. *Horm Res* 37:132-36

DeBold, J. F., and C. A. Frye. 1994. Progesterone and the neural mechanisms of hamster sexual behavior. *Psychoneuroendocrinology* 19:563-66.

Elks, M. L. 1993. Peripheral effects of sex steroids implications for patient management. *JAMWA* 48:41-45.

Goodman, Louis S., and Alfred Gilman. *The Pharmacological Basis of Therapeutics*, 8th edition. Toronto: The Macmillan Company, 1990: Chapter 58.

History of progesterone as described by Goodman & Gilman. *The Pharmacological Basis of Therapeutics*, 6th edition, 1980: chapter 61 (Estrogens and Progestins: 1420), and *Textbook of Clinical Chemistry.* Norbert W. Tietz, Ph.D., ed. Philadelphia. W. B. Saunders Co., 1986:1085-1171.

Roof, Robin, et al. of Rutgers University. 1993. Reported in *The Economist*, December 11, 329:35.

Stampfer, M. J., G. A. Colditz, W. C. Willett, et. al 1991. Postmenopausal estrogen therapy and cardiovascular disease—Ten-year follow-up from the Nurses' Questionnaire Study. *New England Journal of Medicine* 325:756-62.

Swerdloff, R. S., and C. Wang. 1993. Androgen deficiency and aging in men. *WJM* 159:579-84.

Textbook of Clinical Chemistry. Norbert W. Tietz, Ph.D., ed. Philadelphia: W. B. Saunders Co., 1986:1085-1171.

Thomas, J. Hywel, and Brian Gillham. *Will's Biochemicol Basis of Medicine*, 2d edition. Oxford: Butterworth-Heinemann Ltd., 1989: Chapter 17.

Witt, D. M., L. J. Young, and D. Crews. 1994. Progesterone and sexual behavior in males. *Psychoneuroendocrinology* 19:553-56.

Chapter 7: The Dramatic Difference Between Progesterone and Progestins

Bergkvist, L., H.-O. Adami, I. Persson, R. Hoover, and C. Schairer. 1989. The risk of breast cancer after estrogen and estrogen-progestin replacement. *New England Journal of Medicine* 321:293-97.

Crane, M. G., and J. J. Harris. Effects of gonadal hormones on plasma renin activity and aldosterone excretion rate. In *Metabolic Effects of Gonadal Hormones and Contraceptive Steroids*, H. A. Salhanick, D. M. Kipnis, and R. L. Vande Weile, eds. New York: Plenum Press, 1969:446-46, and discussion: 736.

Crane, M. G., J. J. Harris., and W. Winsor III. 1971. Hypertension, oral contraceptive agents, and conjugated estrogens. *Annals of Internal Medicine* 74:13-21.

Edgren, R. A. Progestagens. Reprinted from *Clinical Use of Sex Steroids*. Chicago: Year Book Medical Publishers, Inc., 1980.

Gambrell, R. D. 1982. The menopause: Benefits and risks of estrogen-progesterone replacement therapy. *Fertil Steril* 37:457-74.

Hargrove, J. T., W. S. Maxson, A. C. Wentz, and L. S. Burnett. 1989. Menopausal hormone replacement therapy with continuous daily oral micronized estradiol and progesterone. *Obstetrics & Gynecology* 71:606-12.

Landau, R. L., and K. Lugibihl. 1961. The catabolic and natriuretic effects of progesterone in man. *Recent Progress in Hormone Research* 17:249-81. *Medical Times*. 1989. Sept:35-43.

Ottoson, U. B., B. G. Johansson, and B. von Schoultz. 1985. Subfractions of high-density lipoprotein cholesterol during estrogen replacement therapy: A comparison between progestogens and natural progesterone. *American Journal of Obstetrics and Gynecology* 151:746-50.

Scientific American Medicine, updated 1992. New York: *Scientific American*, chapter 15 (X):9.

Stevenson, J. C., K. F. Ganger, et al. 1990. Effects of transdermal versus oral hormone replacement therapy on bone density in spine and proximal femur in postmenopausal women. *Lancet* 336:265-69.

Whitehead, M. I., D. Fraser, L. Schenkel, D. Crook, and J. C. Stevenson. 1990. Transdermal administration of oestrogen/progestagen hormone replacement therapy. *Lancet* 335:310-12.

The Writing Group for the PEPI Trial, 1995. Effects of estrogen or estrogen/ progestin regimens on heart disease risk factors in postmenopausal women: The postmenopausal estrogen/progestins interventions (PEPI) trial. *JAMA*, January 18. 273(3):240-41.

_____.1995. *JAMA* 273:199-208.

Chapter 8: Sex Hormones and the Brain

Backstrom, T., 1962. Epileptic seizures in women related to plasma oestrogen and progesterone during the menstrual cycle. *Acta Neurol Scand* 54:312-47.

Backstrom, T., et al. 1974. Estrogen and progesterone in plasma in relation to premenstrual tension. *J Steroid Biochem Mol Biol* 5:257-260.

Backstrom, T. et al. Effects of ovarian steroid hormones on brain excitability and their relation to epilepsy seizure variation during the menstrual cycle. *Advances in Epileptology*, XVth Epilepsy International Symposium, New York, Raven Press, 1993.

Braverman, Eric. 1993. New era in hormone therapy. *Total Health* 7, no. 4 (August):31.

_____.1991. Natural estrogen and progesterone research indicates health benefits of natural vs. synthetic hormones. *Total Health* 13, no. 5 (October):55.

Gonzalez, Deniselle M. C., et al. 2002. Basis of progesterone protection in spinal cord neurodegeneration. *J Steroid Biochem Mol Biol* Dec; 83(1-5):199-209.

Harris, Brian. 1994. Maternity blues and major endocrine changes: Cardiff puerperal mood and hormone study II, Wales. *British Medical Journal*, April 19, 308:949-53.

Leary, Warren E. 1995. Progesterone may play major role in the prevention of nerve disease. *New York Times*, June 27, C3.

Peat, Ray. Ph. D. *Progesterone in Orthomolecular Medicine*. Self-published.

Roof, R. L., et al. 1993. Gender influences outcome of brain injury: Progesterone plays a protective role. *Brain Res*. April 2, 607(1-2):333-36.

_____. 1994. Progesterone facilitates cognitive recovery and reduces secondary neuronal loss caused by cortical contusion injury in male rats. *Exp Neurol*, September, 129(1):64-69.

Chapter 9: What Are Androgens?

The Biologic Role of Dehydroepiandrosterone. M. Kalimi and W. Regelson, ed. Walter de Gruyter, 1990.

Ebeling, P., and V. A. Koivisto. 1994. Physiological importance of dehydroepiandrosterone. *Lancet* 343:1479-81.

Greenblatt, R. B. 1987. The use of androgens in the menopause and other gynetic disorders. *Obstet Gynecol Clin North Am. Mar*; 14(1):251-68.

Lissoni, P., et al. 1998. Dehydroepiandrosterone sulfate (DHEAS) secretion in early and advanced solid neoplasms: Selective deficiency in metastatic disease. *Int. J Biol Markers*. Jul-Sep; 13(3):154-57.

Chapter 10:Hormone Balance and the Menstrual Cycle

Campbell, B. C. and P. T. Ellison. 1992. Menstrual variation in salivary testosterone among regularly cycling women. *Horm Res* 37:132-36.

Kaplan, Abraham, M.D. *The Nervous System*, Volume I, The Hypothalamus Supplement. Illustrated by Frank H. Netter, M.D. New York: CIBA, 1957:147-65. (A good presentation of the functions and neural systems of the limbic brain.)

Prior, J. C., Y. M. Vigna, M. T. Schechter, et al. 1990. Spinal bone loss and ovulatory disturbances. *New England Journal of Medicine* 323:1221-27.

Stevenson, J. C., K. F. Ganger, et al. 1990. Effects of transdermal versus oral hormone replacement therapy on bone density in spine and proximal femur in postmenopausal women. *Lancet* 336:265-69.

Chapter 11: Progesterone and Menopause Symptoms

Arafat, E. S., and J. T. Hargrove, 1988. Sedative and hypnotic effects of oral administration of micronized progesterone may be mediated through its metabolites. *American Journal of Obstetrics and Gynecology*, 159:1203-1209.

Belchetz, P. E. 1994. Hormonal treatment of postmenopausal women. *New England Journal of Medicine* 330:1062-71.

Lees, B., T. Molleson, T. R. Arnett, and J. C. Stevenson, 1993. Differences in proximal femur bone density over two centuries. *Lancet* 341:673-75.

Leridon, H. *Human Fertility: The Basic Components*. Chicago: University of Chicago Press, 1977:202.

Textbook of Clinical Chemistry. Philadelphia: W.B. Saunders Co., 1986:1088.

Van Noord-Zaadstra, B. M., C. W. N. Looman, H. Alsback, et al. 1991. Delaying childbearing: Effect of age on fecundity and outcome of pregnancy. *British Medical Journal* 302:1361-65.

Velde, E. R. 1993. Disappearing ovarian follicles and reproductive aging (letter). *Lancet* 341:1125.

Chapter 12: Hormone Balance and the Adrenal and Thyroid Glands

Bower, B. 1998. Stress hormones may speed up brain aging. *Science news*, vol. 153, no. 17:263.

Chapter 13: Hormone Balance, Nutrition, and Osteoporosis

Albright, F., P. H. Smith, and A. M. Richardson. 1941. Postmenopausal osteoporosis: Its clinical features. *JAMA* 116:2465-74.

Aitken, M., D. M. Hart and R. Lindsay. 1973. Oestrogen replacement therapy for prevention of osteoporosis after oopherectomy. *British Medical Journal* 3:515-18.

Barengolts, E. I., D. J. Curry, et al. 1991. Comparison of the effects of progesterone and estrogen on established bone loss in ovariectomized aged rats. *Cells and Materials* supplement 1 (pages 105-111).

Barengolts, E. I., H. F. Gajardo, et al. 1990. Effects of progesterone on post-ovariectomy bone loss in aged rats. *Journal of Bone Mineral* Res 5:1143-1147.

Barzel, U. S. 1988. Estrogens in the prevention and treatment of postmenopausal osteoporosis: a review. *American Journal of Medicine* 85:847-50.

Bayley, T. A., et al. 1990. Flouride-induced fractures: relation to osteogenic effect. *Journal of Bone Mineral Res* Mar; 5 Suppl 1:S217-22.

Bone, H. G. et al 2000. Alendronate and estrogen effects in postmenopausal women with low bone mineral density. *J Clin Endocrinol Metab* Feb; 85(2):720-26.

Christiansen, C., M. S. Christiansen, and I. Transbol. 1981. Bone mass in postmenopausal women after withdrawal of oestrogen/progestagen replacement therapy. *Lancet* February 28: 459-61.

Coats, C. 1990. Negative effects of a high-protein diet. *Family Practice Recertification* 12:80-88.

Cooper, C., C. A. C. Wickham, D. J. R. Barker, and S. J. Jacobsen. 1991. Water fluoridation and hip fracture (letter). *JAMA* 266:513-14.

Cummings, S. R., W. S. Browner, D. Bauer, K. Stone, et al. 1998. Endogenous hormones and the risk of hip and vertebral fracture among older women. *NEJM* 339:733-38.

Cummings, S. R., M. C. Nevitt, W. S. Browner, et al. 1995. Risk factors for hip fracture in white women. *New England Journal of Medicine* 332:767-73.

Cundy, T. M. Evans, H. Roberts, et al. 1991. Bone density in women receiving a depot medroxyprogesterone acetate for contraception. *British Medical Journal* 303:13-16.

Dalsky, G. P., K. S. Stocke, A. A. Ehsani, et al. 1988. Weight-bearing exercise training and femoral neck and lumbar spine bone mineral density. *Annals of Internal Medicine* 108:824-28.

Danielson, C., J. L. Lyon, M. Egger, and G. K. Goodenough. 1992. Hip fractures and fluoridation in Utah's elderly population. *JAMA* 268:746-47.

Delmas, P. D., K. E. Ensrud, et al. 2002. Efficacy of raloxifene on vertebral fracture risk reduction in postmenopausal women with osteoporosis: Four-year results from a randomized clinical trial. *Journal of Clinical Endocrinology and Metabolism* Aug; 87(8):3609-17.

Ellison, P. T., C. Panter-Brick, S. F. Lipson, and M. T. O'Rourke. 1993. The ecological context of human ovarian function. *Human Reproduction* 8:2248-58.

Ettinger, B., D. M. Black, B. H. Mitlak, R. K. Knickerbocker, et al. 1999. Reduction of vertebral fracture risk in postmenopausal women with osteoporosis treated with raloxifene. *JAMA* 282:637-45.

Ettinger, B., H. K. Genant, and C. E. Cann. 1985. Long-term estrogen replacement therapy prevents bone loss and fractures. *Annals of Internal Medicine* 102:319-24.

Felson, D. T., Y. Zhang, M. T. Hannan, D. P. Kiel, P. W. F. Wilson, and J. J. Anderson. 1993. The effect of postmenopausal estrogen therapy on bone density in elderly women. *New England Journal of Medicine* 329:1141-46.

Gordon, G. S., J. Picchi, and B. S. Root. 1973. Antifracture efficacy of long-term estrogens for osteoporosis. *Trans Assoc Am Physicians* 86:326-32.

Hammond, C. B., F. R. Jelvsek, K. L. Lee, W. T. Creasman, and R. T. Parker. 1979. Effects of long-term estrogen replacement therapy. I. Metabolic effects. *American Journal of Obstetrics and Gynecology* 133:525-36.

Hedlund, L. R. and J. C. Gallagher. 1989. Increased incidence of hip fracture in osteoporotic women treated with sodium fluoride. *J Bone & Miner Res* 4:223-25.

Hooking, D., C. E. Chilvers, C. Christiansen, P. Ravn, et al. 1998. Prevention of bone loss with alendronate in postmenopausal women under 60 years of age. *NEJM* 19 February 1998; 338:485-92.

Hutchinson, T. A., S. M. Polansky, and A. R. Feinstein. 1979. Postmenopausal oestrogens protect against fractures of hip and distal radius: A case control study. *Lancet* II:705-709.

Israel, E. et al. 2001. Effects of inhaled glucocorticoids on bone density in premenopausal women. *New England Journal of Medicine* 345:941-47.

Jacobsen, S. J., J. Goldberg, T. P. Miles, J. A. Brody, et al. 1990. Regional variation in the incidence of hip fractures: U.S. white women aged 65 years and older. *JAMA* 264:500-501.

Johansen, J. S., S. B. Jensen, B. J. Riis, et al. 1990. Bone formation is stimulated by combined estrogen, progestagen. *Metabolism* 39:1122-26.

Kass-Wolff, J. H. 2001. Bone loss in adolescents using Depo-Provera. *Journal of Society of Pediatric Nursing* Jan-Mar; 6(1):21-31.

Kleerekoper, M. E., E. Peterson, E. Phillips, D. Nelson, et al. 1989. Continuous sodium fluoride therapy does not reduce vertebral fracture rate in postmenopausal osteoporosis (abstract). *J Bone & Miner Res* 4 (Suppl. 1):S376.

Lee, J. R. 1990. Osteoporosis reversal: The role of progesterone. *Intern Clin Nutr Rev* 10:384-91.

_____. 1990. Osteoporosis reversal with transdermal progesterone (letter). *Lancet* 336:1327.

_____. 1991. Is natural progesterone the missing link in osteoporosis prevention and treatment? *Medical Hypothesis* 35:316-18.

Lees, B., T. Molleson, T. R. Arnett, and J. C. Stevenson. 1993 Differences in proximal femur density over two centuries. *Lancet* 341:673-75.

Lees, C. J., T. C. Register, et al. 2002. Effects of raloxifene on bone density, biomarkers, and histomorphometric and biomechanical measures in ovariectomized cynomulgus monkeys. *Menopause* Sep-Oct; 9(5):320-28.

Lindsay, R., D. M. Hart, C. Forrest, and C. Baird. 1980. Prevention of spinal osteoporosis in oophorectomized women. *Lancet* II:1151-54.

Manolagas, S. C., R. L. Jilka, G. Hangoc, et al. 1992. Increased osteoclast development after estrogen loss: *Mediation by interleukin-6*. Science 257:88-91.

Munk-Jensen, N., S. P. Nielsen, E. B. Obel, and P. B. Eriksen. 1988. Reversal of postmenopausal vertebral bone loss by oestrogen and progestagen: A double-blind placebo-controlled study. *British Medical Journal* 296:1150-52.

Nolan, Charles R., M.D., et al 1994. Aluminum and lead absorption from dietary sources in women ingesting calcium citrate. *Southern Medical Journal*. September; 87(9):894-98.

Osteoporosis prevention, diagnosis, and therapy. 2001. NIH Consensus Conference Report. *JAMA* 285:785-95.

Prior, J. C. 1990. Progesterone as a bone-trophic hormone. *Endocrine Reviews* 11:386-98.

Prior, J. C., and Y. M. Vigna. 1990. Spinal bone loss and ovulatory disturbances. *New England Journal of Medicine* 223:1221-27.

Prior, J. C., Y. M. Vigna, and N. Alojado, 1991. Progesterone and the prevention of osteoporosis. *Canadian Journal of Obstetrics/Gynecology and Women's Health Care* 3:178-84.

Prior, J. C., Y. M. Vigna, and R. Burgess. Medroxyprogesterone acetate increases trabecular bone density in women with menstrual disorder. Presented at the annual meeting of the Endocrine Society, Indianapolis, June 11, 1987.

Riggs, B. L., S. F. Hodgson, W. M. O'Fallon, E. Y. S. Chao, et al. 1990. Effect of fluoride treatment on the fracture rate in postmenopausal women with osteoporosis. *New England Journal of Medicine* 322:802-809.

Riggs, B. L., H. W. Wahner, L. J. Melton, et al. 1986. Rates of bone loss in the appendicular and axial skeleton of women: evidence of substantial vertebral bone loss before menopause. *J Clin Invest* 77:1487-91.

Rudy, D. R. 1990. Hormone replacement therapy. *Postgraduate Medicine* Dec; 157-64.

Schmidt, I. U., G. K. Wakely, et al. 2000. Effects of estrogen and progesterone on tibia histomorphometry in growing rats. *Calif Tissues Int* 67(1):47-52.

Siris, E. et al. 2002. Effects of raloxifene on fracture severity in postmenopausal women with osteoporosis: results from the MORE study. *Osteoporosis International* Nov; 13(11):907-13.

Sowers, M. F. R., M. K. Clark, M. L. Jannausch, and R. B. Wallace. 1991. A prospective study of bone mineral content and fracture in communities with differential fluoride exposure. *American Journal of Epidemiology* 134:649-60.

Vieth, Reinhold. 1999. Vitamin D Supplementation, 25-hydroxyvitamin D concentrations, and safety. *American Journal of Clinical Nutrition*, vol. 69, no. 5, 842-856.

Weiss, N. S., C. L. Ure, J. H. Ballard, A. R. Williams, and J. R. Daling. 1980. Decreased risk of fracture of hip and lower forearm with postmenopausal use of estrogen. *New England Journal of Medicine* 303:1195-98.

Chapter 14: Women and Cardiovascular Disease

Barbagallo, M., L. J. Dominguez, et al. 2001. Vascular effects of progesterone: role of cellular calcium regulation. *Hypertension* 37:142-47.

Cheng, W., O. D. Lau, et al. 1999. Two antiatherogenic effects of progesterone on human macrophages: Inhibition of Cholesterol ester synthesis and block of its enhancement by glucocorticoids. *Journal of Clinical Endocrinology & Metabolism* 64:265-71.

ESPRIT team. 2002. Oestrogen therapy for prevention of re-infarction in postmenopausal women: a randomized placebo controlled trial. *Lancet* 360:2001-2008.

Herrington, D. M., D. M. Reboussin, et al. 2000. Effects of estrogen replacement on the progression of coronary-artery atherosclerosis. *NEJM* 343:522-37.

Huley, S., D. Grady, T. Bush, C. Furberg, et al. 1998. Randomized trial of estrogen plus progestin for secondary prevention of coronary heart disease in postmenstrual women. *JAMA* August 19; 280:605-613.

Miyagawa, K., J. Rosch, J. F. Stanczyk, and K. Hermsmeyer. 1997. Medroxyprogesterone acetate interferes with ovarian steroid protection against coronary vasospasm. *Nature Medicine* 3:324-27.

Moura, M. J.,and F. K. Marcondes. 2001. Influence of estradiol and progesterone on the sensitivity of rat thoractic aorta to non-adrenaline. *Life Sciences* 68:881-88.

Otsuki, M., and H. Saito. 2001. Progesterone, but not medroyprogesterone, inhibits vascular cell adhesion molecule-1 expression in human endothelial cells. *Arteriosclerosis Thrombosis Vascular Biology* 21:243-48.

Prior, J. C. 1992. Letter. *New England Journal of Medicine* 326:705-706.

Ray, W. A., C. M. Stein, et al. 2002. Non-steroidal anti-inflammatory drugs and risk of serious coronary heart disease: An observational cohort study. *Lancet* 359:118-23.

Rodriguez, I., M. J. Kilborn, et al. 2001. Drug-induced QT prolongation in women during the menstrual cycle. *JAMA* 1322-26.

Rossouw, J. E. 2002. Commentary: Hormones for coronary disease—full circle. *Lancet* 360:1996-97.

Stamper, M. J., G. A. Colditz, W. C. Willett, et al. 1991. Postmenopausal estrogen therapy and cardiovascular disease—10-year follow-up from the Nurses' Questionnaire Study. *New England Journal of Medicine* 325:756-62.

Tribble, D. L., and E. Frank. 1994. Dietary antioxidants, cancer, and atherosclerotic heart disease. *W J Med* 161:605-12.

Wilson, P. W. F., R. J. Garrison, and W. P. Castelli. 1985. Postmenopausal estrogen use, cigarette smoking, and cardiovascular morbidity in women over 50. *New England Journal of Medicine* 313:1038-43.

Writing Group for the WHI Investigation. 2002. Risks and benefits of estrogen plus progestin in healthy postmenopausal women. *JAMA* 17 July 2002; 288:321-333.

Chapter 15: Hormone Balance and Cancer

A report by Ruby Senie, Ph. D., of the Centers for Disease Control, at the annual science writers seminar sponsored by the American Cancer Society. Reported by the February 5, 1992, issue of *Health* and by the May 7, 1992, issue of *Medical Tribune*.

Astrow, Alan B., M. D. 1994. Rethinking cancer (letter). *Lancet* February 26.

Bergkvist, L., H.-O. Adami, I. Persson, R. Hoover, and C. Schairer. 1989. The risk of breast cancer after estrogen and estrogen-progestin replacement. *New England Journal of Medicine* 321:293-97.

Campbell, B. C., and P. T. Ellison. 1992. Menstrual variation in salivary testosterone among regularly cycling women. *Horm Res* (Switzerland) 37(4-5):132-36.

2002. The Canadian National Breast Screening Study—1: breast cancer mortality after 11 to 16 years of follow-up. A randomized screening trial of mammography in women age 40 to 49 years. *Ann Intern Med* Sep 3; 137(5 Part 1):305-12.

Cauley, J. A. 1999. Elevated serum estradiol and testosterone concentration associated with a high risk for breast cancer. Study of Osteoporotic Fractures Research Group. *Ann Intern Med* Feb 16; 130(4 Pt 1):270-77.

Chang, K. J., et al. 1995. Influences of percutaneous administration of estradiol and progesterone on human breast epithelial cell cycle in vivo. *Fertility and Sterility* 63:785-91.

Cowan, L. D., L. Gordis, J. A. Tonascia, and G. S. Jones. 1981. Breast cancer incidence in women with a history of progesterone deficiency. *American Journal of Epidemiology* 114:209-17.

Ellison, P. T. 1993. Measurements of salivary progesterone. *Annals of the New York Academy of Science* September 20, 694:161-76.

Ellison, P. T., S. F. Lipson, M. T. O'Rourke, et al. 1993. Population variation in ovarian function (letter) *Lancet* August 14, 342:433-34.

Ellison, P. T., C. Panter-Brick, S. F. Lipson, and M. T. O'Rourke. 1993. The ecological context of human ovarian function. *Human Reproduction.* 8(12):2248-58

Foidart, J. M., C. Colin, et al. 1998. Estradiol and progesterone regulate the proliferation of human breast epithelial cells. *Fertility and Sterility* May; 69(5):963-69.

Gruenigen, V. E., and J. R. Karlen. 1995. Carcinoma of the endometrium. *American Family Physician*, May 1:1531-36.

Henderson, B. E., R. K. Ross, M. C. Pike, and J. T. Casagrande. 1982. Endogenous hormones as a major factor in human cancer. *Cancer Research* 42:3232-39.

Hoover, R., L. A. Gray, Sr., P. Cole, and B. MacMahon. 1976. Menopausal estrogens and breast cancer. *New England Journal of Medicine* 295:401-405.

Hiatt, R. A., R. Bawol, G. D. Friedman, and R. Hoover. 1984 Exogenous estrogen and breast cancer after bilateral oophorectomy. *Cancer* 54:139-44.

Kerlikowske, K., D. Grady, S. M. Rubin, et al. 1995. Efficacy of screening mammography. *JAMA* 273:149-54.

La Vecchia, C., A. Decarli, F. Parazzini, A. Gentile, C. Liberati, and S. Franceschi. 1986. Noncontraceptive oestrogens and the risk of breast cancer in women. *International Journal of Cancer* 38:853-58.

Malet, C., P. Spritzer, et al. 2000. Progesterone effect on cell growth, ultrastructural aspect and estradiol receptors of normal human breast epithelial (HBE) cells in culture. *Journal of Steroid Biochemistry and Molecular Biology*, vol. 73, issue 3/4, 171-181.

Miller, A. B., C. J. Baines, and T. Wall. 1992. Canadian national breast screening study 2: Breast cancer detection and death rates among women ages 50 to 59 years. *Canadian Medical Association Journal* 147:1477-88.

Pike, M. C., D. V. Spicer, L. Dahmoush, and M. F. Press. 1993. Estrogens, progestogens, normal breast proliferation, and breast cancer risk. *Epidem Rev* 15:64-82.

Raloff, Janet. 1993. Ecocancers: Do environmental factors underlie a breast cancer epidemic? *Science News*, July 3, 144:10-13.

Willett, W. C., M. J. Stampfer, M. B. Colditz, et al. 1987. Dietary fat and the risk of breast cancer. *New England Journal of Medicine* 316:22-28.

Chapter 17: Natural Hormone Balance and Pelvic Disorders

Bodner, K., and B. Bodner-Adler. 2003. Estrogen and progesterone receptor expression in patients with uterine leiomyosarcoma and correlation with different clinicopathological parameters. *Anticancer* Res Jan-Feb; 23(1B):729-32.

Crane, M. G., and J. J. Harris. Effects of gonadal hormones on plasma rennin activity and aldosterone excretion rate. In H. A. Salhanick, D. M. Kipnis, and R. L. Vande Weile, eds. *Metabolic Effects of Gonadal Hormones and Contraceptive Steroids.* New York: Plenum Press, 1969:446-63, and discussion:736.

Crane, M. G., J. J. Harris, and W. Widsor III. 1971. Hypertension, oral contraceptive agents and conjugated estrogens. *Annals of Internal Medicine* 74:13-21.

Dalton, K. *The Premenstrual Syndrome and Progesterone Therapy.* Chicago: Year Book Medical Publishers, Inc., 1977.

DeBold, J. F., and C. A. Frye. 1994. Progesterone and the neural mechanisms of hamster sexual behavior. *Psychoneuroendocrinology* 19:563-79.

De Leo, V., G Morgante, et al. 2002. A benefit-risk assessment of medical treatment for uterine leiomyomas. *Drug Safety* 25(11):759-79.

Eisinger, S. H., S. Meldrum, et al. 2003. Low-dose mifepristone for uterine leiomyomata. *Obstetrics and Gynecology* Feb; 101(2):243-50.

Harris, B., L. Lovett, et al. 1994. Maternity blues and major endocrine changes: Cardiff puerperal mood and hormone study II. *British Medical Journal* Apr; 308:949-953.

Hodges, L. C., D. S. Hunter, et al. 2001. An in vivo/in vitro model to assess endocrine disrupting activity of xenoestrogens in uterine leiomyoma. *Annals of New York Academy of Sciences* Dec; 948:100-11.

Jeffries, William M. D. *The Safe Uses of Cortisone.* Springfield, IL: Charles C Thomas Publisher, 1981.

Kurachi, O., and H. Matsuo. 2001. Tumor necrosis factor-alpha expression in human uterine leiomyoma and its down-regulation by progesterone. *Journal of Clinical Endocrinology and Metabolism* May; 86(5):2275-80.

Shozu, M., K. Murakami, et al. 2003. Successful treatment of a symptomatic uterine leiomyoma in a perimenopausal woman with a nonsteroidal aromatase inhibitor. *Fertility and Sterility* Mar; 79(3)628-31.

Smith, E. P., J. Boyd, G. R. Frank, et al. 1994. Estrogen resistance caused by a mutation in the estrogen-receptor gene in a man. *New England Journal of Medicine* 331:1056-61.

Stampfer, M. J., G. A. Colditz, W. C. Willett, et al. 1991. Postmenopausal estrogen therapy and cardiovascular disease. *New England Journal of Medicine* 325:756-62.

Walker, C. L. 2002. Role of hormonal and reproductive factors in the etiology and treatment of uterine leiomyoma. *Recent Prog Horm Res* 57:277-94.

Witt, D. M., L. J. Young, and D. Crews. 1994. Progesterone and sexual behavior in males. *Psychoneuroendocrinology* 19:553-62.

Chapter 18: Hormone Balance and Other Common Health Problems

Diaz-Zagoya, J. C., J. Laguna, and J. Guzman-Garcia. 1971. Studies on the regulation of cholesterol metabolism by the use of the structural analogue, diosgenin. *Biochem Pharmacol* 20(12):3473-80.

Juarez-Oropeza, M. A., J. C. Diaz-Zagoya, and J. L. Rabinowitz. 1987. In vivo and vitro studies of hypocholesterolemic effects of diosgenun in rats. *International Journal of Biochemistry* 19(8):679-83.

Melillo, Mark. 1994. Estrogen use may predispose women to lupus. *Medical Tribune*, November 17.

Odumosu, A. 1982. How vitamin C, clofibrate and diosgenin control cholesterol metabolism in male guinea-pigs. *Int J Vitam Nutr Res* Suppl (Switzerland) 23:187-95.

Tuppala, M., U. Bjorses, T. Wahlstrom, and O. Ylikorkala. 1991. Luteal phase defect in habitual abortion: Progesterone in saliva. *Fertile Steril* 56:41-44.

Chapter 19: How to Use Progesterone Supplementation

Anasti, J. N., H. B. Leonetti, and K. J. Wilson. 2001. Topical progesterone cream has antiproliferative effect on estrogen-stimulated endometrium. *Obstetrics and Gynecology* 97:510.

Beumont, P. J. L., et al. 1972. Lutenizing hormone and progesterone levels after hysterectomy. *BMJ*, 836:363.

Bourgain, C., et al. 1990. Effects of natural progesterone on the morphology of the endometrium in patients with primary ovarian failure. *Hum Repod* 5:537-43.

Chakmakjian, Z. R., and N. Y. Zackariah. 1987. Bioavailability of progesterone with different modes of administration. *Journal of Reproductive Medicine* 32:443-48.

Chang, K. J., T. T. Y. Lee, G. Linares-Cruz, S. Fournier, and B. de Lignieres. 1995. Influences of precutaneous administration of estradiol and progesterone on human breast epithelial cell cycle in vivo. *Fertility and Sterility* 63:785-79.

Dabbs, J. 1990. Salivary testosterone measurements: reliability across hours, days and weeks. *Phys Behav* 48:83-86. de Lignieres, B., L. Dennerstein, and T. Backstrom. 1995. Influence of route of administration on progesterone metabolism. *Maturitas* Apr; 21(3):251-57.

Devenuto, F., et al. 1969. Human erythrocyte membrane. Uptake of progesterone and chemical alterations. *Biochim Biophys Acta* 193:36-47.

Dollbaum, C. M., and G. F. Duwe. Absorption of progesterone after topical applications: serum and saliva levels. Presented at the 7th Annual Meeting of the American Menopause Society.

Foidart J.M., C. Colin, X. Denoo, and J. Desroux, et al. 1998. Estradiol and progesterone regulate proliferation of human breast epithelial cell. *Fertility and Sterility* 69:963-69.

Johnson, M. E., et al. 1995. Permeation of steroids through human skin. *Journal of Pharmaceutical Science* 84:1144-46.

Koefoed, P., and J. Brahm. 1994. The permeability of the human red cell membrane to steroid sex hormones. *Biochim Biophys Acta* 1195:55-62.

Leonetti, H. B., S. Longo, and J. N. Anasti. 1999. Transdermal progesterone cream for vasomotor symptoms and postmenopausal bone loss. *Obstetrics and Gynecology* 94:225-28.

Levine, H., and N. Watson. 2000. Comparison of the pharmacokinetics of crinone 8% administered vaginally versus Prometrium administered orally in postmenopausal women. *Fertil Steril* Mar; 73(3):516-21.

Nahoul, K., and D. de Ziegler 1993. "Validity" of serum progesterone levels after oral progesterone. *Fertil Steril* Jul; 60(1):26-33.

O'Leary P., P. Feddema, K. Chan, et al. 2000. Salivary, but not serum or urinary levels of progesterone are elevated after topical application of progesterone cream to pre- and postmenopausal women. *Clinical Endocrinology.* 53:61-20.

Waddell B. J., and P. C. O'Leary. 2002. Distribution and metabolism of topically applied progesterone in a rat model. *Journal of Steroid Biochemistry and Molecular Biology* 80:449-55.

Wren, B. G., K. McFarland, L. Edwards, et al. 2000. Effect of sequential transdermal progesterone cream on endometrium, bleeding pattern, and plasma progesterone levels in postmenopausal women. *Climateric* 3:155-60.

Chapter 20: How to Use Estrogen, DHEA, Pregnenolone, the Corticosteroids, Testosterone, and Androstenedione

Aardal-Eriksson, E., B. Karlberg, and A. Holm. 1998. Salivary cortisol—and alternative to serum cortisol determinations in dynamic function tests. *Clin Chem Lab Med* 36:215-222.

Andrews, R. V. Influence of adrenal gland on gonadal function. in R. A. Thomas and R. L. Singhal, eds. *Advances in Sex Hormones Research, Vol. 3: Regulatory Mechanisms Affecting Gonadal Hormone Action.* Baltimore, University Park, MD, 1976:197-215.

The Biologic Role of Dehydroepiandrosterone. M. Kalimi and W. Regelson, eds. Walter de Gruytur, 1990.

Christiansen, K., and R. Knussmann. 1987. Androgen levels and components of aggressive behavior in men. *Hormones and Behavior* 21:170-80.

Navarro M., J. Nolla, M. Machuca, A. Gonzalaz, L. Mateo, R. Bonnin, and D. Roig-Escofet. 1998. Salivary testosterone in postmenopausal women with rheumatoid arthritis. *Journal of Rheumatology* 25:1059-62.

Shifren, J. L. 2000. Transdermal testosterone treatment in women with impaired sexual function after oophorectomy. *NEJM* Sep 7; 343(10):682-88.

Steptoe, A., M. Cropley, J. Griffith, and C. Kirschbaum. 2000. Job strain and anger expression predict early morning elevation in salivary cortisol. *Psychosomatic Medicine* 62:286-92.

Vedhara, K., J. Hyde, I. Gilchrist, M. Tytherleigh, and S. Plummer. 2000. Acute stress, memory, attention and cortisol. *Psychoneuroendocrinology*. 25:535-49.

Young, M., R. Walker, Riad-Fahmy, and I. Hughes. 1988. Androstenedione rhythms in saliva in congenital adrenal hyperplasia. *Arch Dis Child* 63:624-28.

Chapter 21: Nutrition for Healthy Hormones

Austoker, Joan. 1994. Diet and cancer. *British Medical Journal* 308:1610-14.

Blaylock, Russell L., M. D. *Excitotoxins: The Taste That Kills*. Santa Fe: Health Press, 1994.

Davies, N. T., and H. Reid. 1979. An evaluation of the phytate, zinc, copper, iron and manganese contents of, and zinc availability from, soya-based texture-vegetable-protein meat-substitutes or meat-extenders. *Br J Nutr* 41(3):579-89.

Diaz-Zagoya, J. C., J. Laguna, and J. Guzman-Garcia. 1971. Studies on the regulation of cholesterol metabolism by the use of the structural analogue, diosgenin. *Biochem Pharmacol* 20(12):3473-80.

Erasmus, Udo. *Fats That Heal, Fats That Kill*. Burnaby, BC, Canada: Alive Books, 1993.

Fallon, S. W., and M. G. Enig. 1995. Soy products for dairy products? Not so fast. *Health Freedom News*, September.

Foods that may prevent breast cancer: Studies are investigating soybeans, whole wheat and green tea among others. *Primary Care and Cancer* 14(2):10-11.

Fotsis, T. 1993. Genistein, a dietary-derived inhibitor or in vitro angiogenesis. *Proc Natl Acad Sci* 90:2690-94.

Hargreaves, D. F. et al. 1999. Two-week dietary soy supplementation has an estrogenic effect on normal premenopausal breast. *J Clin Endocrinol Metab* Nov; 84(11):4017-24.

Juarez-Oropeza, M. A., J. C. Diaz-Zagoya, and J. L. Rabinowitz. 1987. In vivo and in vitro studies of hypocholesterolemic effects of diosgenin in rats. *International Journal of Biochemistry* 19(8):679-83.

Kushi, L. H. 1997. Physical activity and mortality in postmenopausal women. *JAMA* Apr 23/30; 277(16):1287-92.

LaPierre, A., et al. 1994. Exercise and psychoneuroimmunology. *Medicine and Science in Sports and Exercise* 26(2):182-190.

Laino, C. 1994. Trans-fatty acids in migraine can increase MI risk. *Circulation*, 89:94-101.

Leiner, I. E. 1994. Implications of antinutritional components in soybean foods. *Crit Rev Food Sci Nutr* 34:31-67

Miller, A. B., et al. 1994. Diet in the etiology of cancer: A review. *European Journal of Cancer* 30A(2):207-28.

Odumosu, A. 1982. How vitamin C, clofibrate and diosgenin control cholesterol metabolism in male guinea-pigs. *Int J Vitam Nutr Res Suppl* (Switzerland) 23:187-95.

Rogers, Adrianne E., et al. 1993. Diet and carcinogenesis. *Carcinogenesis* 14(11):2205-17.

Sandberg, A. S. 1991. The effect of food processing on phylate hydrolysis and the availability of iron and zinc. *Adv Exp Med Biol* 289:499-508.

Sandstrom, B., B. Kivisto, and A. Cederblad. 1987. Absorption of zinc from soy protein meals in humans. *J Nutr* 117:321-327.

Schell, O. *Modern meat.* New York: Vintage Books, Random House, 1985:283-84 and 287.

Schmidt, Erik Berg, and Jorn Dyerberg. 1994. Omega-3 fatty acids—Current status in cardiovascular medicine. *Drugs* 47(3):405-24.

Semplicini,Andrea and Valle. 1994. Fish oils and their possible role in the treatment of cardiovascular disease. *Pharmac Ther* 61:385-97.

Slavin, J. L. 2000. Mechanisms for the impact of whole grain foods on cancer risk. *J Am Coll Nutr* June; 19(3 Suppl): 300S-307S.

Toniolo, Paolo, et al. 1994. Consumption of meat, animal products, protein and fat and risk of breast cancer: A prospective cohort study in New York. *Epidemiology* July; 5(4):391-96.

Trichopoulous, Antonia, M.D. et al. 1995. Consumption of olive oil and specific food groups in relation to breast cancer risk in Greece. *Journal of the National Cancer Institute* Jan 18; 87(2):110-116.

Trichopoulous, A., et al. 2000. Cancer and the Mediterranean dietary traditions. *Cancer Epidemiol Biomarkers Prev* Sep; 9(9):869-73.

Verschuren, Monique W. M., et al. 1995. Serum total cholesterol and long-term coronary heart-disease mortality in different cultures. *JAMA* July 12, 274(2).

Wilgus, H. S. Jr., et al. 1941. Goitrogenicity of soybeans. *J Nutr* 22:43-52.

Willett, W. C., M. J. Stampfer, G. A. Colditz, and F. E. Speizer, et al. 1993. Intake of trans-fatty acids and risk of coronary heart disease among women. *Lancet* 341:581-85.

Zava, D. T., and G. Duwe. 1997. Estrogenic and antiproliferative properties of genistein and other flavonoids in human breast cancer cells in vitro. *Nutrition and Cancer* 27:31-40.

APÉNDICE

LA ESTRUCTURA DE
LAS HORMONAS ESTEROIDES

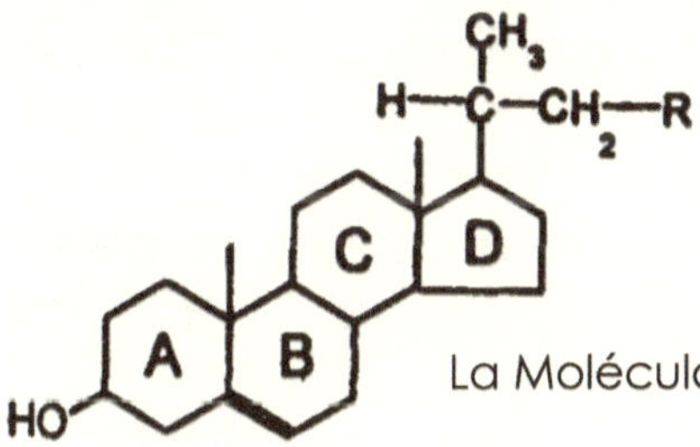

La Molécula del Colesterol

Figura 16: Note los 4 anillos, marcados A, B, C y D, que hacen el chasis de la molécula. Estos son los 4 anillos que caracterizan a todas las hormonas esteroides.

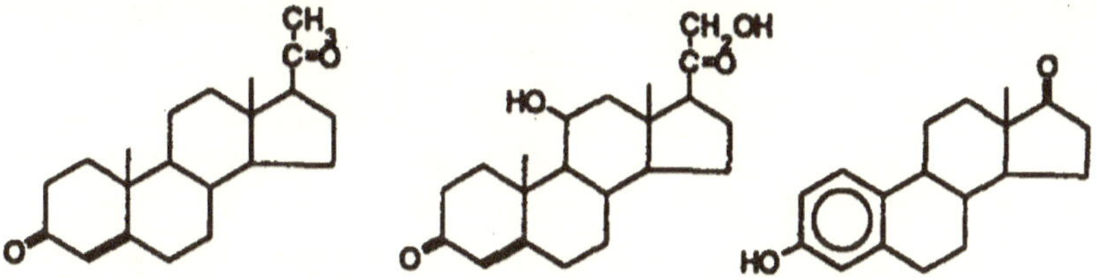

Progesterona   Corticosterona   Estrona

Figura 17: Note cómo la estructura básica del colesterol, el precursor de las hormonas esteroides, es la misma en tres diferentes hormonas. Pequeñas variaciones moleculares en las hormonas, producen enormes variaciones en los seres humanos.

Note que todas estas hormonas esteroides tienen la misma estructura de cuatro anillos de la molécula del colesterol. (Ver las figuras 16 y 17). Sin embargo, difieren en los átomos unidos en varios lugares de la estructura básica. Las diferencias parecen menores, pero sus acciones cambian considerablemente. Otras, como la estrona (y todos los estrógenos), tienen un anillo A diferente. Este anillo indica que ha tenido tres hidrógenos retirados, dejando tres series de dobles enlaces que circulan alrededor del anillo de átomos de carbono que forman el anillo de seis lados. Esto es lo que los químicos llaman un anillo de benceno. Sin embargo, con la presencia del grupo -OH en el lado del anillo más alejado del resto de la molécula, este anillo se llama un anillo de fenol. Entre las hormonas esteroides, sólo las moléculas de estrógenos tienen un anillo de fenol. Casi todos los xenoestrogenos tienen un anillo de fenol.

El cuerpo no construye estas importantes hormonas esteroides en las líneas de montaje diferentes. El colesterol es el molde principal. Pequeños paquetes de energía (las mitocondrias) dentro de cada célula del cuerpo, pueden sustituir y reordenar algunos átomos en la parte superior del anillo D del colesterol, creando de una nueva versión llamada pregnenolona. Mientras pasa a través del torrente sanguíneo a los ovarios y las glándulas suprarrenales, la pregnenolona puede ser transformada en progesterona o en pregnenolona 17-OH (casi idénticos). Entonces, de estos dos esteroides, todas las otras hormonas esteroides pueden hacerse, por medio de modificaciones moleculares de relativamente menor importancia, dependiendo de las necesidades del cuerpo. En este tipo de producción, uno de los esteroides se transforma en otro. Muchos de los pasos intermedios en esta ruta, son hormonas activas en su propio derecho, a pesar de que también sirven al ser transformadas en aún otras hormonas. Al final de los caminos de transformación están la aldosterona, el cortisol, y los estrógenos, los cuales están destinados a ser metabolizados, y excretados del cuerpo.

A pesar de que las hormonas esteroides son notablemente similares en su forma, cada una de ellas tiene efectos muy diferentes, y estas diferencias se derivan de variaciones muy leves en su estructura molecular. (Vea la figura 18).

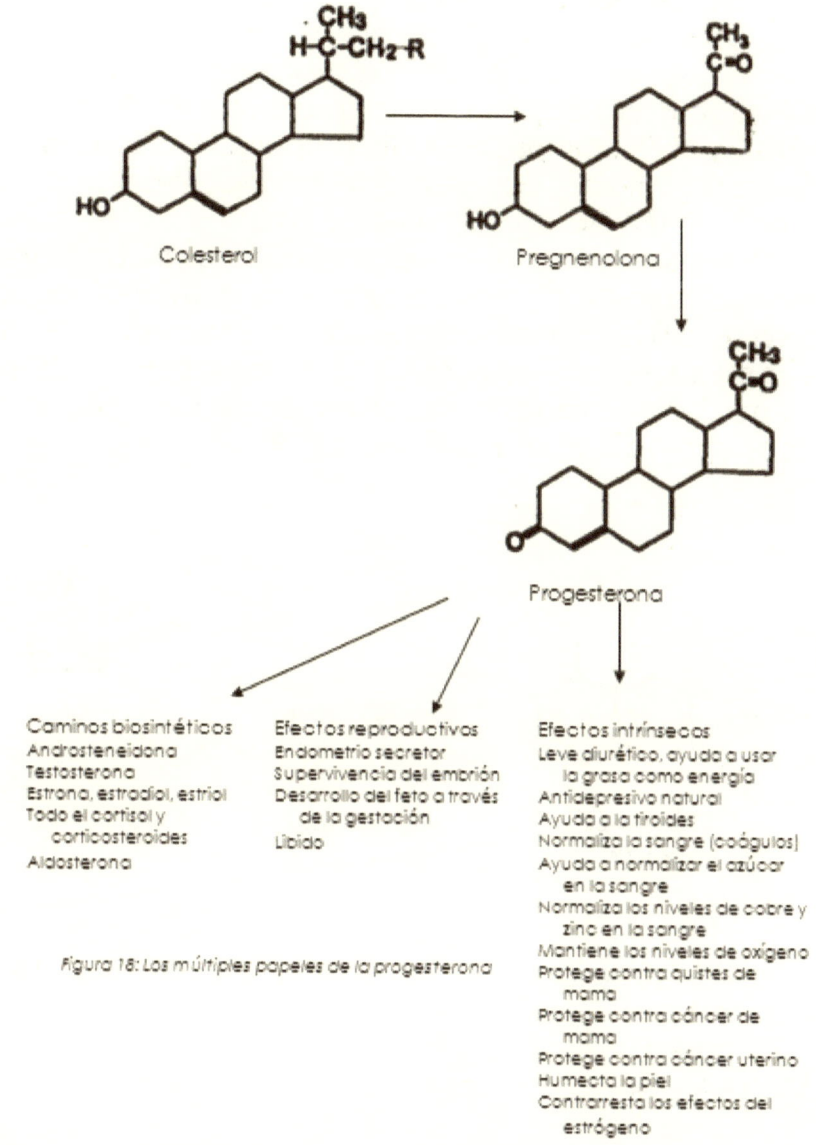

Colesterol

Pregnenolona

Progesterona

Caminos biosintéticos	Efectos reproductivos	Efectos intrínsecos
Androsteneidona	Endometrio secretor	Leve diurético, ayuda a usar la grasa como energía
Testosterona	Supervivencia del embrión	Antidepresivo natural
Estrona, estradiol, estriol	Desarrollo del feto a través de la gestación	Ayuda a la tiroides
Todo el cortisol y corticosteroides	Libido	Normaliza la sangre (coágulos)
Aldosterona		Ayuda a normalizar el azúcar en la sangre
		Normaliza los niveles de cobre y zinc en la sangre
		Mantiene los niveles de oxígeno
		Protege contra quistes de mama
		Protege contra cáncer de mama
		Protege contra cáncer uterino
		Humecta la piel
		Contrarresta los efectos del estrógeno

Figura 18: Los múltiples papeles de la progesterona

Figura 18: Los múltiples papeles de la progesterona

DHEA (Dehidroepiandrosterona)

La DHEA es una hormona esteroide producida por las suprarrenales, cuyas funciones no han sido totalmente entendidas hasta el momento, a pesar de que se produce en mayor cantidad que ninguna otra hormona suprarrenal. La DHEA circula en la sangre primordialmente como DHEA-S, una versión sulfatada que no es biológicamente activa. Cuando se hacen exámenes de sangre, los resultados usualmente no discriminan entre el 95% que es DHEA-S, y el 5% que es DHEA. Sin embargo, un ensayo de saliva radio inmune, puede medir la concentración de la hormona DHEA biológicamente activa.

El DHEA-S en el plasma puede considerarse como una reserva circulante de donde se puede derivar su forma activa. El DHEA puede convertirse otra vez en DHEA-S. Los reguladores de este proceso se desconocen aún. Las enzimas que realizan la conversión se conocen y se indican en el diagrama de la figura 19.

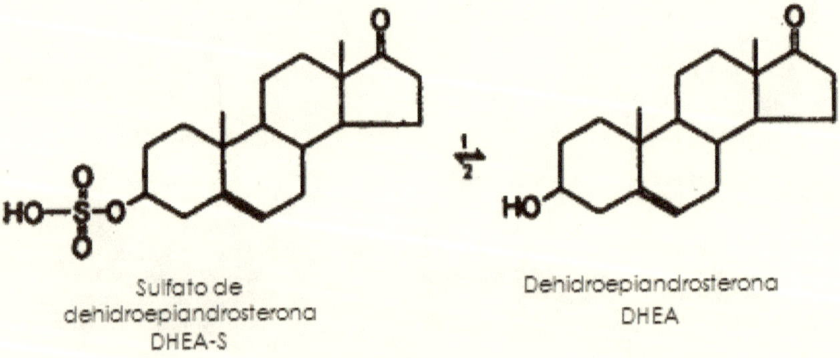

Sulfato de
dehidroepiandrosterona
DHEA-S

Dehidroepiandrosterona
DHEA

Figura 19: Las enzimas que realizan las transformaciones, marcadas como 1 y 2 en las flechas, son las siguientes:

1. Sulfatasas
2. Sulfokinasas

468

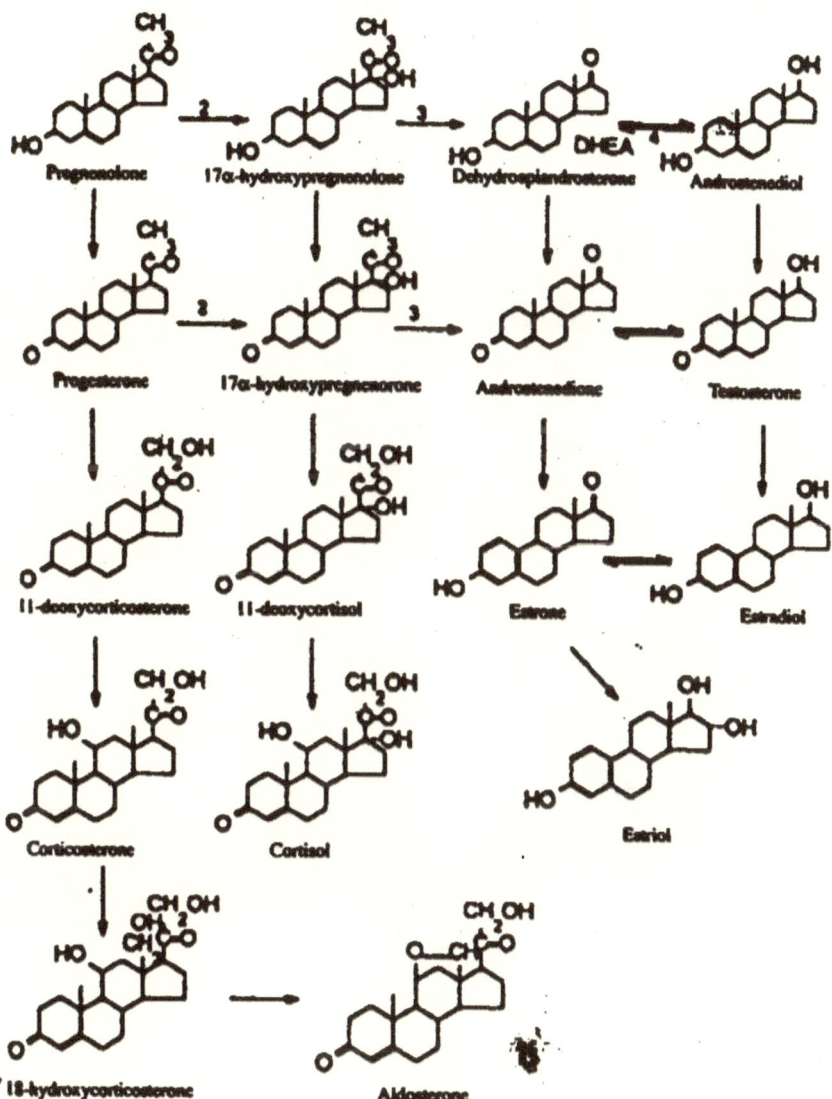

Figura 20: Esteroidogénesis.